醫典重光

珍版海外中醫古籍善本叢書

内科百效全書

明·龔居中 編輯
張志斌 整理

人民衛生出版社
·北京·

圖書在版編目（CIP）數據

內科百效全書 /（明）龔居中編輯；張志斌整理．—北京：人民衛生出版社，2023.11
（醫典重光：珍版海外中醫古籍善本叢書）
ISBN 978-7-117-35597-1

Ⅰ.①內… Ⅱ.①龔… ②張… Ⅲ.①中醫內科學－中國－明代 Ⅳ.①R25

中國國家版本館 CIP 數據核字（2023）第 216896 號

醫典重光——珍版海外中醫古籍善本叢書
內科百效全書
Yidian Chongguang——Zhenban Haiwai Zhongyi Guji Shanben Congshu
Neike Baixiao Quanshu

編　　輯：明・龔居中
整　　理：張志斌
出版發行：人民衛生出版社（中繼綫 010-59780011）
地　　址：北京市朝陽區潘家園南里 19 號
郵　　編：100021
E - mail：pmph @ pmph.com
購書熱綫：010-59787592　010-59787584　010-65264830
印　　刷：北京雅昌藝術印刷有限公司
經　　銷：新華書店
開　　本：889 × 1194　1/16　印張：45　插頁：1
字　　數：383 千字
版　　次：2023 年 11 月第 1 版
印　　次：2024 年 3 月第 1 次印刷
標準書號：ISBN 978-7-117-35597-1
定　　價：589.00 元
打擊盜版舉報電話：010-59787491　E-mail：WQ @ pmph.com
質量問題聯系電話：010-59787234　E-mail：zhiliang @ pmph.com
數字融合服務電話：4001118166　E-mail：zengzhi @ pmph.com

醫典重光

珍版海外中醫古籍善本叢書

叢書顧問

王永炎

真柳誠［日］

文樹德(Paul Ulrich Unschuld)［德］

叢書總主編

鄭金生

張志斌

叢書整理凡例

一、本叢書旨在收載複制回歸的海外珍稀中醫古籍。子書的書名一般以扉頁名稱爲準。無書扉頁者，以其卷首所題書名爲準，但『新刊』『新編』『校正』之類的修飾詞不放進書名。

二、每種古醫籍之前有『提要』，主要介紹作者（朝代、姓名字號、籍貫，生活時間、簡要生平、業績、撰寫此書的宗旨等），書籍名稱，卷數，影印底本的基本形制、刊刻年代、堂號、序跋題識等，主要内容與特色，以及書目著録與底本流傳簡況。

三、叢書中的每種子書均依據影印本的實際標題層次編制目録。卷數與卷名爲一級，篇名爲二級。必要時出示三級目録。其中本草書的藥名爲最後一級。單純醫方書收方甚多者以歸納方劑的方式（如病名、功效等）爲最後一級目録，收方不多者可以方名爲最後一級目録。凡新擬篇目名均用六角符號『〔〕』括注。

四、影印本對原書内容不删節、不改編，盡力保持原書面貌，因此原書可能存在的某些封建迷信内容，以及当今不合時宜的藥物（如瀕臨滅絶的動植物等）不便删除，請讀者注意甄別，切勿盲目襲用。

五、本叢書采用影印形式，最大限度地保留原書信息，如眉批、句讀、圈點、補注、批語、印章、墨丁等，并保持古籍筒子頁甲面、乙面的對照關係，以及一切對版本鑒定、學術研究有價值的重要信息。在此基礎上，本叢書爲體現影印本的文獻價值和應用價值，將仔細檢查有無錯簡、缺頁現象，若有則盡力予以調整、補缺，并在不損傷原書文字的前提下，盡力消除污髒殘損痕迹，以利閲覽。

提要

明末龔居中内科百效全書八卷，約成書於明崇禎（1628—1644）末期，是一部實用内科書。此書在國内失傳已久，今以日本國立公文書館内閣文庫所藏明刊本（孤本）複制件爲影印底本。

作者龔居中，字應圓，號如虚子、壽世主人。豫章雲林（今江西金溪）人。龔氏初習儒，具有一定的儒學根基，但仕途無望，纔轉而業醫。據當時人記載，其人是一個亦醫、亦儒、亦道的人物。龔氏在明末頗有醫名，其主要醫學活動地域是在金陵（今江蘇南京）和建陽（今屬福建）一帶。他既以醫術游走于達官貴人之間，又和出版界來往密切。

現知龔居中留存下來的著作甚多，計有痰火點雪（1630年刻）四卷、女科百效全書四卷、幼科百效全書三卷、外科百效全書四卷（附經驗全書）、小兒痘疹醫鏡二卷、外科活人定本四卷、萬壽丹書（1624年刻）、萬壽仙書二卷、經驗良方壽世仙丹十卷、內科百效全書八卷等。綜觀龔氏所撰諸書，頗有章法，且各書形成自己的體系。雖然其書中和明代大多數的著作一樣，也不免要抄輯一些前人著作的內容，但畢竟還是融貫了作者自己的臨床經驗和學術見解。在他所有的醫書中，以內科百效全書成書最晚，故該書應當更能體現作者晚年的治療經驗和學術水平。從此書可以看出龔氏對臨床疾病治療非常在行。他的內科百效全書可説是一部甚有益於內科臨床的好書。

關於該書的成書年代，書中的喻文子序并未署作序時間，但其文字卻可以提供重要的年代考證依據。喻文子序中言：『今國家方有大病，聖明旰宵。』當指明朝在崇禎末年已經是風雨飄搖，內憂外患。雖然崇禎皇帝『旰宵』勤政，也無法挽回大廈將傾的局面。因此，該書大約成書於明崇禎之末。

此書卷一相當於總論，一共有四大內容：持脉節要、藥性纂要、引經報使、病機總略，將與臨證密切相關的診斷、辨證、用藥等基本知識匯於一卷，頗有益於初學者。

而卷二至卷八是全書的重點内容。這部分醫學知識以病症爲單元，介紹各種内科相關疾病的診治。此七卷共有病證六十九篇。首爲傷於風、寒、暑、濕乃至瘟疫諸證，次爲痛風、痹、咳嗽、霍亂、瘧、痢等，乃至於鼻、口舌、牙齒、喉等身體部位的疾病、各種痛證、虚損等證，末以養老、求嗣終卷。所選病症，皆爲當時的常見多發病。該書論證的特色，沿著以脉驗證、因證立治、由治定方的思路。其論證簡捷實用，體現了作者深厚的臨床功底。例如該書設『血症』一篇，僅以二百多字，就將主要出血症逐一介紹停當，易明易行。在每一病症之下，議病之後，首先出一主方。緊隨主方，一般都有多種加減用藥法，藉以適應多種兼症的治療。主方之後，又附諸方，其方數量比較豐富，組方藥味、劑量、炮制、煎服法等均很齊備，其編寫體例很近似臨床實用診療手册，便于查索，最適合臨床選用。

龔氏的著作甚多，今存於國内者亦復不少，但内科百效全書卻在國内早已失傳，明清書志中均未見著錄。該書在大約三百多年前通過海上輸入日本，得以珍藏。今從日本國立公文書館内閣文庫將此書之明刊本複制回歸，進行影印。該本八卷三册。書框高二十五点六釐米，寬十四点五釐米。每半葉十行，行二十五字。白口，無魚尾，四周單邊。上書口載書名『内科全書』。書前有藏書印四枚：其中『多紀氏藏書印』『躋壽殿書籍記』『醫學圖書』三印，表明該書原藏日本明和二年（1765）日本醫家多紀氏所創躋壽館，該館於寬政三年（1791）轉爲江户幕府官辦醫學館。另有『日本政府圖書』印，乃日本明治間該書轉藏内閣文庫時所鈐。

此本扉頁載『龔應圓先生手授/内科百效全書/藜光堂梓』。書前首爲『南州盟弟喻文子』之『内科百效全書序』，未署作序時間。次爲目録、正文。諸卷之首題『金溪龔居中應圓父編輯/潭陽劉孔敦若樸父參訂（或「訂刊」）』。劉孔敦是明崇禎間福建潭陽（或作『建陽』）人，曾於崇禎元年（1628）增補繪圖刻本本草蒙筌，還曾參與彙正龔居中五福全書（1630年序刊）修真要圖。藜光堂是明萬曆、天啓間福建潭陽人劉欽恩的書坊名。據喻文子序云：『今國家方有大病，聖明旰宵。先生方抱忠悃，熟民故，學兵法，行將以醫人之心醫國而寓意於此者，孰謂先生醫隱而已哉？』則此内科百效全書藜光堂本當是崇禎末期的刻本。全書軟體上版，書品尚佳，全書均有句讀，雖有不少錯誤之處，但對初學者来说，還是更便閱讀。

此本原有一葉（兩個半葉）錯簡，即卷六『健忘』一節中之『健忘主方』『歸脾湯』『加減定志丸』三方往後錯了一葉。此屬工人裝訂的錯誤，或流傳過程中散開重訂的錯誤，與原作者的本意無關。故在本次影印中，已經予以調整。

目録

积块

卷之七……五〇七

卷之八

内外百效全書序

家國之病，在外者易禦，而在内者難制。人身亦然。精耗而未明，神虧而未覺，氣壞而不自知。其然，迨其既壞矣，發之形，動之然後從而驚之。詫之。任人而理之。曰。此病時也。而不知病非此時也。所致之則舊矣。是心理身者。非病之爲患。而所以致之之患。又非外者之亟拒。而内者之預閑。則內科之病源。與其方若劾不可不熟究也。且夫上醫醫未病之先。而先則莫先于內。使內者盡能先弗喪。而外者爲難入矣。雖然使內者。盡能先不喪。

亦安所事醫。夫惟弗喪之甚難。而人之則最易也。是以就一家中。任舉一人身。悉身病也。就一國中任舉一人家。悉家病也。就天地中。任舉一人國。悉國病也。

其悉然病者。悉然而內也。曠而觀之天地病也。陰陽寒暑晦明迭運。而亢伏乘焉。五行百穀庶彙雜生。而疵癘伏焉。亦內也。惟虛空中。無內無所病之天地。故天地之心。不能不托命于萃中和。宣化育之聖人。惟天地中無內無所病之。若國若家若盡人之身。故盡此世之人。不能不托命于明剛柔。洞表裏。知先務。續脉雜根起弊還生之善士。此子友應圓龔先生。内科百效之書所爲作也。先生撫人。與陸子靜先生同里。得山川之靈異而生。故于學有窺。善涉世。罔人不可相善，尤篤友誼。爵利艷孀，不入于心。惟讀書。尤躭醫家，姑攻儒術，未遂，則以此道旋乎物我之間，而盡調燮陰陽，裁成天地之畧。併歸此道。于是乎著而爲書。

先生之書。前後數十萬言。布之
海內。已戶誦家傳之。此書則近
以新得成。訖成委文子序之。文
子曰。余嘗夢生在太古之時。其
世遂遂。其物油油。其民容容。無

甚寒太暑。無富貧貴賤。無凍餓匱乏。無甚勞苦。無物有病。居數十年。樂莫極焉。忽念斯等世界。醫人安所得用。自問之際。欠伸而寤。復自答斯等世界。又安得有醫。啞然大笑。豈非所謂內無所喪。外無所入者耶。噫夢耳。使天地得如余夢。則此書可無事。併無事先生。如余夢之爲果夢。而天地必不能如。則必不能無

病。乃必不可無醫。乃必不可不先知乎內病之防。而內科百效之書。必不可不讀。且先生者。必不可不用于斯世也。今

國家方有大病。

聖明旰宵。先生方抱忠悃。熟民故
學兵法。行將以醫人之心醫國。
而寓意于此者。孰謂先生醫隱
而已哉。
南州盟弟喻文子頓首拜

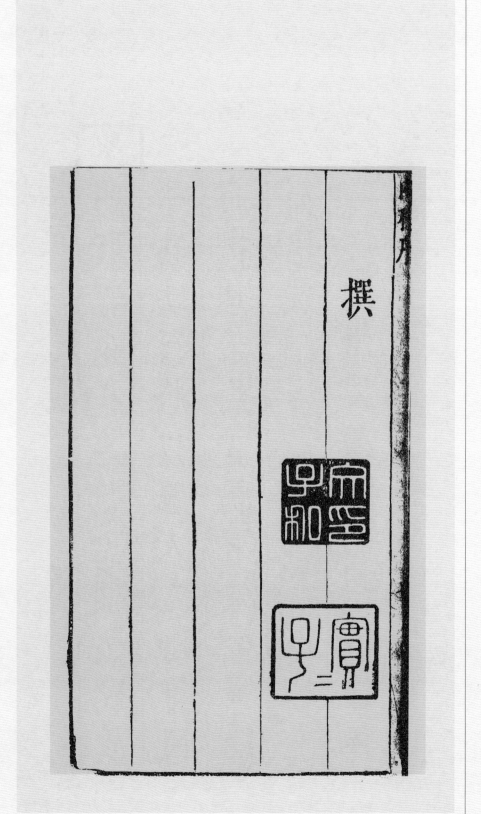

撰

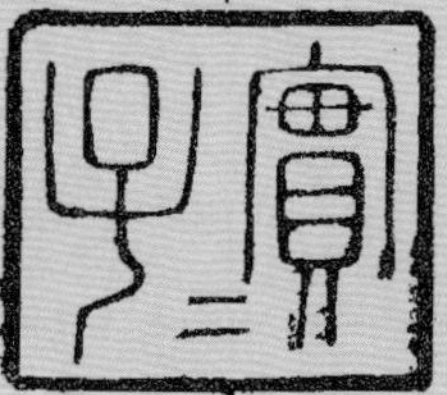

内科百效目錄

八卷

癆瘵　虛損

養老　求嗣

太醫院手授經驗百効内科全書卷之一

金谿龔居中應圓父編輯
潭陽劉孔敦若樸父叅訂

持脉節要

夫診脉之法。先須誠意正心。絶慮忘情。調和自己氣息。伺病人氣息亦定。先將病人男左女右手。以中指定於関部。却齊下二指。按寸尺二部。次手皆然。長人踈下指。矮人密下指。却以三指初候皮膚之上。次候肌肉之間。又次候肌肉之下。見在何處如見肌肉間者。不浮不沉。不虛不實。大小左右尺寸相等。應於四時合於五至有自然委和之氣此乃平人之脉倘一不和則為病却將浮沉遲數弦緩滑濇長短促結代散洪微虛實等脉逐一診候明白何者盖脈無单見若有一二樣兼見者不可以一二樣斷之如見浮沉之脈則表裏分矣却再尋他脈俱倣前推之推之已盡仍將左右手大小之脈定其內出外入之病又以寸關尺盛衰决其上中下三部之病如浮主表沉主裏虛乃元氣不足寔乃邪氣有餘數則為熱遲則為寒弦為氣血不舒緩為氣血不斂滑為血滯澁為氣滯長為邪氣盛短為正氣虛促寔乃熱盛而有滯結寔乃寒盛而有聚如病後元氣極虛不能接續若見結脈為可治若見促脈為難痊代者元氣已絕散者真

陽已散。凡察諸脉，必先以虛實為本，浮沉為標。餘脉定其寒熱氣血痰痛積聚等症。如寸脉不和主上部之病，關脉不和主中部之病，尺脉不和主下部之病，左脉不和主左主血，右脉不和主右主氣。男子寸脉虛而不及於尺，主氣不足；寸脉太過於尺，主氣有餘。女子尺脉虛而不及於寸，主血不足；尺脉太過於寸，主血有餘。凡診三部之中，浮沉之間，脉不見者，則當委曲求之，若有若無，此為陰陽伏匿，必以形氣神色相參看之。如形色神氣不憊，有無之脉不脫於中，而滯澁，此為邪氣伏藏。若形氣神色已憊，中脉已離，浮沉微有，此乃天真絕矣。大凡外入之病（外入者謂風寒暑濕劳役飲食跌蹼也），其脉左大於右，寸盛於尺。惟劳役飲食跌蹼所傷者雖為外入，亦屬内傷，故右手氣口大於人迎也。然勞役傷者，兩寸俱虛；飲食傷者，右關微盛；跌撲傷者，氣血皆滯，脈弦濇滑為異，左脈不和傷其左，右脈不和傷其右。病如内出者，(内出者喜怒憂思悲恐驚也)則右脉大於左。先天眞氣病者，其脈弦小而數，尺盛於寸；後天衛氣病者，其脉滑大而數，兩寸微盛，右寸大於左。外入有餘之病見陽脈，則為易治；内出不足之病見陰脈，則為可治；反者則不救矣。如浮沉之間中有脉者可生，無脈者必死。蓋中者，脾胃之候也。豈惟飲食賴其尅化，有病服藥亦賴胃氣施布。胃氣既失，其死決矣。再觀形色神氣，病症有餘不足，合脉察其表裏虛實寒熱、氣血之病，如此則可以為診脈規繩矣。

○四言脉要

脉乃血脉，氣血之先，血之隧道，氣息應焉。其象法地，血之府也。心之合也，皮之部也。資始于腎，資生于胃，陽中之陰，本乎營衛。營者陰血，衛者陽氣，營行脉中，衛行脉外。脉不自行，隨氣而至，氣動脉應，陰陽之誼。氣如槖籥，血如波瀾，血脉氣息，上下循環。十二經中，皆有動脉，惟手太陰，寸口取决。此經屬肺，上下吭嗌，脉之大會，息之出入。一呼一吸，四至爲息，日夜一萬，三千五百。一呼一吸，脉行六寸，日夜八百，十丈爲準。初持脉時，令仰其掌，掌後高骨，是謂關上。關前爲陽，關後爲陰，陽寸陰尺，先後推尋。心肝居左，肺脾居右，腎與命門，居兩尺部。魂魄穀神，皆見寸口。左主司官，右主司府，左大順男右大順女本命扶命男左女右關前一分人命之主左爲人迎右爲氣口神門决斷兩在關後人無二脉病死不愈男女脉同惟尺則異陽弱陰盛反此病至脉有七診曰浮中沉上下左右消息求尋又見九候舉按輕重三部浮沉各候五動寸候胸上關候膈下尺候于臍下至跟踝左脉候左右脉候右病隨所在不病者否浮爲心肺沉爲腎肝脾胃中州浮沉之間心脉之浮浮大而散肺脉之浮浮濇而短肝脉之沉沉而絃長腎脉之沉沉實而濡脾胃屬土脉宜和緩命爲相火左寸同斷春絃夏洪秋毛冬石四季和緩是謂平脉太過實強病生于外不及虛微病生于內春得秋脉死在金日五臟准此推之不失四時百病胃氣爲本脉貴有

神不可不審調停自氣呼吸定息四至五至平和之則三至為遲遲則為冷六至為数数即熱證轉遲轉冷轉数轉熱遲数既明浮沉當別浮沉遲数辨内外因外因于天内因于人天有陰陽風雨晦冥人喜怒憂思悲恐驚外因之浮則為表證沉裏遲陰數則陽盛内因之浮虚風所為沉氣遲冷數熱何疑浮數表熱沉數裏熱浮遲表虚沉遲冷結表裏陰陽風氣冷熱辨内外因脉証參别脉理浩繁揔括於四既得提綱引申觸類浮脉法天輕手可得泛泛在上如水漂木有力洪大來盛去悠無力虚大遲而且柔虚甚則散渙漫不收有邊無中其名曰芤浮小為濡綿浮水面濡甚則微不任尋按沉脉法地近於筋骨深深在下沉極為伏有力為牢實

大絃長牢甚則實愊愊而強無力為弱柔小如綿弱甚則細如蛛絲然遲脈屬陰一息三至小駃于遲緩不及四二損一敗病不可治而息奪精脈已無氣浮大虛散或見芤革浮小濡微沉小細弱遲小為濇往來極難易散一止止而復還結則來緩止而復來代則来緩止不能回數脈屬陽六至一息七疾八極九至為脫浮大者洪沉大牢實往来流利是謂之滑有力為緊彈如轉索數見寸口有止為促數見関中動脈可候厥厥動搖狀如小豆長則氣治過于本位長而端直絃脈應指短則氣病不能滿部不見于關惟尺寸候一脈一形各有主病數脈相兼則見諸証浮脈主表巳必不足有力風熱無力血弱浮遲風虛浮數風熱浮緊風寒浮緩風

濕浮虛傷暑。浮芤失血。浮洪虛火。浮微勞極。浮濡陰虛。浮散虛劇。浮絃痰飲。浮滑痰熱。沉脈主裏。主寒。主積。有力痰食。無力氣鬱。沉遲虛寒。沉數熱伏。沉緊冷痛。沉緩水畜。沉牢痼冷。沉寔熱極。沉弱陰虛。沉細痺濕。沉絃飲痛。沉滑宿食。沉伏吐利。陰毒聚積。遲脈主臟。陽氣伏潛。有力為痛。無力虛寒。數脈主腑。主吐。主狂。有力為熱。無力為瘡。滑脈主痰。或傷於食。下為畜血。上為吐逆。濇脈少血。或中寒熱。反胃結腸。自汗厥逆。絃脈主飲。病屬膽肝。絃數多熱。絃遲多寒。浮絃支飲。沉絃懸痛。陽絃頭痛。陰絃腹痛。緊脈主寒。又主諸痛。浮緊表寒。沉緊裏痛。長脈氣平。短脈氣病。細則氣少。大則病進。浮長風癇。沉短宿食。血虛脈虛。氣實脈實。洪脈為熱。其陰則虛。細脈為濕其血則虛緩大者風緩細者濕緩濇血少。緩滑內熱濡小陰虛弱小陽竭陽竭惡寒陰虛發熱陽微惡寒陰微發熱男微虛損女微瀉血陽動汗出。陰動發熱。為痛為驚崩中失血虛寒相搏其名為革。男子失精女子失血。陽盛則促肺癰陽毒陰盛則結疝瘕積鬱代則氣衰或泄膿血傷寒心悸女胎三月。脈之主病有宜不宜陰陽順逆。凶吉可推中風浮緩急實則忌浮滑中痰沉遲中氣尸厥沉滑卒不知人。入臟身冷入腑身溫風傷於衛浮緩有汗寒傷於營浮緊無汗暑傷於氣脈虛身熱濕傷於血脈緩細濇傷寒熱病脈喜浮洪沉微濇小證反必凶汗後脈靜身涼則安汗後脈躁熱甚必難陽病見陰病必危殆。陰病見陽雖困無害上不至

關陰氣已絶下不至關陽氣已竭代脉止歇臟絶傾危散脉無根
形損難醫飲食内傷氣口急滑勞倦内傷脾脉太弱欲知是氣下
手脉沉沉極則伏濇弱久深大欝多沉滑痰堅食氣濇血芤數火
細湿滑主多痰絃主留飲熱則滑數寒則絃緊浮滑兼風沉滑兼
氣食傷短疾湿留濡細瘧脉自絃絃數者熱絃遲者寒代散者折
洩瀉下痢沉小滑弱實大浮洪發熱則惡嘔吐反胃浮滑者昌絃
數緊濇結腸者亡霍乱之候脉代勿訝厥逆遲微是則可怕欬嗽
多浮聚肺関胃沉緊小危浮濡易治喘急息肩浮滑者順沉濇肢
寒散脉逆証病熱有火洪數可醫沉微無火無根者危骨蒸發熱
脉數而虛熱而澁小必殞其軀勞極諸虛浮耎微弱土敗雙絃火

炎急數諸病失血脈必見芤緩小可喜數大可憂瘀血内畜却宜牢大沉小濇微反成其害遺精白濁微濇而弱火盛陰虛芤濡洪數三消之脈浮大者生細小微濇形脫可驚小便淋閟鼻頭色黄濇小無血數大何妨大便燥結須分氣血陽數而實陰遲而濇癲乃重陰狂乃重陽浮洪吉兆沉急凶殃癎脉宜虛實急者惡浮陽沉陰滑痰數熱喉痹之脈數熱遲寒纏喉走馬微伏則難諸風眩運有火有痰左濇死血右大虛看頭痛多弦浮風緊寒熱烘濕細緩滑厥痰氣虛弦耎血虛微濇腎厥弦堅直痛短濇心腹之痛其類有九細遲從吉浮大延久疝氣弦急積聚在裏牢急者生弱急者死腰痛之脈多沉而弦兼浮者風兼緊者寒弦滑痰飲濡細腎

著大乃暨虛沉實閉肭脚氣有四遲寒數熱浮滑者風濡細者溼痿病肺虛脉多微緩或濇或緊或細或濡風寒溼氣合而為痺浮濇而緊三脉乃備五疸實熱脉必洪數濇微屬虛切忌發渴脉浮諸沉責其有水浮氣與風沉石或裏沉數為陽沉遲為陰浮大出厄虛小可驚脹滿脉絃土制于木溼熱數洪陰寒遲弱浮為虛滿緊則中實浮大可治虛小危極五臟為積六腑為聚實強者生沉細者死中惡腹脹緊細者生脉若浮大邪氣已深癰疽浮數惡寒發熱若有痛處癰疽所發脉數發熱而痛者陽不數不熱不疼陰瘡未潰癰疽不怕洪大已潰癰疽洪大可怕肺癰已成寸數而實肺痿之形數而無力肺癰色白脉宜短濇不宜浮大唾糊嘔血腸

癰寔熱。滑數可知。數而不熱。關脈芤虛。微濇而緊。未膿當下。緊數膿成。切不可下。婦人之脈。以血為本。血旺易胎。氣旺難孕。少陰動甚。謂之有子。尺脈滑利。妊娠可喜。滑疾不散。胎必三月。但疾不散五月可別。左疾為男。右疾為女。女腹如箕。男腹如斧。欲產之脈。六至離經。水下乃產。未下勿驚。新產之脈。緩滑為吉。實大絃牢。有証則逆。小兒之脈。七至為平。更察色証。與虎口文。奇經八脈。其診又別。直上直下。浮則為督。牢則為衝。緊則任脈。寸左右彈。陽蹻可決。尺左右彈。陰蹻可別。關左右彈。帶脈當決。尺外斜上。至寸陰維。尺內斜上。至寸陽維。督脈為病。脊強癲癇。任脈為病。七疝瘕堅。衝脈為病。逆氣裏急。帶主帶下。臍痛精失。陽維寒熱。目眩僵仆。陰維心痛胸脇刺築。陽蹻為病。陽緩陰急。陰蹻為病。陰緩陽急。癲癇瘛瘲。寒熱恍惚。八脈脈証。各有所属。平人無脈。移于外絡。兄位弟乘。陽溪列鈌。病脈既明。吉凶當別。經脈之外。又有真脈。肝絶之脈。循刀責責。心絶之脈。轉豆躁疾。脾則雀啄。如屋之漏。如水之流。如杯之覆。肺絶如毛。無根蕭索。麻子動揺。浮波之合。腎脈將絶。至如雀啄。来如彈石。去如觧索。命脈將絶。鰕游魚翔。至如湧泉。絶在膀胱。真脈既形。胃已無氣。參察色証。斷之以臆。

○本草五味

酸為木化。氣本溫。能收能澁。味肝經。若因火化。氣終熱。能燥能堅

心藏丁。丹始土。生氣化濕。能開緩滲。逆脾行。辛自金生。氣帯燥。[illegible]

散潤濡通肺竅。鹹從水化氣生寒。下走耎堅是腎導。淡之其為五行本。運用須知造化要。

藥性纂要

人參味甘。大補元氣。止渴生津。調榮養衛。（肺中實熱并陰虛火動勞嗽吐血勿用，肺虛氣短少氣虛喘煩熱去蘆用之，反藜蘆）

黃芪性温。收汗固表。托瘡生肌。氣虛莫少。（得防風其功愈大，圓綿軟箭幹者，蜜水浸炒用之）

白术甘温。健脾強胃。止瀉除濕。兼祛痰痞。（去芦油）

茯苓味淡。滲濕利竅。白化痰涎。赤通水道。（去皮、）

甘草甘温。調和諸藥。炙則温中。生則瀉火。（解百藥毒，反甘遂、海藻、大戟、芫花，梢去尿管澁）

痛節消癰疽燃瘰子、除胸熱身生炙隨用、

當歸性溫。生血補心。扶虛益損。逐瘀生新。頭止血上行、身養血中守、尾破血下流、全活血不走、酒浸洗淨、体肥痰盛姜汁漬晒乾用、

川芎味溫。能止頭痛。養新生血。開鬱上行。不宜單服久服、令人暴亡、

白芍酸寒。能收能補。瀉痢腹疼。虛寒勿與。下痢用炒、後重用生、

赤芍酸寒。能瀉能散。破血通經。産後勿犯。

生地微寒。能清濕熱。骨蒸煩勞。兼消瘀血。勿犯鉄器、忌三白、薑汁浸炒、不泥膈痰、

熟地微溫。滋腎補血。益髓填精。烏髭黑髮。酒浸、蒸用、勿犯鉄器、忌三白、

麥門甘寒。解渴祛煩。補心清肺。虛熱自安。溫水漬去心、不令人心煩、

天門甘寒。肺痿肺癰。消痰止嗽。喘熱有功。溫水漬去心皮、

黄連味苦。瀉心除痞。清熱明眸。厚腸止痢。去鬚生用瀉心清熱酒炒厚腸胃姜製止嘔吐、

黄芩苦寒。枯瀉肝火。子清大腸。濕熱皆可。去皮屑枯飄者治上焦條实者治下焦、

黄栢苦寒。降火滋陰。骨蒸濕熱。下血堪任。去粗皮切片蜜炒酒炒入乳炒童便炒或生用随病用之、

梔子性寒。解鬱除煩。吐衄胃痛。火降小便。清上焦鬱熱用慢火炒黑清三焦实火生用能清曲屈之火、

連翹寒苦。能消癰毒。氣聚血凝。濕熱堪逐。去心

石膏大寒。能瀉胃火。發渴頭疼。解肌立妥。

知母味苦。熱渴能除。骨蒸有汗。痰欬皆舒。去皮毛忌鐵器生用瀉胃火酒炒瀉腎火、

貝母微寒。止嗽化痰。肺癰肺痿。開鬱除煩。去心

大黄苦寒。破血消瘀。快膈通腸。破除積聚。酒炒上達巔頂，酒洗中至胃腕，生用下行。

芒硝苦寒。實熱積聚。蠲痰潤燥。疏通便閉。即朴硝用水煎煉，傾入盆內，結成芒硝也。

柴胡味苦。能瀉肝火。寒熱往来。瘧疾均可。去芦

前胡微寒。寧嗽消痰。寒熱頭疼。痞悶能安。去芦毛軟者佳

升麻性寒。清胃解毒。升提下陷。牙疼可逐。

桔梗味苦。療咽痛腫。載藥上升。開胸利壅。去芦

紫蘇味辛。風寒發表。梗下諸氣。消除脹滿。

麻黄味辛。解表出汗。身熱頭疼。風寒發散。止汗用根

葛根味甘。傷寒發表。溫瘧往來。止渴解酒。

薄荷味辛。最清頭目。祛風化痰。骨蒸宜服。

防風甘溫。能除頭暈。骨節痺痛。諸風口噤。去芦

荊芥味辛。能清頭目。表汗祛風。治瘡消瘀。

滑石沉寒。滑能利竅。解渴除煩。濕熱可療。白色者佳，雜色者有毒

細辛辛溫。少陰頭痛。利竅通關。風濕皆用。去上葉

羌活微溫。祛風除濕。身痛頭疼。舒筋活骨。

獨活甘苦。頸項難舒。兩足濕痺。諸風能除。

白芷辛溫。陽明頭痛。風熱瘙癢。排膿通用。

藁本氣溫。除痛巔頂。寒濕可除。風邪可屏。

香附味甘。快氣開鬱。止痛調經。更消宿食。忌鐵器，檮去毛

烏藥辛溫。心腹脹痛。小便滑數。順氣通用。

枳實味苦。消食除痞。破積化痰。冲墻倒壁。水漬軟，切片，麩炒。

枳殼微温。快氣寬腸。胸中氣結。脹滿堪嘗。水漬軟，去穰，麩炒。氣血弱者勿與，枳殼損氣也。

白蔻辛温。能祛瘴翳。益氣調元。止嘔龢胃。

陳皮甘温。順氣寬膈。留白和脾。消痰去白。用温水畧洗淨，不可用水久泡，則滋味盡去。

蒼朮甘温。健脾燥濕。發汗寬中。更祛瘴痰。米泔水浸二宿，搓去黑皮，切片。

青皮苦寒。能攻氣滯。削堅平肝。安脾下食。火用熱水浸透，去穰，晒乾。

厚朴苦温。消脹除滿。痰氣瀉痢。其功不緩。去粗皮，姜汁浸炒，亦有生用者。

南星性熱。能治風痰。破傷跌打。風疾皆安。生薑湯泡透，切片，姜汁浸炒，用一兩研末，臘月黑牯牛膽，將末入攪勻，掛風處陰乾，名牛膽南星。

半夏味辛。健脾燥濕。痰厥頭疼。嗽吐堪入。生姜湯泡透，切片，再用姜汁[illegible]炒，用。如治[illegible]

用牙皂白礬生姜、煎湯泡透炒乾用

藿香辛温，能止嘔吐，發散風寒，霍亂為主。

檳榔辛温，破氣殺蟲，逐水去痰，專除後重。

腹皮微温，能下膈氣，安胃健脾，浮腫消去。此有鴆糞毒，用黑豆汁洗淨晒乾。

香薷味辛，傷暑便澁，霍乱水腫，除煩解熱。

扁豆微凉，轉筋吐瀉，下氣和中，酒毒能化。

猪苓味淡，利水通淋，消腫除湿，多服損腎。去砂石

澤瀉苦寒，消腫止渴，除湿通淋，陰汗自遏。

木通性寒，小腸熱閉，利竅通經，最能導滞。去皮

車前氣寒，溺澁眼赤，小便能通，大便能實。

地骨皮寒。解肌退熱。有汗骨蒸。強陰涼血。

木瓜味酸。濕腫脚氣。霍亂轉筋。足膝無力。

威靈苦溫。腰膝冷痛。積痰痃癖。風濕通用。

牡丹苦寒。破血通經。血分有熱。無汗骨蒸。

玄參苦寒。清無根火。消腫骨蒸。補腎亦可。肉堅黑者佳

沙參味苦。消腫排膿。補肝益肺。退熱除風。

丹參味苦。破積調經。生新去惡。祛除帶崩。

苦參味苦。癰腫瘡疥。下血腸風。眉脫赤癩。

龍膽苦寒。療眼赤疼。下焦濕腫。肝經熱煩。

五加皮寒。祛痛風痺。健步堅筋。益精止瀝。

防已氣寒。風湿脚痛。熱積膀胱。消癰散腫。去皮酒浸洗

地榆沉寒。血熱堪用。血痢帶崩。金瘡止痛。胃弱者少用

茯神補心。善鎮驚悸。恍惚健忘。除怒恚心。去皮木

遠志氣温。能驅驚悸。安神鎮心。令人多記。用甘草湯漬一宿透去骨晒乾用

酸棗味酸。斂汗祛煩。多眠用生。不眠用炒。去殻

菖蒲性温。開心通竅。去痺除風。出声至妙。

栢子味甘。補心益氣。斂汗扶陽。更除驚悸。

益智辛温。安神益氣。遺溺遺精。嘔逆皆治。去殻

甘松味香。善除惡氣。浴體香肌。心腹痛已。

小茴性温。能除疝氣。腹痛腰疼。調中煖胃。塩湯浸炒

大茴味辛。疝氣脚氣。腫痛膀胱。止嘔開胃。

乾姜味辛。表解風寒。炮苦逐冷。虚熱尤堪。

附子辛熱。性走不守。四肢厥逆。回陽功有。厥冷回陽用生、引諸藥行經用麪裹火煨、去皮臍切四片用童便浸透燒乾。

川烏大熱。搜風入骨。濕痺寒疼。破積之物。

木香微温。散滯和胃。諸氣能調。行肝瀉肺。

沉香降氣。煖胃追邪。通天徹地。衛氣堪誇。

丁香辛熱。能除寒嘔。心腹疼痛。温胃可曉。氣血勝者勿与丁香、以其益氣也。

砂仁性温。養胃進食。止痛安胎。通經破滯。

蓮肉味甘。健脾理胃。止瀉澁精。清心養氣。

肉桂辛熱。善通血脈。腹痛虛寒。溫補可得。

桂枝小梗。横行手臂。止汗舒筋。治手足痺。

吳茱辛熱。能調疝氣。臍腹寒疼。酸水通治。去梗砂

延胡氣溫。心腹卒痛。通經活血。跌撲血崩。

薏苡味甘。專除濕痺。筋節拘攣。肺癰肺痿。去殼淨

肉蔻辛溫。脾胃虛冷。瀉利不休。功可立等。麵裹煨熟切碎紙包槌去油

草蔻辛溫。治寒犯胃。作痛嘔吐。不食能治。

訶子味苦。澀腸止痢。痰嗽喘急。降火斂肺。

草果味辛。消食除脹。截瘧逐痰。解溫辟瘴。

常山苦寒。截瘧損痰。解傷寒熱。水脹能寬。酒浸切片

良薑性熱。下氣温中。轉筋霍亂。酒食能攻。

山查味甘。磨消肉食。療疝催瘡。消膨健胃。炒用温水潤透去子取肉

神麯味甘。開胃消食。破結逐痰。調中下氣。炒

麥芽甘温。能消宿食。心腹膨脹。行血散滯。用大麥生芽炒用

蘇子味辛。驅痰降氣。止欬定喘。更潤心肺。炒

白芥子辛。專化脇痰。瘧蒸痞塊。服之能安。炒

甘遂苦寒。破癥消痰。面浮蠱脹。利水能安。反甘草

大戟甘苦。消水利便。腫脹癥堅。其功瞑眩。反甘草海藻

芫花寒苦。能消脹蠱。利水瀉温。止欬痰吐。反甘草

商陸辛甘。赤白各異。赤者消腫。白利水氣。

海藻鹹寒。消癭散癧。除脹破癥。利水通閉。反甘草

牽牛苦寒。利水消腫。蠱脹痃癖。散滯除壅。妊娠忌服、黑者屬水力速、白者屬金効遲、研爛取頭、末用

葶藶苦辛。利水消腫。痰欬癥瘕。治喘肺癰。

瞿麥辛寒。專除淋病。且能墮胎。通經立應。

三稜味苦。利血消癖。氣滯作疼。虛者當忌。醋浸透炒

莪朮溫苦。善破痃癖。止痛消瘀。通經最宜。醋浸炒

五靈味甘。血痢腹疼。止血用炒。行血用生。

乾漆辛溫。通經破瘕。追積殺蟲。効如奔馬。炒

蒲黃味甘。逐瘀止崩。補血須炒。破血宜生。

蘇木甘鹹。能行積血。產後月经。兼醫撲跌

桃仁甘寒。能潤大腸。通经破瘀。血瘕堪嘗水泡去皮尖

紅花辛温。最消瘀熱。多則通经。少則养血

薑黃味辛。消癰破血。心腹瘀痛。下氣最捷。大者為姜黄

鬱金味苦。破血生肌。血淋溺血。鬱结能舒。小者為鬱金

金銀花甘。療癰無對。未成則散。已成則潰

漏蘆性寒。祛惡瘡毒。補血排膿。生肌長肉

蒺藜味苦。療瘡瘙痒。白癜頭瘡。翳除目朗

白芨味苦。攻專收斂。腫毒瘡瘍。外科最善。

蛇床辛苦。下氣温中。惡瘡疥癩。逐瘀祛風。

天麻辛味。能敺頭眩。小兒驚癇。拘攣癱瘓。
白附辛溫。治面百病。血痺風瘡。中風諸症。
全蝎味辛。却風痰毒。口眼喎斜。風癇發搐。
蟬退甘平。消風定驚。殺疳除熱。退翳侵睛。
殭蠶味鹹。諸風驚癇。濕痰喉痺。瘡毒瘢痕。
木鱉甘溫。能追瘡毒。乳癰腰疼。消腫最速。去殼
蜂房鹹苦。驚癇瘈瘲。牙疼腫毒。瘰癧腸癰。
花蛇溫毒。癱瘓喎斜。大風疥癩。諸毒稱佳。
槐花味苦。痔漏腸風。大腸熱痢。更殺蚘蟲。
鼠粘子辛。能消瘡毒。隱疹風熱。咽疼可逐。一名牛蒡子、一名大力子、

茵陳味苦。退疸除黃。瀉濕利水。清熱爲涼。
蔓荆味苦。頭痛能醫。拘攣濕痺。淚眼堪除。
兠苓苦寒。能薰痔漏。定喘消痰。肺熱久嗽。
百合味甘。安心定膽。止嗽消浮。癰疽可啖。
秦艽微寒。除濕榮筋。肢節風痛。下血骨蒸。
紫菀苦辛。痰喘欬逆。肺痰吐膿。寒熱並濟。酒洗
欵花甘溫。理肺消痰。肺癰喘欬。補勞除煩。
金沸草寒。消痰止嗽。明目袪風。逐水尤妙。
桑皮甘辛。止嗽定喘。瀉肺火邪。其功不淺。
杏仁溫苦。風痰喘嗽。大腸氣閉。便難切要。水泡去皮尖雙仁有毒勿用

烏梅酸温。收斂肺氣。止渴生津。能安瀉痢。

天花粉寒。止渴祛煩。排膿消毒。善除熱痰。即栝蔞根

密蒙花甘。主能明目。虛翳青盲。服之効速。

菊花味甘。除熱祛風。頭眩目赤。收淚有功。家園内黄菊小花甘甜者佳酒浸晒乾用

木賊味甘。益肝退翳。能止月經。更消積聚。

決明子甘。能除肝熱。目疼收淚。仍止鼻血。

羚羊角寒。明目清肝。卻熱解毒。補智能安。

龜甲味甘。滋陰補腎。逐瘀續筋。更醫顱顖。

鱉甲酸平。勞嗽骨蒸。散瘀消腫。去痞除崩。

海螵蛸鹹。破血除癥。通經水腫。目翳心疼。

犀角酸寒。化毒辟邪。解熱止血。消腫毒蛇。

火麻味甘。下乳催生。潤腸通結。小水能行。

山豆根苦。療咽腫痛。敷蛇虫傷。可救急用。一名金鎖匙用根口嚼汁吞止咽喉腫痛

益母草甘。女科為主。產後胎前。生新去瘀。忌犯鐵器

紫草苦寒。能通九竅。利水消膨。痘疹最要。

地膚子寒。去膀胱熱。皮膚瘙痒。除熱甚捷。

楝根性寒。能追諸虫。疼痛一止。積聚立通。

樗根味苦。瀉痢帶崩。腸風痔漏。燥濕澀精。

澤蘭甘苦。癰腫能消。打撲傷損。肢體虛浮。

瓜蒂苦寒。善能吐痰。消身浮腫。并治黃疸。

巴豆熱辛。除胃寒積。破癥消痰。大能通利。去皮心膜或生或熟聽用

牙皂味辛。通利關竅。敷腫痛消。吐風痰妙。

斑猫有毒。破血通经。諸瘡瘰癧。水道能行。

胡黄連苦。治劳骨蒸。小兒疳痢。盗汗虚熱。

史君甘温。消疳清濁。瀉痢諸虫。總能除却。去殻取肉

赤石脂温。保固腸胃。潰瘍生肌。澁止瀉痢。

青黛酸寒。能平肝木。驚癇疳痢。兼除熱毒。

阿膠甘温。止欬膿血。吐衄胎崩。虚羸可啜。粉炒成珠

白礬味酸。善解諸毒。治症多能。難以盡述。

五棓苦酸。療齒疳䘌。痔癬瘡膿。兼除風熱。

玄明味辛。能蠲宿垢。化積活痰。諸熱可療。用朴硝一斤蘿蔔一斤同煮蘿蔔熟為度綿紙濾過磁盆內露一宿收之宜冬月製

通草味甘。善治膀胱。消癰散腫。能通乳房。

枸杞甘溫。添精固髓。明目祛風。陰興陽起。酒洗

黃精味甘。能安臟腑。五勞七傷。此藥大補。洗淨九蒸九晒用之鈎吻畧同切勿悮用

何首烏甘。添精種子。黑髮悅顏。長生不死。忌犯鐵器九蒸九晒用之

五味酸溫。生津止渴。久嗽虛勞。金木枯竭。此酸味斂束不宜多多用閉其邪恐致虛熱

山茱性溫。澁精益髓。腎虛耳鳴。腰膝痛止。名石棗酒浸蒸熟取肉去核而核反能泄精

石斛味甘。卻精定志。壯骨補虛。善驅冷閉。去根酒洗

破故紙溫。腰膝酸痛。興陽固精。塩酒炒用。即補骨脂

薯蕷甘温。理脾止瀉。益腎補中。諸虛何怕。即乾山藥

蓯蓉味甘。峻補精血。若驟服之。反動便滑。忌犯鉄器酒洗去淨甲

兎絲甘平。夢遺滑精。腰疼膝冷。添髓強筋。水淘淨用同入砂礶内煮爛搗成餅晒入藥用

牛膝味苦。除濕痺痿。腰膝酸疼。益陰補髓。去芦酒洗用

杜仲辛温。強筋壯骨。足痛腰疼。小便淋瀝。去皮酒和姜汁炒去絲

巴戟辛甘。大補虛損。精滑夢遺。強筋固本。酒浸搥去骨晒乾用

龍骨味甘。夢遺精泄。崩帶腸癰。驚癇風熱。

虎骨味辛。專治脚膝。定痛追風。能壯筋骨。

胡巴温煖。補腎臟虛。膀胱諸疝。脹痛皆除。

鹿茸甘温。益氣滋陰。泄精溺血。崩帶堪任。

牡蠣微寒。澁精止汗。崩帶脇疼。老痰祛散。左顧者雄

練子味苦。膀胱疝氣。中濕傷寒。利水之劑。

萆薢甘苦。風寒濕痺。腰背冷疼。添精益氣。

寄生甘苦。腰痛頑麻。續筋壯骨。風濕尤佳。

續斷味辛。接骨續筋。跌撲折損。且固遺精。

麝香辛煖。善通關竅。伐鬼安驚。解毒甚妙。

乳香辛苦。療諸惡瘡。生肌止痛。心腹尤良。

沒藥溫平。治瘡止痛。跌打損傷。破血通用。

阿魏性溫。除癥破結。却鬼殺虫。傳尸可滅。

水銀性寒。治疥殺虫。斷絕胎孕。催生立通。

靈砂性温，能通血脉，殺鬼辟邪，安魂定魄。
砒霜有毒，風痰可吐，截瘧除哮，能消沉痼。
雄黄甘辛，辟邪解毒，更治蛇虺，喉風瘜肉。
珍珠氣寒，鎮驚除癎，開聾磨翳，止渴墜痰。
牛黄味苦，大治風痰，安魂定魄，驚癎靈丹。
琥珀味甘，安魂定魄，破瘀消癥，利水通塞。
血竭味鹹，跌撲傷損，惡毒瘡癰，破血有準。
硫黄性熱，掃除疥瘡，壯陽逐冷，寒邪敢當。
龍腦味辛，目痛喉痹，狂燥妄語，真為良劑。
蘆薈氣寒，殺虫消疳，癲癎驚搐，服之立安。

硇砂有毒。潰癰爛肉。除翳生肌。破癥消毒。

硼砂味辛。療喉腫痛。膈上熱痰。噙化立中。

朱砂味甘。鎮心養神。駆邪殺鬼。定魄安魂。

竹茹止嘔。能除寒痰。胃熱欬噦。不寐安歇。用青皮刮下用

竹葉味甘。退熱安眠。化痰定喘。止渴消煩。

竹瀝味甘。除虛痰火。汗熱渴煩。效如開鎖。

燈草味甘。通利小水。癃閉成淋。濕腫為最。

艾葉溫平。駆邪逐鬼。漏血安胎。心疼即愈。

川椒辛熱。祛邪逐冷。明目殺虫。溫而不猛。

胡椒味辛。心腹冷痛。下氣溫中。跌撲堪用。

石蜜甘平。入藥煉熟，益氣補中。潤燥解毒。
葱白辛溫，發表出汗。傷寒頭疼，腫痛皆散。
韮味辛溫，祛除胃熱。汁清血瘀，子醫夢泄。
大蒜辛溫，化肉消穀。解毒散癰，多用傷目。
食塩味鹹，能吐中痰。心腹卒痛，過多損顏。
茶茗味苦，熱渴能濟。上清頭目，下消食氣。
酒通血脈，消愁遣興。少飲壯神，過則損命。
醋消腫毒，積瘕可去。產後金瘡，血暈皆治。
淡豆豉寒，能除懊憹。傷寒頭疼，兼理瘴氣。
紫河車甘，療諸虛損。勞瘵骨蒸，培植根本。

天靈蓋醎。傳屍勞瘵。瘟瘴血崩。枝之立瘥。
人乳味甘。補陰益陽。悅顔明目。羸瘦仙方。
童便氣涼。撲損瘀血。虛勞骨蒸。熱嗽尤捷。
生薑性溫。通暢神明。痰嗽嘔吐。開胃極靈。

引經報使

太陽經　引上藁本羗活　引下黄柏
少陽經　引上柴胡　引下黄柏
太陰肺經　引上升麻白芷葱　引下桑白皮
少陰心經　引上石菖蒲　引下獨活
陽明經　引上白芷升麻　引下石膏
厥陰經　引同上
太陰脾經　引上升麻　引下芍藥
少陰腎經　引上天附子　引下肉桂

歌曰小腸膀胱屬太陽。藁本羌活是本鄉。三焦膽與肝包絡。少陽厥陰柴胡強。大腸陽明并足胃。葛根白芷升麻當。太陰肺脉中焦起。白芷升麻葱白將。脾經少與肺部異。升麻兼之白芍詳。少陰心經獨活主。腎經獨活加桂良。通經用此藥為使。更有何病在膏肓。

○六陳

枳殼陳皮并半夏，茱萸狼毒及麻黄。六般之藥宜陳久。入用方知功効良。

○十八反

本草明言十八反。逐一從頭說與君。人参芍藥與沙参。細辛玄参

及紫參。若參丹參并前藥。一見藜蘆便殺人。白芨白歛并半夏瓜
蔞貝母五般真莫見烏頭與烏喙。逢之一反疾如神。大戟芫花并
海藻。甘遂已上反甘草。若還吐蠱用翻腸。尋常犯之都不好。蜜蠟
莫與葱相覩。石决明休見雲母。藜蘆莫使酒來浸。人若犯之都是苦

○十九畏

硫黄元是火之精。朴硝一見便相爭。水銀莫與砒霜見。狼毒最怕
密陀僧。巴豆性烈最為上。便與牽牛不順情。丁香莫與鬱金見。牙
硝難合京三稜。川烏草烏不順犀。人參又忌五靈脂。官桂善能調
冷氣。石脂相見便蹺蹊。大抵脩合看順逆。炮爁炙煿要精微。

○妊娠服藥

蚖班水蛭及虻虫。烏頭附子配天雄。葛根水銀并巴豆。牛膝薏苡與蜈蚣。三稜代赭芫花射。大戟蛇蜕黄雌雄牙硝芒硝牡丹桂。槐花牽牛皂角同。半夏南星與通草。瞿麥乾姜桃仁通。硇砂乾漆蟹甲爪。地膽茅根都不中。

○服藥禁忌

服柴胡。忌牛肉。　服茯苓。忌醋。　服黄連桔梗。忌猪肉。

服乳石。忌参术。犯者死。　服丹石不可食蛤蜊腹中結痛。

服大黄巴豆同劑。反不瀉人。　服皂礬。忌蕎麥麵。

服天門冬。忌鯉魚。　服牡丹皮。忌胡荽。　服常山。忌葱。

服半夏菖蒲。忌飴糖羊肉。　服白术蒼术。忌雀肉胡荽大蒜。

服鱉甲。忌莧菜。 服商陸。忌犬肉。 服地黄。忌蘿蔔。
服細辛。忌生菜。 服甘草。忌菘菜。 服粟殼。忌醋。
服莞花甘遂。忌塩。忌甘草。 服荆芥。忌驢馬肉黄顙魚。
服柿蒂。忌蟹。犯者。木香湯能解。 服巴豆。忌蘆筍。
服諸藥未消化。不可食河魨魚。食魚後服藥者。口鼻流血而死。醫說
服蜜及蜜煎果食。忌魚鮓。 服藜蘆。忌狐狸肉。
若瘡毒未愈。不可食生姜雞子。犯之則長肉突出作塊而白。
○當禁不禁犯禁必死
張子和云。病腫脹既平。當節飲食。忌塩血房室。犯禁者病再作。乃死不救。

病癆嗽。忌房室膏粱。犯者死。

子和案云。一小兒病痢。用車載數十里。就其寺調理。入門而則死。痢疾下隧病也。以車載之築築而又下墜也。所謂落井而又下石。安得不死乎。

病人遠行。不宜以車載馬馱。病已損矣。甚者多死不救。

一人為犬所嚙。大痛不可忍。偏癢燥。自云載至家二十里。一夕而死。時人皆不知車之誤也。擾動則邪氣益盛。是以死也。

傷寒之後。忌葷肉房事。犯之者不救。

水腫之後。忌油塩。

病脾胃傷寒者。節飲食。

滑瀉之後忌油膩。此數者決不可輕犯也。

時病新差食蒜鱠者病發。必致大困。

時病新愈食犬羊肉者。必作骨蒸熱。

時病新愈食生棗及羊肉。必作膈上熱蒸。

時病新愈食生菜。令人顔色終身不平復。

病人新愈飲酒食韭。病必復作。

○不必忌而忌之過

張子和曰。臟毒酒毒下血嘔血等症。如婦人三十已下血閉。及六七月間血痢。婦初得孕擇食者。已上皆不禁口。

凡久病之人。胃氣虛弱者。忽思葷茹。亦當少少與之。圖引漿水穀氣入胃。此權変之道也。若專以淡粥責之，則病不悅而食减不進。胃氣斯所以難復。病所以難痊。此忌之之過也。智者通之。

○煎藥則例

煎湯劑，必先以主治之為君藥，先煎數沸，然後餘藥。文火緩緩煎之，得所。勿揭蓋。連罐取起，坐涼水中。候溫熱服之，庶氣味不泄。若據成熱揭封傾出，則氣泄而性不全矣。煎時不宜烈火，其湯騰沸耗蝕而速涸，藥性未盡出，而氣味不純。人家多有此病，而反責藥不效，咎將誰歸。

發汗藥，先煎麻黃二三沸，後入餘藥同煎。

止汗藥，先煎桂枝二三沸，後下衆藥同煎。

和解藥先煎柴胡。後下衆藥。至于温藥先煎乾姜。行血藥先煎桃仁。利水藥先煎猪苓。止瀉藥先煎白术茯苓。止渴藥先煎天花粉、乾葛。去湿藥先煎蒼术防己。去黃藥先煎茵陳。嘔吐藥先煎半夏生姜。風藥先煎防風羌活。暑藥先煎香薷。熱藥先煎黃連。凡主治劑必有主治為君之藥。俱宜先煎則効自奏也。

凡湯用麻黃去節。令通理碎剉如豆大。先另煮二三沸。掠去上沫更益水如本數。乃內餘劑。不爾令人煩。

凡用大黃不須細剉。先以酒浸令淹浹。密覆一宿。明旦煮湯。臨熟乃內湯中煮二三沸。便起則勢力猛。易得快利。丸藥中微蒸之。恐寒傷胃也。

凡湯中用阿膠飴糖芒硝。皆須待湯熟起去滓。只內淨汁中煮二三沸。鎔化盡。仍傾盞內服。

凡用乾棗蓮子烏梅仁決明子。皆劈破研碎。入藥煎。

凡用砂仁豆蔻丁香之類。皆須打碎遲後入藥煎數沸則起。不爾久久煎之。其香氣消散也。是以効少。

凡湯中用犀角羚羊角。一槩末如粉。臨服內湯中。然入藥法生磨汁煮亦通。

凡諸藥子仁。皆用湯泡去皮尖及雙仁者。亦有炒令黃色者。生用者。並搗碎入劑煎。方得汁出。

凡用沉香木香乳沒一切香末藥味。須研極細。待湯熟。先傾汁小盞。調香末服訖。然後盡飲湯藥。

凡煎湯藥。初欲微火令小沸。其水數依方多少。大畧藥二十兩。用水一斗。煮四升。以此爲准。然利湯欲生。少水而多取汁。補湯欲熟。多水而少取汁。服湯宜小沸。熱則易下。冷則嘔湧。

○服藥序次

病在胸膈已上者。先食後服藥。病在心腹已下者。先服藥而後食。病在四肢血脉及下部者。宜空腹而在旦。病在頭目骨髓者。宜飽滿而在夜。雖食前食後。亦停少須。然後服藥。藥藥氣稍消則進食。所謂食先食後。蓋有義在其中也。又有酒服者。飲服者。冷服者。服湯有疎有數者。煮湯有生有熟者。各有次第。盖宜詳審而勿畧焉。

清熱湯。宜凉服。如三黃湯之類。消暑藥。宜冷服。如香薷飲之類。散寒藥。宜熱服。如麻黃湯之類。温中藥宜熱而熱。補中藥皆然。利下藥宜生而温。如承氣湯之類。

病在上者。不厭頻而少。病在下者。不厭頓而多。少服則滋榮于上。多服則峻補于下。

凡云分再服三服者。要令勢力相及。并視人之強弱羸瘦病之輕重。為之進退增减。不必局于方說。則活潑潑地也。又云晬時周時也。從今旦至明旦。亦有止一宿者。

○因時用藥例

内經曰。必先歲氣。無伐天和。又曰。升降浮沉則順之。寒熱温凉則通之。凡用藥須看時令。如常用調理藥。春加川芎。夏加黄芩。秋加茯苓。冬加乾姜。

如觧肌發表。春溫月用辛凉藥。川芎防風荆芥柴胡紫蘇薄荷之類。夏暑月用甘辛寒藥。乾葛石膏甘草薄荷升麻柴胡之類。秋凉月用辛温藥。羌活防風蒼术荆芥之類。冬寒月用辛熱藥。麻黄桂枝乾姜附子之類。若病與時違。勿拘此例。

如溫暑月。治熱病疫癘病。不可用辛溫熱藥。宜溫凉辛甘苦寒之藥。升麻柴胡乾葛薄荷石羔黄芩黄連甘草芍藥之類

治咳嗽。春多上升之氣。用川芎芍藥半夏黄芩之類。夏多火炎逼肺。用黄芩山枝桒白皮石羔知母之類。秋多濕熱傷肺。用蒼术桑

白皮黄芩防風之類。冬多風寒外束。用麻黄桂枝乾姜半夏防風羌活之類。若病與時違。不拘此例。

如治泄瀉。冬寒月用辛苦温藥。乾姜砂仁陳皮厚朴之類。夏暑月暴注水瀉。用苦寒酸寒藥。黄連山栀茵陳芍藥之類。若病與時違。不拘此例

如傷冷食腹痛。或霍乱吐瀉。雖夏暑月。可用辛熱温中藥。乾姜茱萸砂仁厚朴之類

如酒客病。或素有熱証。雖在寒凉月。可用清凉藥。芩連乾葛之類。

凡用藥。若不本四時。以順為逆。四時者。是春升夏浮秋降冬沉。乃天地之升降浮沉。五化者。脾土中。造化也。是為四時之宜。但言補

之以辛甘温熱之劑及味之薄者諸風藥皆是也此助春夏之升浮者也此便是瀉秋收冬藏之藥也在人之身乃肝心也但言之以酸苦寒凉之劑并淡味滲瀉之藥此助秋冬之沉降者也在人之身乃肺腎也用藥者因此法度則生逆之則死其不死之者必危困矣

病機總畧

病體十形風寒暑熱燥火二分內傷外傷內積外積六氣四因病机以明氣固形實形虛中風或為寒熱或為熱中或為寒中或為厲風或為偏枯半身不遂此率多痰或屬血虛在左死血在

右屬痰〻壅盛者口眼喎斜不能言語皆用吐法氣虛卒倒降痰益氣火熱而甚燥熱潮熱隨經治之陰虛補虛勿驟涼治輕可降散實則可瀉重者難療從治可施中寒感寒陰毒陰逆四肢厥冷腹痛唇青退陰正陽急可溫中傷寒所致痓病有一發熱惡寒手足攣搐頭頸項強腰脊反張口噤面赤瘈瘲如癇有汗名柔無汗名剛春傷於風夏生飧泄夏傷於暑秋必痢瘧秋傷於濕冬生咳嗽冬傷於寒春必病瘟夏月身熱汗出惡寒身重脈微渴乃中暍春時病溫瘟疫瘟毒瘟瘧風瘟脈症多異五種疾因中濕風濕暑成濕瘧三種可別濕熱可參寒痰腳氣食積勞煩要知四症乃似傷寒傷寒之病見中風脈中風之病得

傷寒脈大小青龍治例必識調衛調榮斯須兩浮瘧本傷暑或痰或食老瘧〻母久則羸疲三日一發病經一歲間日發者受病半年一日一發新病所以連二日發住一日者氣血俱病或用截住或隨經治嗽多感寒當分六氣六本一標病机所秘風熱與寒隨證治之暑燥清金濕則利水有穀食痰有痰咳火痰可降濁咳隨本治喘有氣虛或有痰壅或因氣逆或倚息使痢本濕熱或因食致腹痛下血後重不利治可通散勿便澀住濕熱未消成休息痢泄瀉多濕熱食氣虛如本脾泄脹而嘔吐洞泄不禁腸泄則疼瘕泄則便後重莖痛胃泄色黃食飲不化太素分五溏泄鶩泄飧濡滑泄滲秘關門澀實對症施乃濕熱

麵相似。消渴熱。因水腫氣致。自汗陽虛。盜汗陰虛。東垣有法對
癥可施。頭風頭痛。有痰者多。血虛與熱。分經治可。頭眩眩運火
積其痰。或本氣虛。治痰為先。腰痛濕熱。或本腎虛。或兼瘀血。腸
痛多氣。或肝火盛。或有死血。或痰流注。癆瘵陰虛。顛狂陽熾。嘔
吐咯衂。氣虛脈洪。火載血上。錯經妄行。溺血便血。病同所因。憂
遺精滑。濕熱之乘。便濁本熱。有痰或虛。白濁屬衛。赤濁屬榮。熱
極成淋。氣滯不通。血虛驚悸。氣虛耳聾。熾因胃病。疝本肝經。痿
為濕熱。氣弱少榮。厥多痰熱。虛熱所乘。手麻氣虛。手木濕痰或
死血病。霍乱吐瀉。感風濕暍。心痛脾痛。陰寒之證。氣熱煩勞。全
人顛厥。氣逆太甚。使人薄厥。濁氣在上。即生䐜脹。清氣在下。即

生飧泄陰火之動發而喉痺陽水變病飧泄乃是三陽病結乃發寒熱下生癰腫及為痿厥二陽之病〻發心脾男子火精女人不月一陽發病少氣善泄心火不寧其動若掣三陰俱寒結氣化水委陽不足四肢不舉二陰一陽脹滿善氣二陽一陰病發風厥結陽肢腫結陰便血榮虛衛寒病乃肉痾腎虛身冷名為骨痺肉痾不仁骨痺腰痛寒客在上胃寒腸熱水谷不化痞滿而泄熱氣居上腸寒胃熱消穀善飢腹脹便澁蘊熱拂鬱乃生諸風〻寒與濕合而成痺膏粱之變饒生大疔榮氣不從逆於肉理乃生癰腫憑脈而治身重脈緩濕勝除濕身熱脈大熱燥退熱胘運脈絃降痰去風氣澁衛滯燥渴脈澁補血瀉氣合

少惡寒脉來緊細宜泄寒水辨經分部詳審為治濕熱生虫水
積痰飲目痛赤腫潵火涼榮牙痛齗宣寒熱各別五藏本病熱
爭重瘟六府不和留結為癰五藏不和九竅不通府藏相移傳
變為病不可勝紀間藏者存傳其所生七傳者死傳其所制五
藏有積肝積肥氣在左脇下大如覆杯或有頭足久則變病咳
逆欬瘧連歲不已心積伏梁病起臍上其大如臂上至心下如
久不愈令人煩心脾積痞氣其在胃脘覆如大盤久而不愈四
肢不舉乃發黃疸雖食而瘦肺積息賁在右脇下覆如杯久
而不愈令人喘息骨痿氣少膨脹發蠱中滿鬱痞開提其氣升
降是宜人身之本脾胃為主頭痛耳鳴九竅不利腸胃所生胃

氣之虚々極変病五乱互作東垣所論王道所學一虚一實五實五虚五勞七傷六氣乃淩五欝七情九氣所為怒則氣上喜則氣緩悲則氣消恐則氣下寒則氣收熱則氣泄驚則氣乱勞則氣耗思則氣結已上九氣憂愁思慮甚則傷心形寒飲冷過則傷脾恚怒氣逆々則傷肝飲食勞倦甚則傷脾坐臥濕地強力入水故乃傷腎已上七情此乃氣動形神自病喜怒不節勞形厥氣々血偏盛陰陽相乘陰勝陽病陽勝陰病陽勝則熱陰勝則寒重寒則熱重熱則寒々則傷形熱則傷氣々傷則痛形傷則腫先痛後腫氣傷形也先腫後痛形傷氣也陰陽変病標本寒熱如大寒甚熱之不熱是無火也熱來復去晝見夜伏夜

發晝見時節而動，是無火也，當助其心。如熱而甚，寒之不寒，是無水也。寒動復止，倏忽往來，時動時止，是無水也，當助其腎。內格嘔逆，食不得入，是有火也。病嘔而吐，食入反出，是無火也。暴逆注下，食不及化，是有水也。瀉泄而久，止發無常，是無水也。心盛生熱，腎盛生寒。又熱不寒，是無火也；寒不得熱，是無水也。寒之不寒，責其無水；熱之不熱，責其無火；熱之不久，責心之虛；寒之不久，責腎之少。審察病機，無失氣宜，紀於水火，餘氣可知。婦室病多帶下赤白，癥瘕頹疝，氣血為病。經閉不行，或漏不止。經通作痛，虛中有熱；行而痛者，血實之說。如不及期，血熱乃結；過期血少，閉或血枯。淡者痰多，紫者熱故，熱極則黑。調榮降火調理妊娠。清熱養血。一當產後始無惡阻。大補氣血。雖有襍症。以末治之。

[illegible]小兒過煖生熱。熱極生風。血多有餘。氣多不足。其中玄奧。錢氏方論

男女病情。飲食居處。暴樂暴苦。始樂後苦。皆傷精氣　先貧後富

病曰失精。先貴後貧。雖不中邪。病從內生。名曰脫營。　身體日

[illegible]氣虛無精。良工勿失。脈病証治。知微可已。　攣腹痛絃陰証

治例傷寒門載玄機之秘。

○診百病死生脈訣

診傷寒熱盛。脈浮大者生。沉小者死。傷寒已得汗。脈沉小者[illegible]

火者死

温病三四日已下不得汗。脉大疾者生。脉细小难得者。死不治。

温病穰〻大热。其脉细小者死。千金穰〻作特行

温病下痢腹中痛甚者。死不治。

温病汗不出〻不至足者死。厥逆汗出脉坚强急者生。虚缓者死

病二三日身体热腹满头痛食如故脉直而疾者八日死四五日头痛腹痛而吐。脉来细强十二日死。八九日头不疼。身不痛目不变色。不变而反利。脉来喋〻。按之不弹手。时〻心下坚。十七日死

热病七八日脉不软一作喘不散一作数者。当有瘖〻后三日温汗不出者死。

熱病七八日。其脈微細。小便不利。加暴口燥。脈代。舌焦乾黑者死。

熱病未得汗。脈盛躁疾。得汗者生。不得汗者難瘥。

熱病已得汗。脈靜安者生。脈躁者難治。

熱病已得汗。大熱不去者亦死。

熱病已得汗。熱未去。脈微躁者。慎不得刺治。

熱病發熱。熱甚者。其脈陰陽皆竭。慎勿刺。不汗出必下利。

診人被風不仁痿蹶。其脈虛者生。堅急疾者死。

診癲病。虛則可治。實則死。

診癲病。脈實堅者生。脈沉細者死。

又癲疾脈搏大滑者。久而自已。其脈沉小急實。不可療。小堅急亦不可療也。

診頭痛目痛，久視無所見者死。

診人心腹積聚，其脉堅強急者生，虚弱者死。又實強者生，沉者死。其脉大，腹大脹，四肢逆冷，其人脉形長者死。腹脹滿，便血，脉大時絶，極下血，小疾者死。

腸澼便血，身熱則死，寒則生。

腸澼下白沫，脉沉則生，浮則死。

腸澼下膿血，脉懸絶則死，滑大則生。

腸澼之屬，身熱，脉不懸絶，滑大者生，懸濇者死，以藏期之。

腸澼下膿血，脉沉小留連者生，數疾且大有熱者死。

腸澼筋攣其脈小細。安靜者生。浮大緊者死。
洞泄食不化。不得留下膿血。脈微小連者生。緊急者死。
泄注脈緩時小結者生。浮大數者死。
𧏾蝕陰注。其脈虚小者生。緊急者死。
欬嗽脈沉緊者死。浮直者生。浮軟者生。小沉伏匿者死。
欬嗽羸瘦。脈形堅大者死。
欬脫形發熱。脈小堅急者死。肌瘦下脫。形熱不去者死。
欬而嘔腹脹且泄。其脈弦急欲絕者死。
吐血衄血。脈滑小弱者生。實大者死。
汗若衄。其脈小滑者生。大躁者死。

吐血脉緊強者死。滑者生。

吐血而欬，上氣。其脉數有熱，不得臥者死。

上氣脉數者死。謂損形故也。

上氣喘息低昂。其脉滑。手足溫者生。脉澁，四肢寒者必死。

上氣面浮腫。肩息。其脉大，不可治，加利必死。

上氣注液。其脉虛寧伏匿者生。堅強者死。

寒氣上攻。其脉實而順滑者生，實而則逆者死。太素云寒氣在上，脉滿实何如曰实而滑則生实而逆則死矣其形尽滿何如曰举形尽滿者脉急大堅尽滿而不應和是者順則生逆則死何謂順則生逆則死所謂順者手足溫也，逆者手足寒也

消癉脉實大，病久可治。脉弦小堅急，病久不可治。

消渴脉数大者生。細小浮短者死。
消渴脉沉小者生。実堅大者死。
水病脉洪大者可治。微細不可治。
水病脹閉其脉浮大軟者生。沉細虚小者死。
水病腹大如鼓。脉実者生。虚則死。
卒中悪咯血数升。脉沉数細者死。浮大疾快者生。
卒中悪腹大四肢満脉大而緩者生。緊大而浮者死。緊細而微亦生
瘡腰脊強急瘈瘲皆不可治。
寒熱瘈瘲。其脉代絶者死。
金瘡血出太多。其脉虚細者生。数実大者死。

金瘡出血。脉沉小者生。浮大者死。
斫瘡出血一二升。脉来大。二十日死。
斫刺俱有病多火。血出不自止者。其脉来大者。七日死。滑細者生。
從頭頃仆。内有血腹脹滿。其脉堅强者生。小弱者死
人為百藥所中傷。脉澁而疾者生。微細者死。洪大而遲者生。千金遲作速
人病甚而脉不調者難治。脉洪大者易瘥。
人内外俱虛。身体冷而汗出。微嘔而煩擾。手足厥逆。體不得安静者死。脉寔滿。手足寒。頭熱。春秋生。冬夏必死矣。
老人脉微。陽羸陰强者生。脉大而加：者死。陰弱陽强。脉至而代。

期月而死

尺脉濇而堅為血實氣虚也其發痛腹痛逆滿氣上行此為婦人胞中絶傷有惡血久成結瘕淂病以冬時黍當赤而死

尺脉細而微者血氣俱不足細而来有力者是穀氣不充病淂節輒動棗葉生而死此病秋時淂之

左手寸口脉偏動乍大乍小不齊從寸至關〻至尺三部之位其脉動各異不同其人病仲夏淂之此脉桃花落而死

右手寸口脉偏沉伏乍小乍大朝浮大而暮沉伏浮大即太過上出魚際沉伏即下不止關中往来無常時復来者榆華枯而死

右手尺部脉三十動一止有須臾還二十動止乍動乍踈連〻相

因々不與息数相應。其人雖食穀猶不愈。蘩草生而死。

右手尺部脉四十動而一止。々而復来。々逆知循張弓弦。絙々然如兩人共一索。至立冬死。

〇察聲色定死生要訣

病人五臟已奪。神明不守。聲嘶者死。

病人循衣縫譫語者不可治。

病人陰陽俱絶。掣衣撮空妄言者死

病人妄語錯乱及不能言者不治。熱病者可治

病人陰陽俱絶。失音不能言者。三日半死。

病人兩目皆有黄色起者。其病方愈。

病人面黃目青者。至期而死重出在下文

病人面黃目赤不死。赤如衃血者死

病人面黃目白者不死。白如枯骨者死

病人面黃目黑者不死。黑如苔死

病人面黑目青者不死

病人面目俱黃者不死

病人面青目白者死

病人面黑目白者不死

病人面赤目青者六日死

病人面黃目青者九日必死。是謂亂經。飲酒當風邪入胃經。膽氣

妄泄目則為青雖天救亦不可生
病人面赤目白者十日死憂恚思心氣內索面色反好急棺槨
病人面白目黑者死此謂榮華已去血脈空索
病人面黑目白八日死腎氣內傷病因留損
病人面青目白五日死
病人着床心痛短氣脾氣內竭後百日復愈能起傍徨因坐於地
其上倚牀能治此者也
病人耳目鼻口有黑色起于入口者必死
病人目無精光若土色不受飲食者四日死
病人目精光及牙齒黑色者不治

病人耳目及顴頰赤者死在五日中。

病人黑色出于額上髮際。直鼻脊兩顴上者亦死在五日中矣。

病人黑色出于天中下至上顴上者死。

病人及健人黑色若白色起入目。及鼻口者死在三日中矣。

病人及健人面忽如馬肝色。望之如青。近之如黑者。必死矣。

病人面黑直視惡風者死

病人面黑唇青者死。

病人面青唇黑者死。

病人面黑兩脇下滿不能自轉反者死。

病人目不回直視者一日死。

病人頭目久痛，卒視無所見者死。
病人陰結陽絕，目睛脫，恍惚者死。
病人陰陽竭絕，目眶陷者死。
病人眉系傾者，七日死。
病人口如魚口，不能復閉，而氣出多不反者死
病人卧遺尿不覺者死。
病人尸臭者不可治。
肝病脾黑，肺之日庚辛死。
心病目黑，腎之日壬癸死。
脾病唇青，肝之日甲乙死。

太醫院手授經驗百效內科全書卷之二

金谿龔居中應圓父編輯
潭陽劉孔敦若樸父叅訂

傷寒

脈洪大者生沉細者死洪大者陽証見陽脈所以得生沉細者陽証見陰脈所以為死陰証見陽脈亦生

傷寒一日太陽受之故病人發熱頭痛項背拘急腰脊痛增寒二日陽明受之身熱目痛鼻乾不得眠三日少陽受之胸脇痛而耳聾前三日三陽病在表宜汗之連進雙解散數服必愈如不愈病已變傳四日太陰受之腹滿而咽乾五日少陰受之口燥舌乾而渴六日厥陰受之煩滿囊縮後三日在裏宜和解之小

柴胡凉膈益元散三藥合服和解表裏通和得大汗而愈若半在表半在裏以小柴胡合凉膈服之七八日之間胸膈痞滿大便不通大實大滿急以六一順氣合黃連解毒湯以下之下後以五苓散去桂合益元散加竹葉燈心以分利之若下之太早謂之悮下遂成結胸虛痞懊憹斑疹發黃等証輕者必危重者必死但當以平和之藥宣散其表和解其裏或有汗而愈或無汗氣和而愈也至七八日之間有可下之証而不下謂之失下裏熱益甚陽厥極深致身冷脈微昏亂將死切不可以熱藥下之誤下即死庸醫以為陰厥用玄武湯四逆湯灑熱之藥下咽立死殊不知陽耗陰竭陰氣極弱謂之耗陽厥極深謂之竭畜

熱怫鬱將欲絕者當以涼膈解毒湯服之養陰退陽宣散蓄熱脈氣漸生得汗而愈如或不愈解毒合六一順氣湯以下之次以解毒涼膈益元合服調和陰陽洗滌臟腑則証自不生矣有大下之後而熱不退再三下之而熱愈盛脈氣微弱似無可生之理醫者到此亦難措手經云三下而熱不退必死后人有四五次下而得生者此乃偶中耳不可以為法當依前解毒涼膈合服使陽熱徐退脈氣漸生庶不失人性命若因飲過度濕熱內生自利不止其熱未退解毒湯以治之合五苓散去桂尤妙或有陽毒生斑者涼膈加當歸滑石生薑煎服或用人參白虎湯名曰化斑湯或有濕熱在裏不能發于外相搏而欲發黃之

証茵陳五苓散合服。甚者茵陳五苓六一順氣以下之。或誤下早者，胸膈痞悶，以涼膈加枳殼桔梗服之。或有劉栾二症，譫語發狂，踰垣赴井，皆陽熱極盛，用解毒六一順氣以下之。若汗下之後，煩渴飲水，或涼膈五苓益元桂苓甘露飲選而用之。小水不通，五苓益元泄之。大便不通，六一順氣下之。其餘証候隨証施治。婦人治証亦然。惟孕婦三四個月七八個月不用硝黃，其餘用分用之無妨。若小兒減劑服之。

陽毒傷寒，六脉洪大，宜發汗以解之。當汗不汗，邪熱傳於臟，致使煩燥面紅，發班狂言，如見鬼神，下痢膿血，危極之証。又加之遍身自汗，口如魚口開張者死。過七日之后，陽熱退而陰生，方有可救之理。

陰毒傷寒。六脈沉細而疾。身體沉重。背強眼痛。小腹急痛。口青黑毒氣沖心。四肢厥冷。咽喉不利。危極之症也。急灸丹田、關元二穴。換回陽氣。陰氣自散。過六日之後。陰極陽生。有可喜之兆。

兩感傷寒。乃陰陽雙傳也。膀胱與腎為表裏。一日傳之。頭痛身熱煩滿而渴。其脈沉而大。胃與脾為表裏。二日傳之。身熱鼻乾妄言不食。中滿不睡。其脈沉而長。肝與膽為表裏。三日傳之。耳聾囊縮厥逆。水漿不入口。其脈沉而弦。三日而死。再傳止於六日矣。故仲景無治法。但云下利清穀。身體疼痛。急當救裏。宜服四逆湯。若身體疼痛。便清自調。急當救表。宜服桂枝湯。所以治有先后先救裏后救表庶有可生之理也。

痰証類傷寒。中脘有痰。令人增寒壯熱。胸膈滿悶。但頭不痛項不强為異耳。食積類傷寒。脾胃有伏熱。食在上脘。不得消化。發熱嘔吐頭疼。但身不痛。人迎脈平和為異耳。虛煩類傷寒。表裏俱虛。煩熱不可汗。不可下。內外不可攻。若攻恐寒起而有害。宜以竹葉石羔湯加粳米百粒以和之。但頭身不痛。不惡寒。脈不數為異耳。脚氣類傷寒。因人坐優濕地。遂成此疾。所以頭身熱。大便閉。肢體痛。脚腫為異耳。

續傷寒退証。七日太陽病衰。頭項少愈。八日陽明病衰。身熱少愈。九日少陽病衰。耳聾微聞。十日太陰病衰。身熱少愈。腹滿斯散。

十一日少陰病衰濇止腹不滿舌不乾已而噴嚏出焉十二日厥陰病衰囊縱少腹微下病勢去而疾愈矣若過經不愈隨經調治不可拘於傷寒病也可見傷寒之証與他証不同投藥一差生死之判李子建傷寒十勸不可不知之此則不至有誤所益非輕今附具于后

一傷寒頭痛及身熱便是陽証不可服熱藥傷寒傳三陰三陽共六經內太陰病頭不疼身不熱少陰病有發熱而無頭疼厥陰病有頭疼而無發熱故知頭疼身熱即是陽證若妄投熱藥決致死亡

二傷寒必須直攻毒氣不可補益邪氣在經絡中若隨証早攻之

只三四日痊安。若妄謂先漬寒氣，却行補益，使毒氣流熾，多致殺人。

三、傷寒不思飲食，不可服溫煖藥。蓋傷寒不思飲食，自是常事，終無饑死之理。如理中丸之類，不可輕服。若陽病服之，致熱氣增重，或致不救。丁香、巴豆之藥，尤不可服。

四、傷寒腹疼，亦有熱證，不可輕服溫煖藥。經云：疼爲實。故仲景論腹滿時痛之證，有曰痛甚者加大黃，其意可見也。惟身冷厥逆而腹痛者，方是陰證，須消息之。每見腹疼便投熱藥，多致殺人。

五、傷寒自利，當看陰陽證，不可例服補藥、煖藥、止瀉藥。自利，惟身不熱、手足溫者屬太陰；身冷四逆者屬少陰。其餘身熱下利，皆

屬陽當隨證依仲景法治之每見下利便投煖藥及止瀉藥者
多致死亡
六傷寒胸脇疼及腹脹滿不可妄用艾灸常見村落間有此證無
藥便用艾灸多致毒氣隨火而盛膨脹發喘以死不知胸脇疼
自屬少陽腹脹雖屬太陰仲景以為當下之病此外惟陰證可灸
七傷寒手足厥冷當看陰陽不可例作陰證有陰厥有陽厥醫者
不能分辨陽厥而投熱藥殺人速於用刃蓋陽病不致於極熱
不能發厥仲景謂熱深厥亦深熱深更與熱藥寧復得活但看
初得病而身熱至三四日後熱氣已深大便秘小便赤或譫語
昏憒及別有熱證而發厥必是陽厥宜急用承氣湯以下之若

初得病身不熱大便不秘自引衣蓋身或下利或小便數不見熱證而厥逆即是陰厥方可用四逆湯之類二厥所以使人疑者緣為其脈皆沉然陽厥脈沉而滑陰厥脈沉而弱又陽厥時復指爪却温或有時發熱陰厥則常冷此為可別

八傷寒病已在裏不可用藥發汗傷寒證須看表裏如發熱惡寒則是在表正宜發汗如不惡寒反惡熱即是在裏證若一例發汗則所出之汗不是邪氣是真氣邪氣未除而真氣易涸死期必矣又別有半在表半在裏之證又無表裏之證不惟皆不可下亦皆不可汗但隨證治之

九傷寒飲水為欲愈不可令病人恣飲過度病人大渴當與之水

以消熱故仲景以飲水為欲愈人見此説便令病人縱飲因而為嘔為喘為欬逆為下利為腫為悸為水結胸為小便不利者多矣且如病人欲飲一碗只可与半碗尚令不足為善

十傷寒初安不可過飽及勞動或食羊肉行房及食諸骨汁并飲酒病方愈不須再服藥無脾胃尚弱食飽不能消化病即再来謂之食復病方好氣血尚虛勞動太早病即再来謂之勞復又食羊肉行房並死食諸骨汁並飲酒者再病必重

○傷寒主方

川芎　紫蘇　干葛　桔梗　柴胡　茯苓

半夏　甘草　右生姜三片水二鍾並服此初起可用○

如發熱頭痛加細辛石羔。○咳嗽加桑皮杏仁。○喘急加貝母知母。○如胸膈膨脹加枳殼香附。○潮熱加麥門冬黃芩。○如腹痛加白芍香附。○大便閉加大黄芒硝。○嘔吐加陳皮藿香。○泄瀉加白术。○瘧疾加草果烏梅。○痢疾加枳殼黃連。○口渴加木瓜天花粉。○鼻衄加蒲黃地骨皮茅根。○小便不利加木通澤瀉。○煩熱加地骨皮麥門冬。

九味羌活湯　解利春夏秋傷寒之症。發熱惡寒。或無汗或自汗。頭痛項強。或傷風見寒脉。傷寒見風脉。並宜服之。或用香蘇散。紫蘇香附陳皮甘草生姜葱頭煎服亦可。

羌活　防風　川芎　黄芩　白芷各一錢　細辛

甘草各五分 生地黄一錢用不可○右用姜三片葱白一根水二鍾煎一
鍾熱服以汗為度無汗再服○汗原多去蒼术加白术一錢○渴
加石羔一錢熱甚加柴胡小梔各一錢胸膈脹滿加枳殼桔梗各七分

升麻發表湯 治冬月正傷寒頭疼發熱悪寒脊強脈浮緊無汗
為表症此足太陽膀胱經受邪當發汗

麻黄　杏仁　桂枝　川芎　白芷　防風
甘草　羌活　升麻○右剉劑生姜三片葱白三根豆豉
一撮水煎熱服以被蓋出汗

疎邪安表湯 治冬月正傷寒頭痛發熱悪寒脊強脈浮緩自汗
為表症此足太陰膀胱經受邪當實表散邪無汗者不可服

桂枝　芍藥　防風　羌活　川芎　白术
甘草〇右剉劑，生姜三片，大棗一枚，水煎溫服。

十神湯　治時令不正之氣，冬寒春溫，不問陰陽二証，及內外兩感風寒，腰脚疼痛，溼痺頭疼，咳嗽，並皆治之。

陳皮一錢　麻黃一錢去節　川芎　蘇葉　香附子　白芷
升麻　乾葛　芍藥各一錢　甘草五分〇右水二鍾，姜五片，棗一枚，煎八分，不拘時服〇潮熱加黃芩、柴胡〇咳嗽加五味子、桔梗〇頭痛加細辛、石羔〇心胸脹滿加枳實、半夏〇飲食不進加砂仁、白术〇嘔吐加丁香、半夏〇鼻衄不止加烏梅、山梔仁〇腹脹疼痛加白术、炮姜〇冷氣痛加良姜、玄胡索〇

大便閉澁加大黄芒硝〇有痢加枳殻當歸黄連〇泄瀉加藿香澤瀉〇疹毒加人參茯苓去麻黄香附子

芎芷藿蘇散　治春秋因人事勞擾飢飽失節或解衣沐浴觸冒風寒致成内傷挾外感頭疼發熱嘔吐眩悶胸膈脹痛惡食或鼻流清涕欬嗽生痰鼻塞聲重並宜服一二劑即愈仍忌葷腥三五日

川芎　干葛　蘇葉　半夏　蒼术麩炒　陳皮各一錢

白芷　藿香各八分　細辛五分去葉　枳殻　桔梗各七分　甘草三分

淡豆豉八分不用亦可〇右用姜三片葱白一根水一鍾半煎八分食後熱服有汗不用葱白〇頭痛不止加藁本八分〇嘔吐不止加

乾姜炒　砂仁炒各七分〇發熱或潮熱不退加黄芩柴胡各一分〇胸膈脹悶加山查枳實各一錢〇發而汗不出熱不退加麻黄一錢五分

葱白二根〇欬嗽生痰加杏仁前胡金沸花各八分南五味五分

加減藿香正氣散　治非時傷寒頭疼憎寒壯熱痞悶嘔吐時行疫癘山嵐瘴瘧不服水土等症

藿香一錢五分　白芷　川芎　蘇葉　半夏　蒼术各一錢

白术　白苓　陳皮　厚朴姜製各八分　甘草三分〇右用姜三片枣一枚水二鍾煎一鍾食遠熱服

僂解散　治四時傷寒熱病及治飢飽勞役內外諸邪所傳發爲汗病往来寒熱癇痓驚悸等症

防風　當歸　川芎　芍藥　大黄　芒硝
連翹　麻黄　滑石　黄芩　桔梗　梔子
甘草　荊芥　薄荷　石羔　白术○右生姜三片、
葱白一根煎服自汗去麻黄、自利去硝大黄、

木换金正氣散　治飲食内傷勞役四時感冒頭疼發熱惡寒身躰痛潮熱往来咳嗽痰逆嘔噦惡心及山嵐瘴氣時用之以調理最是王道之方

蒼术米泔浸　陳皮去白二錢　藿香一錢　半夏泡七次一錢　甘草一錢
厚朴姜炒二錢○右水二鍾姜三片葱白一根煎七分不時温服○
頭痛加川芎白芷○潮熱加黄芩柴胡○口燥心煩加乾葛

門冬○冷瀉不止加訶子木香豆蔻○瘧疾加檳榔草果○欬嗽加杏仁五味子桔梗○喘急加蘇子桑白皮○身疼加桂皮、芍藥羌活○感冒腹疼加軍姜官桂○嘔逆加丁香砂仁○小水不利加茯苓澤瀉○氣塊加枳實檳榔○胸膈脹滿加枳實、砂仁○痢疾加黃連枳殼○足浮腫加大腹皮木瓜五加皮○熱極大腑不通加厚朴大黃

小柴胡湯清而和之也

治內傷外感傷寒中風半表半裏少陽經身熱惡寒項強脅疼喘急痛胸膈滿痛嘔吐惡心咳嗽煩渴不止寒熱往來身面黃疸小便不利大便秘澁或汗下后過經不解餘熱不除及婦人產後勞役發熱身疼頭痛男婦久咳成勞或

瘧疾或時發熱一切治之

人參七分 半夏七分 黃芩一錢五分 柴胡二錢 甘草五分 ○右水二鍾薑二片棗一枚煎八分不拘時服加山梔尤妙○瘧疾加烏梅草果○心下痞滿加黃連枳實○勞熱加茯苓麥門冬五味子○口渴加干葛麥門冬或加石羔知母○心中飽滿加桔梗枳殼○鼻衄加蒲黃山梔仁茅根○小便不利加木通猪苓澤瀉○大便不利加大黃枳殼○咳嗽加五味子桔梗杏仁○五心熱加前胡地骨麥門冬○頭痛加細辛石羔○喘嗽加知母貝母○極熱過多亦脈洪數加柴胡乾葛○內熱甚錯語心煩不得眠加黃栢黃連梔子○婦人產後加當歸牡丹皮○痰多

加陳皮貝母○有痨的加百合赤芍藥地骨皮知母

柴胡雙解散 治表証未罷或寒热嘔口苦耳聾脇痛脉来弦数此足少陽膽經受邪属半表半裏之症

柴胡 半夏 小参 黄芩 甘草 陳皮 芍藥○右用生姜枣子煎

加減小柴涼膈益元散 治傷寒發热等症極穩

柴胡 黄芩 人参 半夏 甘草 梔子 連翹 薄荷 滑石各等分○右用姜三片煎服

冲和靈寶飲 治兩感傷寒或有頭痛惡寒發热口燥舌乾以陽先受病多者

石羔　川芎　羌活　生黄　乾葛　白芷
甘草　細辛　柴胡　黄芩　防風○右用姜三片、
棗二枚、煎服、
六一順氣湯此方以代大小承氣大柴胡等湯、○治傷寒熱、邪傳裏、鼻乾不眠、大
便結実、口燥咽乾、脈洪実者、及怕熱譫語、揭衣狂妄、揚手擲足、
斑黄陽厥、潮熱自汗、胸腹滿硬、遶臍疼痛、脈沉有力
柴胡　黄芩　赤芍　大黄　芒硝　厚朴
枳實　甘草
剉劑、水煎、臨服入鉄秀水三匙、調服、取其鉄性沉重、最能墜熱
開結故也、○如老弱之人、或孕婦、去芒硝、加黄栢枝子之類○

如下后餘熱未解、口渴煩燥、宜枝子豆豉煎湯服、

加味調中飲　治食積類傷寒、頭痛發熱惡寒、但身不痛爲異、輕則消化、重則吐下、

蒼术　白术　乾姜　草果　厚朴　黄連

山查　神麯　陳皮　枳實　甘草○右用生姜引煎服、○如腹痛加桃仁○痛甚加大黄、○實熱去山查神麯草果乾姜、

加减續命湯　治脚氣類傷寒、頭疼身熱惡寒、肢節痛、便秘嘔逆、脚軟屈弱、不能轉動、切禁淋洗、

防風　麻黄　羌活　川芎　防己　桂枝

蒼朮　白朮　芍藥　甘草○右用姜棗燈草引煎服

黄連解毒湯　治傷寒雜病熱毒煩悶乾嘔口燥呻吟喘滿陽厥極深畜熱於內傳於陰毒下肚后熱未解飲酒復劇譫語不得眠及發諸瘡未退一切熱毒臟毒並皆治之

黄連　黄芩　黄栢　山梔各一錢○右水二鍾煎八分姜三片棗一枚不拘時服○煩渴加麥門冬乾葛○汗多加酸棗仁黄芪○小水不通加木通澤瀉○頭痛加天麻荊芥穗○咽痛加玄參桔梗○大便秘甚加大黄朴硝○心神不寧加茯神小草○血虛加當歸生地黄○欬嗽加桔梗桑白皮○喘急加蘿蔔子杏仁○身表熱加黄芩柴胡○痰中有紅加山梔牡

丹皮、○欬嗽甚者加瓜蔞仁、杏仁、桔梗、

白虎湯　治傷寒脉浮滑者表裏有热若汗下吐后七八日不解
热結在裏胸煩大渴舌上乾燥甚欲飲水併自汗不惡寒反惡
热大便不閉等症

知母二錢　石羔四錢　甘草七分　粳米半合　○右水二鍾煎八分
食遠服○虚煩燥热加人參麦門冬、○口渴加麦門冬五味子、
乾葛○有汗加黄芪黄連、○血虚加當歸地黄、○臥不寧加小
草酸棗仁、○小水不利加澤瀉○大便結燥加桃仁、○午後發
热加黄栢○泄瀉加木瓜茯苓白扁豆、○腹滿加枳實厚朴、白
术○惡心嘔噦加半夏生姜、○脚轉筋加木瓜吴茱萸、○有痰

加橘紅、貝母、神麯

凉膈散　治傷寒之症燥熱鬱結於内心煩懊憹不得眠臟腑積熱煩渴頭昏唇焦咽燥目赤口瘡咳唾稠粘譫語狂妄胸背燥澁便溺閉結風熱壅滯發斑驚風等症

黄芩　梔子　連翹　薄荷　大黄　甘草
朴硝　淡竹葉○煎服但此方有硝黄宜斟酌用之

五苓散　治傷寒中暑大汗后煩燥不得眠小便不利微熱煩渴及表裏俱熱飲水反吐或攻表不解當汗而反下之利不止等症

白术　茯苓　猪苓　澤瀉　官桂各等○右剉劑水煎服○如小水不通加竹葉○但陽症煩燥不用桂

茵陳湯　治傷寒濕熱在裏而成發黄之症

茵陳一兩　大黄五錢　梔子十枚〇右用水煎服以利為度

桂苓甘露飲　治傷寒中暑冒風飲食中外一切所傷傳受濕熱內甚頭痛口乾吐瀉煩渴不利小便赤澁大便急痛

茯苓　澤瀉　甘草　石羔　寒水石　白术

桂枝　猪苓　滑石〇右為末每用三錢水調服姜湯調尤妙

消班青黛散　治傷寒發班如疹子大如綿紋重甚則班爛者不可過汗重令開泄其或拂鬱氣短大便熱燥凡汗下不解足冷耳聾煩咳嘔逆便是發班之候

青黛　黄連　甘草　石羔　知母　柴胡

玄參　人參　生地　山梔　犀角○右剉劑加姜三片棗二枚水煎出入酒一匙服○如大便實者去人參加大黄

竹葉石羔湯　治傷寒已經汗下表裏俱虛津液枯竭心煩發熱氣逆欲吐及諸煩熱

石羔二錢　麥門冬一錢去心　半夏一錢　人參一錢　甘草一錢○右剉劑用青竹葉生姜各五片粳米百餘粒水煎溫服

竹茹溫膽湯　治傷寒日數過多其熱不退夢寐不寧心驚恍惚煩燥多痰不眠者

柴胡二錢　竹茹　桔梗　枳實麩炒　陳皮　半夏　茯苓各一錢　黄連　人參各五分　香附八分　甘草三分○右剉劑

薑棗煎溫服

柴胡百合湯　治傷寒瘥後昏沉發熱渴而錯語失神及百合勞復等症

柴胡　百合　人參　白茯苓　生地黃　知母　陳皮　甘草○右水煎如口渴加天花粉○胸中煩燥加山梔仁○飽悶加枳殼○嘔吐加薑汁○頭微痛加羌活川芎○食復加枳實黃連○大便實不解加大黃○虛煩加竹茹竹葉○錯語沉吟不安者加黃連犀角○嗽喘加杏仁○驚悸無少加當歸茯神遠志○虛汗加黃耆○脾倦加白朮○勞復加葶藶艾汁烏梅

竹葉麥門冬湯

治病後虛煩懊惱，口乾舌燥，坐臥不寧，小水不利，不可遽用涼熱之藥，宜此劑以清之。

竹葉三十片　麥門冬三錢　知母二錢　甘草一錢　山梔仁一錢

○右水鍾半，粳米一撮，煎七分，温服。○煩渴加石羔。○心虛不寧加茯神。○虛弱甚加人參，名化斑湯。○血虛加當歸。○有汗加酸棗仁、五味子。○有痰加陳皮、半夏。○咳嗽加桔梗、桑白皮。○不思食加白术、茯苓。○腹脹加淡豆豉。○腹痛加炒芍藥。○頭痛加川芎、荊芥穗。○惡寒加黃芪、桂枝。○潮熱加柴胡、黄芩。○口渴加天花粉。○五心煩熱加地骨皮。○小水不利加木通。

加味逍遥湯

治傷寒瘥後，血氣未平，因行房事而發者，名曰陰易。盖常見治遲則舌出数寸而死。

犀角　知母　柴胡　生地　滑石　黄連

甘草　人参　竹青〇腹痛後下茎根〇右剉剂煎服〇如陽物縮腹痛，倍加黄連。臨服入當陰處褌布剪一塊燒灰一錢調服，以出汗為効，再服以小水利，陰痛腫則愈矣。

益氣養神湯　治傷寒新瘥方起，劳動應事，或多言劳神，而微復發熱者，曰劳復。

人参　麥門冬去心　當歸　白芍酒炒　知母　炒梔子

前胡　白茯神　陳皮各五分　升麻　甘草各二分半〇右剉剂，用棗一枚同煎服。

附發散傷寒單方

凡遇傷寒倉卒無藥，不問陰陽二症，只用生姜一兩，葱白十莖，好酒二大鍾，煎一大鍾，去渣熱服，被盖周身，汗透即解，勿令汗太過，忌大葷五七日。春秋依此本方，夏月姜葱减半，冬月倍用。若加黑豆二合炒，同姜葱煎服，冬月尤妙。

一方 治傷寒初起，不問陰陽，用肥皂角一梃，燒令赤，為末，以水五合和頓服，或以酒和服亦可。

一方 治四時傷寒及時氣潮熱，用棉花子炒熟，擣為細末，每服一錢或錢半，温酒調下，出汗。未傳經者即發散，已傳經若即輕當汗，不汗若一服汗出即愈。

一方 治傷寒初起，發熱頭痛，急用淡白水儘力飲之，候頭上汗出即解。不可便用汗下之藥。以致傳變多端也。

一方治傷寒口噤不開。將生姜擦齒。三七三錢為末。姜湯調服。

傷風

脈浮而緩

傷風者。人被風寒而感。頭目不清。鼻流清涕。咳嗽。聲重鼻塞。惡風者。當以發散為主。九味羌活湯。換白术。及參蘇飲。人參敗毒散。百解散之類。至於遇寒暄時發喘嗽者。內熱外寒。寒包熱也。宜以九寶湯為主。如不愈。瀉白散尤妙。

〇傷風主方

川芎　白芷　蘇葉　香附各一錢　陳皮　防風

羌活各八分　甘草五分○右用姜三片葱白三寸水一鍾半煎八分食後熱服○有痰加半夏一錢咳嗽加杏仁桑白皮各八分　五味子十粒　此方春月傷風尤妙

人參敗毒散　治感冒風寒憎寒壯熱惡風口乾頭疼身痛咳嗽鼻塞声重并瘟疫熱毒等症

柴胡　桔梗　羌活　獨活　茯苓　川芎

前胡　枳殼各一錢　人參五分　甘草三分　薄荷少許○右剉劑生姜煎服○傷寒頭疼身痛項強壯熱惡寒口乾心中蘊熱加黄芩○傷風鼻塞聲重咳嗽吐痰加半夏杏仁○四時瘟疫衆人病一般者加葛根○一切火熱之症加連翹梔子枯芩黄連玄

参天花粉玄明粉〇因酒毒發熱作渴加黄連乾葛〇頭目腫痛因風寒所感者加防風荊芥歸尾赤芍去参苓〇脚氣流注踝上焮熱赤腫寒熱如瘧自汗悪風加大黄蒼术〇乳癰便毒憎寒壯熱或頭痛者加姜蚕金銀花貝母青皮天花粉白芷歸尾〇小兒痘疹初起發熱頭疼疑似之間加天麻防風荊芥地骨皮去茯苓〇癰疽發背一切無名腫毒發熱頭痛狀似傷寒加防風荊芥連翹銀花

参蘇飲　治四時感冒頭痛發熱鼻塞声重涕唾稠粘咳嗽吐痰中脘痞滿嘔吐痰飲保和脾胃一切内外所感小兒室女並皆治之

人參五分　紫蘇葉各一錢　陳皮去白　半夏　茯苓　桔梗
前胡　枳殼麸炒　乾葛各八分　炙甘草五分　○右水二鍾，生姜
五片，大棗二枚，煎八分，食遠服。加木香尤妙。○肺燥去陳皮、半
夏，加瓜蔞、杏仁。○咳嗽加五味、杏仁。○久嗽有肺火，去人參，加
桑白皮、杏仁。○熱甚加黄芩、柴胡。○頭痛甚者加川芎、細辛。○
嘔逆加砂仁。○泄瀉加蓮肉、乾山藥，或加蒼术、扁豆。○汗多加
黄芪、桂枝。○胃脘痛加廣木香。○心悸健忘加茯神、石菖蒲。○
煩燥不寐加山梔、酸棗仁。○鼻衄加山梔、茅根。○不思飲食加
白术、砂仁。

加减消風百解散　治冬月傷感風寒，頭痛項强，壯熱惡寒，身体

煩痛四肢倦怠痰壅喘嗽涕唾稠粘自汗惡風並宜服。

川芎　白芷　陳皮各一錢　蒼术一錢五分　紫蘇一錢　麻黄一錢

桂枝八分　甘草五分　○右用姜三片葱白三根烏豆一撮水一鍾半煎一鍾溫服以汗為度無汗再服。

金沸草散　治冒風咳嗽鼻塞声重頭疼發熱。

旋覆花　前胡　半夏姜製　細辛各一錢　甘草二分　白茯苓一錢

荊芥　桑白皮　杏仁去皮尖　紫蘇　桔梗各八分　○右用姜三片白水煎热服。

華盖散　治傷風之症肺感寒邪咳嗽声重膈滿頭目昏眩。

紫蘇　陳皮　桑白皮　赤茯苓　麻黄　杏仁

甘草〇右水煎服。

蘇沉九寶湯　治傷風寒喘嗽神効。

麻黃　杏仁去皮尖　大腹皮　紫蘇葉　甘草　薄荷

桑白皮　陳皮　烏梅一个〇右姜三片煎服。

附初起發散傷風单方

用紫蘇葉二錢　油核桃五個　生姜三片　葱白二根　水二鍾煎一鍾熱服，微汗即解。夏月不用葱。此方極効，甚便出路荒僻無醫之處用。

一方治傷風咽喉痒痛，失声不語，用杏仁、桂心各一兩，研如泥，用半熟蜜和，如櫻桃大，新綿裹，不時含之，嚥津太妙。

一方治傷風鼻塞用麻鞋燒灰吹鼻立通

中寒　脉沉細手足厥冷

夫寒者人身受寒氣口食寒物致使胃氣太虚膚腠踈豁病此寒者身倦氣微身上發熱口中不渴有中之輕者霍乱吐瀉臍腹疼痛有中之重者口禁失音四肢强直昏不知人事急疼痛以温劑投之不可錯投發表之劑

五積散　治内傷生冷外感風寒頭疼身痛發熱惡寒潮熱四肢浮腫腰膝疼痛胸膈停塞脇腹脹滿脾胃宿食不消痰飲不舒嘔逆惡心飲聚鬲上可以探吐及婦人經水不調産后潮热等症

橘皮　乾姜　半夏　茯苓　枳殻　麻黄去節

桔梗　官桂各一錢　厚朴　蒼术各八分　白芷　川芎各七分

當歸　芍藥各八分　炙甘草五分　○右水二鍾，姜三片，葱白三根，棗一枚，煎八分，熱服。○咳嗽加杏仁、桑白皮。○身體痛加羌活、柴胡。○手足風緩加烏藥、防風。○腰疼加杜仲、小茴香。○手足拘攣加秦艽、牛膝。○大便秘甚者加大黄。○小便不利加木通、滑石。○兩脇肋脹痛加青皮、柴胡。○嘔逆作酸加吴茱萸、黄連。○表虚自汗去麻黄，加桂枝。○口燥渴去乾姜、半夏，加乾葛、天花粉。○冒寒用煨姜。○挾氣加吴茱萸。○婦人調經催生入艾醋。○産後去麻黄。

理中湯（温以散寒助陽氣不足也）治五臟中寒口噤失音四肢強直兼治胃脘停痰冷氣刺痛

人參（二錢五分）白术（二分土炒）乾姜（炮一錢半）甘草（炙一錢）○右水二鍾煨姜三片棗一枚煎七分不時温服○有痰加陳皮半夏○有汗加黄芪桂枝○氣喘加麥門冬五味子○嘔吐加姜汁二匙○小腹痛加吴茱萸小茴香肉桂○房勞内傷寒邪中陰面青腹痛四肢厥冷六脈沉微無頭痛無大熱者加生附子二錢名附子理中湯○加附子倍甘草去參术名四逆湯○加川烏鹿茸附子各一錢半名三建湯○加芍藥茯苓附子去參姜名玄武湯此加減諸方若陽厥并陽症似陰腹不甚痛者悞服必致夭人慎

之若在疑似只以灸法熨法更妙

回陽救急湯　治表裏俱虛寒邪直中於裏也初病起無身熱無頭疼止惡寒四肢厥冷腹痛踡臥脈沉細而遲或伏並皆治之

白朮　附子　乾姜　肉桂　陳皮　五味子

人參　茯苓　半夏　甘草○本症無脈者加猪汁一匙○口吐涎沫或小腹作痛加塩炒茱萸○泄不止加升麻黃芪○吐不止加生姜汁臨服入麝香三厘病畧愈手足温不可多服宜用理中調治

回陽返本湯　治陰極發燥微渴面赤脈無力或脈全無

麥門冬　五味子　附子　乾姜　人參　陳皮

甘草　臘茶〇右水煎服〇如本症面帶紅者下虚也加葱七根黄連少許用清泥漿水一鍾臨服入蜜五匙冷服取汗為効

附子温中湯　治中寒腹痛自利米穀不化脾胃虚弱不喜飲食懶言困倦嗜卧

附子炮七分　乾姜炮七分　人参五分　甘草炙二分　白芍五分　白茯苓五分　白术炒五分　厚朴姜汁炒二分　豆蔻麪煨三分　陳皮二分〇右水一鍾半姜三片煎一鍾食前温服

萬靈金棗丹　治男子遺精白濁臍腹疼痛下元久冷五勞七傷盜汗頻人白帶滛津子宮久冷毛孔鷄皮等症

廣木香　沉香　白豆蔻　砂仁　草果　胡椒

官桂　人參　薄荷　香附子炒　五味子去梗焙乾
良姜　桔梗　三稜　川芎　細辛　白茯苓
白芷　甘草　陳皮　檳榔　丁香各一兩○右為細末，煉蜜為丸，如小棗大，金箔為衣，每服一丸，熱酒或塩湯送下。

急救散　治急慢陰症。
川烏七錢　雄黃三錢○右用葱頭二段，藥為末，入葱内細嚼，熱酒盡量飲下，被蓋出汗，立愈。

附中寒單方　人有寒疾，肚痛急，無藥者，用葱白連鬚一把，搗爛，布包，一薄餅，放在臍上，用熱磚放上烙，或熨斗烙，葱餅熱氣入臍，其痛即止，甚則更服四逆湯，或塩置臍中，艾灸数十壯，或用

胡椒三十六粒核桃肉七个葱五根同搗為泥好酒煎滚盡量吃醉睡着出汗即愈

一方治中寒用連鬚葱白二十一莖搗爛用酒五升煎至二升作二次灌之如無葱白以姜十四片代之此症如陽氣少回即用炒塩熨臍下氣海勿令氣泄

又方用桂皮二兩好酒二升煎至一升作二次灌之

中風

脉浮大而遲者吉實大洪數急疾者死治則總以活血利氣為主

中風者有真中風有類中風之分真中風者中時卒倒皆因體氣虛弱榮衛失調或喜怒憂思悲驚恐或酒色劳力所傷以致真

氣耗散腠理不密風邪乘虛而入乃其中也有中腑中臟中血脉氣虛血虛之不同因而治法亦有異也大抵中腑者可治中臟者雖醫有不治之病凡口開手撒眼合尿遺吐沫直視喉如鼾睡肉脫筋骨痛髮直搖頭上攛面赤如粧汗綴如珠痰喘作聲皆不治也若動止筋痛是無血滋筋故痛曰筋枯不治凡卒中昏倒不省人事牙關緊急者此中風痰也先宜開關導痰正氣然后詳視所中甚症則當以其方治之慎毋膠柱而鼓瑟也

○中風主方

白术一錢去芦　陳皮一錢　白苓一錢　半夏一錢姜汁泡　羌活五分　川芎六分　天麻八分　甘草五分　○右剉劑隨証施引煎服○風者即中腑

中臟中經之類註見後加人參八分防風八分秦艽八分○痰者
動作便有痰声氣塞壅盛脈浮而滑也加枳實八分桔梗八分
貝母去心一錢瓜蔞仁去殼一錢竹瀝一盞姜汁一盞或鹽湯
探吐又因痰四肢不收心神恍惚不省人事加人參竹瀝姜汁
去羌活川芎加生地黄姜汁炒二錢枯黄芩酒炒八分川黄連
去毛酒炒八分當歸八分白芍一錢竹瀝一盞姜汁少許或鹽
湯吐之○風湿痰兼者倏然仆地目直視口張不能言四肢攣
癱六脈滑緩也去白术川芎加荆防白附圠胡石菖蒲水煎热
灌之必随吐痰一升俟醒再用主方加白芍牛膝荆防去蒼术
羌活調理○氣虚者僵仆卒倒倍加人參黄芪竹瀝姜汁去羌

芎天麻或人參黃芪各四兩頓服如鼾者乃属氣虛遺尿者虛
風治同○血虛者卒中用當歸川芎芍藥熟地黃俱用姜汁炒
製有痰仍加竹瀝如筋枯舉動便痛是無血不能養筋治同○
血虛手足木强難舉動者加當歸八分生地黃姜汁炒八分竹瀝一盞
白芍八分桃仁去皮尖杵五分紅花酒洗一分姜汁少許或单用四物加
竹瀝姜汁○氣虛右瘓手足軟弱而無力者加人參八分竹瀝一盞
姜汁少許○若氣實而能食者用荊瀝○自汗加黃芪去蘆芎天
麻○氣血兩虛左右俱癱瘓者加黃芪蜜炙一錢人參五分當歸一錢白
芍八分地黃八分大附子去皮臍麪裹煨三分木香三分沉香三分牛膝八分杜仲一錢
防風八分獨活一錢薏苡八分肉桂五分甘草三分○如左癱右瘓兼口眼

歪斜麻痺不仁。加青皮、當歸、防風、荆芥穗、白芍、桔梗、天台烏南星、白芷、木香、枳殻、生姜各七分，人参五分。○瘦人中風屬陰，虚火熱也。加當歸八分，白芍八分，地黄八分，牛膝五分，黄栢八分童便炒，黄芩八分去蘆，活、白术、天麻。○肥人中風，屬氣虚與痰也。加黄芪、人参各一錢，貝母、南星、黄芩、防風、威灵仙、天花粉各八分，附子便製、薄桂各五分，竹瀝一盞，姜汁少許。如兼有濕痰，單用参芪，加附子，行經用附子，必以童便煮過。如單痰，去参芪，加瓜蔞仁，少入酒以行經。如肥人善飲，舌木强硬，語言不清，口眼喎斜，痰氣湧盛，肢體不遂，此屬脾虚濕熱也。加煨葛根、山栀、神麯、人参，去羌活、川芎、天麻。○有因好酒色患中風，四肢麻木無力，半身不遂，加當歸八分，芍藥一錢，熟地八分人参八分黄芪七分黄柏六分酒炒知母六分姜蚕五分麥門冬一錢○如單癱不遂，無麻木証，去知柏、姜蚕、天麻，加姜汁竹瀝，多服○。有中風面目十指俱麻，加人参五分黄芪八分蜜炙升麻五分柴胡五分歸身八分木香八分附子五分防風八分烏藥八分麥門冬八分○如單手麻木，去羌活、川芎、天麻，加桃仁、红花、蒼术○。有患中風卒暴，涎流氣閉，牙緊，加白芷、南星、葶藶、竹瀝、姜汁，去羌活、白术、天麻、川芎○。有患中風偏枯，四肢不遂，手足挛拳，去白术、羌活、川芎，加防風、虎脛骨、當歸、杜仲、牛膝、續斷、金毛狗脊、巴戟、石斛各一錢一○。有中風半身不遂，背如角弓反張，加麥門冬八分去心當歸一錢、黄連八分姜汁炒黄芩七分荆芥五分烏藥五分○。有因好酒及勤工作，患中風頭目眩暈，

加防風八分 人參五分 當歸八分 芍藥八分 熟地八分姜汁製 黃連五分 甘蔗汁半盞○有因好色患中風，四肢麻木無力，半身不遂，加歸、芍、地黃、苦參、黃柏、知母、麥冬、參、芪、僵蠶、全蝎、地龍，去羌活○有患中風攻注，四肢骨節疼痛，遍身麻木，語言蹇澀，加姜蚕八分 枳殼八分 麻黃去節五分 烏藥八分○有患中風，四肢不知痛癢、麻木，加參、芪、麥冬、歸身，去羌活○一患中風，并小腸疝氣，去白朮、羌活，加吳茱萸一錢 胡蘆巴八分、[illegible]熟地八分、

通關散 治中風痰厥，昏迷卒倒，不省人事，欲絕者。

遼細辛去土葉 豬牙皂角去弦子炙各一兩 藜蘆生用五錢○右為末，每用少許，吹入鼻孔中，得嚏為効。

加味導痰湯　治中風痰涎壅盛不能言語牙關緊急有熱者宜以
製南星　製半夏　白茯苓　陳皮去白　枳實浸炒　瓜蔞仁去殼
桔梗　黃連薑汁炒　黃芩　白朮各一錢　人參　當歸
木香各五分　甘草三分○右剉劑生薑三片水煎臨服入竹瀝薑
汁同服、

小續命湯　治真中風邪中腑者脈浮而弦面見五色有表惡風
寒拘急不仁四肢風痺
麻黃去節　人參　黃芩　芍藥　防己　川芎
杏仁　甘草　桂枝各一兩　防風一兩五錢　附子五錢○右剉劑食
前溫服○中風無汗惡寒本方麻防杏各加一倍宜鍼至陰穴

出血崑崙穴、陽蹻穴。○中風有汗惡風，本方桂芍杏各加一倍，宜鍼風府。上二証皆太陽経中風也。○中風有汗身熱不惡寒，本方甘草加一倍，外加石羔、知母各二両。○中風有汗身熱不惡風，本方桂芩各加一倍，外加葛根二両，宜鍼陷谷穴、厲兊穴。上二証皆陽明経中風也。○中風無汗身涼，本方附子加一倍，甘草加三両，外加乾姜二両，宜刺隱白穴。以太陰経中風也。○中風有汗無熱，本方桂附草各加一倍，宜刺太谿穴。以少陰経中風也。○中風六証混淆，繫之於少陽厥陰，或肢節攣痛，或麻木不仁，宜本方八両，加羌活四両，連翹六両。

三化湯　治真中風邪中臟者，脉浮而洪，唇緩，失音，鼻塞，耳聾，眼瞀，便閉，九竅不利。

厚朴姜 大黄酒浸焙乾 枳實麥麸炒 羌活各等分 ○右剉劑，每服一兩，水二盞，生姜三片，煎服。

大秦艽湯 治中經者，脈浮弦而濇，外無六经形症，内無便溺阻隔，血弱不能養筋，故手足不能運動，舌強不語等症。

秦艽 石膏各二錢 甘草 川芎 芍藥

羌活 獨活 防風 黄芩 白芷 生地黄

熟地黄 白茯苓 白朮各一錢 細辛五分 ○右剉，水煎服，如天陰雨，加生姜七片；如心下痞，加枳實一錢；春夏加知母二錢。

羌活愈風湯 治手足戰掉，語言蹇澁，神昏氣乱。

羌活 甘草炙 防風 蔓荆子 川芎 熟地黄酒洗

細辛　枳殼去穰麩炒　人参　麻黄去節　甘菊　薄荷
枸杞　當歸酒洗　知母　地骨皮　黄芪　獨活
白芷　杜仲去絲姜汁炒　秦艽去芦　柴胡去芦　半夏湯泡　前胡去芦
厚朴姜汁炒　防風各二分半　白茯苓　黄芩　芍藥各三分　石羔
蒼术米泔浸　生地黄　桂枝各一分半　○右咀水一鍾半煎至一鍾去
渣温服如欲汗加製麻黄三分、如欲利加大黄三分、如天陰雨
加生姜一錢、

治半身不遂口眼歪斜神方

人参一錢五分　黄芪一錢　當歸二錢　白术一錢五分　半夏一錢　乾葛戌炙
甘草四分　紅花四分　桂枝五分　○右水二鍾姜三片枣一枚煎

服此症多用瘋氣藥治之殊不奏効此方調理氣血故獲速効分兩量可加減

搜風順氣　治三十六風通用

車前子水淘洗淨二兩五錢　白檳榔二兩　火麻子微炒去殼取仁二兩　郁李仁去皮二兩

川牛膝去芦酒浸二兩　菟絲子酒煮二兩　乾山藥淨二兩　枳殼去穰麩炒一兩

防風一兩　獨活淨一兩　山茱萸肉一兩　大黃五錢酒蒸

○右為細末煉蜜為丸如桐子大每服二三十丸酒送下或米飲亦可氣壯者五十丸常服更妙

愈風膏　此方養血清熱踈風化痰通暢経絡聖藥

白芍藥六兩　當歸酒洗六兩　黃連七錢　川芎六兩　何首烏黑豆蒸過一兩

甘草炙四兩　黄芩三兩　生地黄二兩五錢　秦艽去芦净肉三兩　羌活一兩
荆芥三兩　菖蒲九節者一兩　防風三兩　大黄酒蒸一兩　南星如半夏製三兩用
滑石水飛三兩　連翹去心三兩　石羔火煅另研一兩　白殭蚕炒去絲嘴一兩　山梔炒一兩五錢
蟬退一兩去土　海桐皮一兩五錢　麻黄去節三兩　白术炒二兩　桔梗一兩五錢炒
紅花一兩五錢　玄明粉八錢　薄荷三兩　○右除石羔、滑石、玄明粉三
味，另碾極細，餘俱為末，同一處煉蜜為丸，如梧桐子大，每服五
七十九，食前白滚湯送下。

大聖一粒丹　治中風不語，左癱右瘓，手足痲痹，口眼喎斜，諸般
瘋疾。

大附子炮去皮尖　大川烏泡去皮尖　白附子泡去皮尖各二兩　白蒺藜炒去刺

白殭蚕炒 五靈脂各一兩炒 没藥 白礬枯 硃砂炒各五錢
麝香二錢 京墨一兩 金箔二百為衣 ○右前六味同為細末後四味
研爛合和用井花水一盞研墨盡為度將墨汁𢬵和杵臼內搗
五百餘下如彈子大金箔為衣每食後臨卧用生姜自然汁磨
化一丸入熱酒調服再以熱酒隨意多以飲之就無風處卧衣
被厚蓋取汗即愈切忌食發風毒之物

飛步丸 治中風癱瘓手足不能動止身軀不能轉側及三十六
種瘋疾

麝香三錢另研 乳香 没藥 虎脛骨醋煮焦 白膠香各一兩
自然銅七次醋淬 真京墨燒淨煙各三錢 草烏去皮尖製二兩 五靈脂二兩 地龍去土

當歸　番木别去毛由炙各一兩〇右如製法糯米打糊爲丸如龍眼大每用無灰酒磨化一丸甚者磨化二丸不可多服、

八仙丹　治左癱右瘓

酥油五兩　虎骨三兩油炙　龜板油炙兩　芍藥二兩　白茯苓二兩　當歸酒浸二兩　人參五錢　乳香五錢　沒藥五錢　木香五錢〇右共爲細末。好酒送下一錢如重加五分、

牛黃清心丸　治中風痰火鬱于內。正氣虛、邪氣盛。一時暴作。卒倒不知人事之症。

膽南星　白附子煨　半夏用皮硝滚湯泡五次又用皂角湯泡一次又用明礬泡一次共七次取晒乾搗粗末听用　川烏用麩包煨熟去臍不用已上四味俱各一兩　蟬肚鬱金五錢〇右

五味為粗末臘月黄牛膽三箇取汁和前藥勻仍入膽内扎口懸於風簷下至次年可用合藥再加製過淨芒硝一錢辰砂一錢雄黄一錢　南硼砂一錢　片腦　麝香各少許　○右取膽内藥一兩共一兩四錢研細稀糊丸大豆大金箔為衣每用一丸姜湯化下

龍蛇換骨丹　専治男婦左癱右瘓三十六風七日見効如神

人参　川芎　白芷　蔓荊子　乳香煅　木香
没藥煅　何首烏　沉香　防風　天台烏　川烏炮
南星製　天麻　細辛　白附子　黑附子　五味子各五錢
硃砂　麝香各一錢　下鍋七味　烏藥　桑白皮　苦参
蒼朮　槐角子　威灵仙各八兩　麻黄三斤半　用河水一大

桶將以上七味入鍋内水熬下二分去渣再熬成膏汁和前二十味藥末攪勻搗千餘下每丸重一錢五分每服一丸用好酒浸封固磁器内煮一炷香熱服出汗為度

白花蛇酒　治一切風疮屢有速效

白花蛇四兩　沒藥五分煅　廣木香一兩　人参一兩　川芎五錢　南星牛胆者六錢　當歸五錢　細辛五錢　川烏炮去皮尖一兩　香白芷五錢　麻黄去節五錢　白茯苓一兩　生地黄一兩　熟地黄一兩　大黄三錢　防風五錢　川椒五錢　天麻五錢　蒼朮一兩　藁本一兩　青皮去穰三錢　陳皮去白三錢　真麝香一錢　宿砂仁三錢　硃砂三錢　蒼耳草熬膏四兩〇右各為咀片用生絹袋盛之以無灰好酒二十二斤將藥袋放酒罈内竹箬扎緊麪封頭

入鍋内重湯煮三個時辰取出埋土七日出火氣每服一鍾溫
在下食前病在上食後其効不可盡述煮酒時忌婦人鷄犬

四白丹　此丹清肺氣養䰟中風者多昏潰胃氣不清利藥主之

白芷一兩　白檀一錢五分　白茯　白朮　宿砂仁　人参
防風　川芎　香附子炒　甘草炙已上各半兩　羌活　獨活
藿香各一錢半　知母去毛　細辛去灰土各二錢　甜竹葉二兩　薄荷三錢半
射香二分半另研　牛黄五分另研　片腦五分另研　○右為細末煉蜜為丸一錢
重一丸臨臥嚼一丸每丸分五七次嚼以愈風湯送下

萬靈丹　治男婦左癱右瘓口眼歪斜半身不遂失音不語涎潮
悶乱手足頑麻骨髓枯燥遍身疼痛行步艱難

川烏（以童便浸一宿去皮尖炒乾） 草烏（以生姜汁煮透去皮尖炒黄） 石斛（去根）
蒼术（米泔水浸去皮焙干各二两） 何首烏（酒蒸過焙乾） 香白芷 甘草、
當歸身（酒洗去焙） 天麻 防風 細辛（去土） 荆芥穗（各五钱）
川芎（二钱五分） 麻黄（洗去節煮十數沸焙乾二钱） ○右諸藥取宜合藥、好日辰
并晴明天氣為末煉蜜為丸如蓮子大每服一丸、細嚼嚥之專
治男左癱右瘓急悶熱酒下○眉毛退落大麻風冷茶送下、○
口發狂言心邪風硃砂湯送下、○耳作蟬聲破傷風熱酒下、○
遍身疼痛肺血風溫茶下○腰疼耳聾腎藏風米泔湯下○身
生紫暈風用防風湯下、○手足退皮腫腸風天麻湯下、○身生
癍風用防風湯下、○筋骨疼痛氣注風乳香湯下、○口眼歪斜、

心熱風冷茶下。○大腸瀉血，臟毒風燒蒜湯下。○身躰不覺頑麻風溫酒下。○指節破裂毒風鹽湯下。○前後倒地感厥風生姜湯下。○發狂肚脹急驚風荊芥湯下。○腎冷風溫茶下。○五般沸淋，腎飲風鹽湯下。○鼻生赤黑點肺間風防風湯下。○婦人手足熱因血風紫蘇湯下。○小兒撮口胎疾風硃砂湯下。○髮隨梳落毒風地黃湯下。○眼澁痒熱風米湯下。○婦人產後風紅花湯下。○婦人赤白帶下姜湯下。○手脚拳麻鷄爪風石榴皮湯下。○一切骨髓寒風生姜湯下。

消風散　治諸風上攻，頭目昏眩，項背拘急，鼻塞声重，耳作蟬鳴，及皮膚頑麻，瘙痒癮疹，婦人血風，頭皮腫痒，並宜服之。

陳皮　厚朴薑製去皮　人参各五錢　羌活一两　荆芥

甘草炙　茯苓　殭蚕　防風去芦　芎藭　藿香去梗土

蟬退去土炒各二两○右共剉作細片，每服八錢，水二鍾，葱白二根，煎

食後服。或共為細末，每服二錢，葱湯下。

清氣宣風散　治上焦風熱不升降，膈上有痰涎，及治両目赤澁

耳鳴耳塞不聽。

川芎　羌活　熟半夏　生地黄　殭蚕炒各八分

當歸　白术　芍藥各錢　防風去芦　甘菊花

枳壳麩炒　陳皮　荆芥　升麻　黄連各五分　蟬退炒六分

山梔仁炒黑五分　茯苓六分　甘草三分○右㕮咀，分作二貼。

每貼水二鍾姜三片棗一枚煎八分食遠温服

預防風痰藥　凡人覺大拇指及次指麻木不仁或肌肉蠕動此風之先兆也宜服此方

防風　川芎　當歸　芍藥　薄荷　麻黄

連翹　黄芩　桔梗　甘草　荆芥　白术

烏藥　羌活　殭蚕　有痰加半夏南星枳實水鍾半煎服

附中風單方　凡遇中風口禁先用通關散吹入鼻中候噴嚏口開次用真正蘇合香丸姜汁調和灌醒如不醒急灸百會人中頰車合谷穴醒後用白术天麻當歸川芎桂枝半夏南星陳皮剉剂水煎加竹瀝一盞姜汁半盞和服則漸舒矣萬　[illegible]濟之

處一時無藥急取染缸內染布浙靛水一碗煎滚候温灌入口內但得入腹即醒、

一方治中風口眼喎斜用括蔞根取汁和大麥麪作餅炙令熱熨正便止勿太過、

一方治三年中風不効者取松葉一斤搗細以酒一斗煮取三升頓服汗出立愈、

一方治中風不省人事以香油灌之、

中暑

其脉微弱無力虛弦細遲

夫暑者夏令炎天之氣也經曰寒傷形熱傷氣所以言之人與天

均同一稟賦。夏月天之氣浮於地表。則人之氣亦浮於肌表。故膚腠疎豁。易於傷感也。若或失宜。熱氣蒸襲於內。元氣被傷耗散而為暑熱不足之證。須當辨認感傷中三者之分。夫感者感於皮毛而為輕病。傷者傷於肌肉而又甚之。中者直中於血脈也而為病最重。然又有動靜之分。若行人途路。農夫田野。動而得之為中暍。又若涼亭水閣。風車揮扇。靜而得之為中暑。病本則一。變証迥異。情狀具在。而治法昭然矣。

中暑主方

香茹飲　即黃連香茹飲

香茹三錢　厚朴一錢　扁豆一錢半炒　黃連一錢　甘草五分炙　○右水煎。俟冷徐徐服。○如傷暑腹痛自汗。或吐或瀉。身熱。依本方○

頭痛加川芎○腹痛瀉水加砂仁、木香、豬苓、澤瀉、茯苓、木瓜○瀉利加蒼术、白茯苓各二錢○挾痰飲或惡心者加陳皮、半夏、茯苓、南星、生姜○嘔痰水加半夏一錢、生姜五片○如傷暑熱邪在肌肉之間惡心發熱口渴、胸膈滿痛或身如針刺、脈微弱者加桂枝、枳殼、柴胡○嘔逆心煩熱加炒黃連一錢、姜汁五匙○手足搐搦與暑風也加防風、羌活各一錢五分○小便不利加赤茯苓、滑石各一錢五分○吐加藿香、陳皮各一錢五分○轉筋加木瓜二錢○口渴加乾葛或加天花粉或加人參、麥門冬、五味名生脈散○氣虛或加人參、黃芪○肚痛加枳殼、赤芍○暑夾食飽悶噫氣或瀉加神曲、蒼术、青皮○小便赤或小便血加童便、炒梔子、黄稻扁豆○表裏中暍發熱惡寒身重疼痛小便澁洒然毛聳手足逆冷小有勞身即熱口開前板齒燥加參芪术升歸柴陳皮○脈弱去黄連加人參二錢麥門冬一錢五分○虛汗不止去黄連加黄芪白术各二錢

胃苓湯　治冒暑腹痛泄瀉或兼嘔吐

厚朴去皮　蒼术米泔水浸　陳皮　甘草　茯苓　白术

豬苓　澤瀉各等分　○右用姜三片煎服加滑石尤妙或加黄連香茹飲尤妙

清肺湯　治暑天寒熱往來咳嗽有汗等症

知母　桑白皮去皮　杏仁去皮尖　人參　黄芩　柴胡

甘草　桔梗　茯苓　滑石　白术○姜三片煎服

中暑湯　治静而得之中暑爲病，惡風，飽悶，腹痛，嘔吐，嗽瀉，脉沉遲或弦滑者。

香薷　扁豆　厚朴　蒼术　陳皮　甘草

茯苓　半夏　山查　藿香　砂仁○右剉劑，生姜煎服○瀉水加猪苓、澤瀉。

中熱湯　治動而得之中熱者爲病，發寒熱，頭疼，咳嗽，痰积，胸滿燥乱，脉浮大而虚者。

柴胡　黄芩　桔梗　貝母　天花粉　香茹

扁豆　黄栢　知母　連翹　滑石　甘草○右生姜煎服

益元散 一名六一散 又名天水散○治中暑身熱小便不利保溫分水道實
大府化食消毒行積滯逐凝血解煩渴補脾胃降妄行之火
滑石六兩水飛 甘草一兩另研○右和勻每服二錢新汲水調服或冷蜜
水送下為咀煎服每劑滑石六錢甘草一錢水鍾半煎七分涼
服○心煩神擾加辰砂五分調用○痰多加半夏陳皮○痞不
寐加麥門冬酸棗仁小草○有汗加五味子黃芪○膈脹食少
加白术茯苓枳實○血虛驚悸加當歸生地黃○鼻衄加山梔
仁牡丹皮茅根○口渴加麥門冬乾葛○小便血加小薊牡丹
皮生地○淋如砂加海金砂車前子
辰砂四苓散 治勞損太過夏月暑傷發熱大汗惡寒戰慄煩渴

脈虛微而數者。

辰砂　猪苓　澤瀉　白朮　赤苓○右為末，人參作湯調服。

本方去辰砂加肉桂名五苓散○加辰砂名四苓散。

清暑益氣湯　治長夏溫熱蒸人，人感之四肢困倦，精神短少，懶於動作，胸滿氣促，肢節疼痛，或氣高而喘，身熱而煩，心下膨悶，小便赤而數，大便溏而頻，或痢或渴，不思飲食，自汗身重，或下血，脈當隱伏或兆遲。

黃芪一　升麻　蒼朮　人參一錢去芦各　神曲炒　陳皮各五分

甘草炙　五味子九個　澤瀉五分　青皮三分　黃蘗酒炒

麥門冬去心　當歸各四分　葛根二分　白朮七分○右用姜三

右七一方同煎食遠服如汗多去乾葛

參姜湯 治夏秋暑熱因過用冷物茶水傷其內又過取涼風傷其外以致惡寒發熱胸膈飽悶或飲食不進或煎嘔吐泄瀉此內外俱寒冷也

人參 乾姜炒紫色 厚朴姜水炒 陳皮 羗活 枳實 白茯苓各一錢 白朮一錢五分 甘草炙五分 ○右水煎服

驅暑壯氣湯 治夏初春末頭疼脚軟食少躰熱精神困倦名曰注夏病此屬陰虛元氣不足

黃芪 人參 麥門冬各一錢 白朮一錢五分 陳皮 當歸 白芍 黃柏各八分 五味子九粒 ○右用姜一片棗一枚煎服

○有痰加半夏○如暑傷元氣傷寒發熱發熱汗大泄無氣力脈虛細而遲去當歸五味子加白芍黄連香茹知母○如去黄芪當歸黄栢加白芍知母香茹黄芩又可為夏暑在途中常服以壯元氣清熱驅暑預杜吐瀉痢疫之劑

附中暑單方　凡遇中暑道途之中神昏卒倒湯藥不便恐氣絶難治急扶至陰凉處又不可卧湿冷地急取路上熱土放臍上撥開作竅令人尿於其中待求生姜或蒜嚼爛以熱湯或童便送下外用布蘸熱湯熨氣海立醒醒後尤不可飲冷水只以天劑滋補藥投之如心神恍惚五苓散燈心煎入硃砂末調服有汗加黄芪

一方治中暑熱痰不知人事欲死者、取蚯蚓杵爛、以冷水濾過、濃服半碗、

一方治熱渴心悶、欲渴死于路上、以刀掘一穴入水、攪之、取爛地漿灌下即活、

一方治暑熱飲冷、腹痛、以熱燒酒入鹽少許飲之、

一方治中暑或日晒熱極欲死者、取河邊沙土、水淨過、日晒乾、成拆皮捲上仰著為之、仰天皮以之泡井花水、濾去渣、服之、

中濕門

脈宜滑緩兼濇小。

內經曰、諸濕腫滿、皆屬脾土。又曰、因於濕、首如裹。蓋其因有從外

入者有自內得者外入者或感山嵐瘴氣或被雨濕蒸氣或涉水臥地或汗衣濕鞋致躰重脚氣多自下起治當汗散久則疎通滲泄之內得者或過食冷饌瓜果濕麪乳酪或飲酒食後寒氣拂鬱濕不能越致腹皮疼脹甚則水蠱痞滿或遍身浮腫按之如泥不起當實中宮淡味滲泄利小便為要治濕腫脚氣多當汗散

○中濕主方

陳皮八分甘草四分赤苓一錢半夏一錢酒芩八分羌活八分蒼朮一錢泔浸炒白朮一錢○右生姜三片同煎服○但濕從外入者加紫蘇防風猪苓澤瀉乾葛木瓜各八分○濕自內傷者加酒

苓术通泻砂仁各八分○挾食及腹飽悶者加山查肉、枳實炒
各一錢木香六分另研○頭重痛倍羌活、加川芎、黄苓○湿在上倍
蒼术○湿在下加升麻八分○湿在中焦身痛有實熱者加黄
連木通各一錢○肥白人困湿沉困怠惰是氣虗加人參黄芪
各一錢倍白术○黑瘦人沉困怠惰是湿熱加白术黄苓白芍
各一錢

五苓散　治内傷外感湿熱暑湿表裏未解頭疼發熱口燥咽乾
煩渴不止飲水小便赤澁霍乱吐瀉自利煩渴心氣不寧腹中
氣塊小腸氣痛者湿熱不散黄疸發渴一身盡痛等症
白术一錢　茯苓二錢　肉桂七分　猪苓　泽瀉各一錢○

右水二鍾棗一枚煎八分不拘時服○陽毒加芍藥升麻去肉桂○狂乱加辰砂山梔黃連○頭痛目眩加川芎蔓荊子○咳嗽加桔梗桑白皮○心氣不定加人參麥門冬○痰多加半夏陳皮○喘急加桑白皮紫蘇子○大便不通加大黃朴硝○氣塊加三稜香附子○心熱加黃連蓮肉○身疼拘急加羌活柴胡蒼术姜汁熱服微汗○口乾愛水加乾葛天花粉○鼻衄加山梔仁側柏葉○五心熱加柴胡地骨皮○水氣加甜葶藶木通○小腸氣痛加茴香木通○眼黃五疸加茵陳木通滑石○霍乱搏筋加霍香木瓜　如濕寒小便自便清白大便泄瀉身痛身無汗加生附蒼术木瓜○如患濕背間身軀如負有二

百斤之重加乾姜朮通酒苓蒼朮

除濕湯散　治寒濕所傷身體重着腰脚痠疼大便溏泄小水不
利之症

蒼朮米泔浸　白朮生用　白茯苓各二錢　陳皮去白一錢　厚朴姜製
藿香各八分　半夏麯炒一錢　甘草炙五分　右水二鍾姜三片棗
一枚煎八分食前服○小便塞澁加木通澤瀉○足下腫加木
瓜○面目腫加羌活枳殼防風○脾虚發腫加人參白芍○遍
身浮腫加大腹皮生姜木香○口渴加乾葛升麻○目黄加茵
陳山梔仁○身熱加黄芩柴胡○内熱加地骨皮○小腹疼加
吳茱萸○胸膈痞滿加炮姜枳實○吞酸吐酸加姜炒黄連吳

茱萸○飲酒人吐酸加砂仁、黃連○嘔吐清水多半夏、紅豆蔻○腳底熱加肉桂○心煩加山梔仁○如濕氣腰似折胯似水冷無力加附子蒼朮木通牛膝杜仲酒芩豬苓澤瀉黃栢知母

羌活勝濕湯　治脊疼項強氣上冲腰如折遍身骨節疼痛

羌活、　獨活各一錢　藁本去芦　防風去芦　甘草炙　川芎各五分　蔓荊子三分　黃栢酒炒一錢　蒼朮米泔水炒一錢　製過附子五分○右水二鍾姜一片煎至一鍾去渣熱服、

麻黃加朮散飲　治濕勝身煩疼痛無汗濕在上

麻黃二錢去節水浸去沫　桂枝一錢　甘草炙一錢　杏仁十二個　白朮二錢土炒○右水二鍾姜一片煎至一鍾溫服○若濕勝

小便不利煩渴濕在下用五苓散去肉桂換桂枝五分如熱甚去桂枝加石羔一錢

升陽除濕湯 治上下濕此藥升降通用。

升麻 柴胡 防風 神曲炒 澤瀉 猪苓各一錢半 蒼术炒二錢 甘草炙五分 麥芽炒一錢 ○右水二鍾姜三片棗二枚煎一鍾熱服

防已湯 治風濕身重汗出。

黄芪二錢五分 白术二錢 防已二錢 防風一錢五分 甘草一錢 生姜三片 大棗二枚 ○右水二鍾煎一鍾不拘時服

加味滲濕湯 治患濕氣兩脇疼痛難行腰痛小便中有白濁。

陳皮　茯苓　猪苓　澤瀉　香附　撫芎
人參　白术　木通　防已　蒼术　蒼耳
甘草　黄栢　知母　牡蠣　龜板　熟地
芍藥〇右姜棗煎熱服、
祛湿百應丸　治一切因湿所致之病，不拘黄腫黄疸俱効
猪苓　木通　蒼术　麥芽　瞿麥　牽牛
厚朴　澤瀉　陳皮　車前　草果仁　烏藥
大腹皮　滑石　檳榔　香附　砂仁　青皮
赤苓　甘草〇右剉劑，俱為細末，醋糊為丸，酒下，或煎服亦
可，但服此藥，必先要以香蘇散表之、

治濕腫方

土茯苓四两　何首烏三錢　當歸一錢　川楝一錢　金銀花一錢○如濕在上加川芎一錢不用牛膝○濕在下加牛膝一錢去川芎○右水二鍾煎一鍾半服

附中濕單方　凡遇有風濕之病欲常服除濕壯筋骨明目宜用蒼术一斤米泔浸竹刀刮去皮晒乾為片一半用童便浸一宿一半用酒浸一宿焙乾為細末每服一錢空心塩湯或酒調下

一方治諸般濕氣用姜葱汁不拘多少鎔廣膠在內敷患處將白綿紙蓋上炒熟麩皮在上日逐磨運自然發散而愈矣

一方治濕氣用芥菜子搗細醋調均敷患處任痛即止

太醫院手授經驗百効内科全書二卷終

太醫院手授經驗百効内科全書卷之三

金谿龔居中應圓父編輯
潭陽劉孔敦若樸父叅訂

瘟疫

脉宜浮弦

瘟疫者乃天行之時氣。尔家我室。病則一般。有病者。有不病者。病者氣虛。邪氣易入。不病者氣實。邪氣難入。治宜分其內外虛實。隨其時氣流行。切不可作正傷寒治法。而大汗大下也。惟以清熱解毒為主。○若脉浮緊無汗者可散。宜乾葛蒼朮紫胡黄芩枳殼升麻桔梗防風人參甘草黄栢之類。○若脉浮洪有汗者

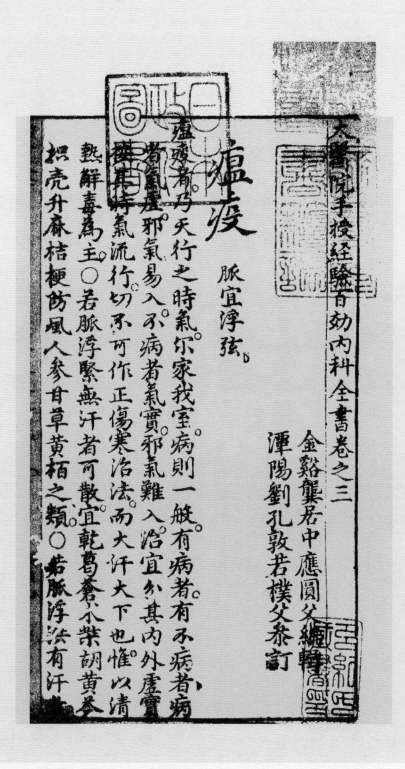

可清○宜黄芩黄栢知母山枝柴胡人中黄黄便甘草之類○若脉洪實譫語者可下○宜大黄黄連黄芩柴胡枳實天花粉芍藥甘草山栀之類○若冬瘟之病非其時而有其氣○盖冬寒時而反病温此天時不正陽氣反泄脉當浮洪治宜辛寒以清之胡黄芩甘草半夏天花粉知母黄栢乾葛枳殼茯苓桔梗羌活川芎白芷生姜之類○若寒疫之病却在温煖之時盖春温時而反病寒此天時不正陰氣反逆脉當弦洪治宜甘温以散之柴胡乾葛川芎升麻枳實陳皮半夏黄芩生姜之類○若三月後晚發瘧頭痛身熱惡寒脉洪數先用羌活冲和飲後用六神通解散之類○

○傷寒主方

大黄　黄連　黄芩　人參　桔梗　防風

蒼朮　滑石　香附　人中黄（作法用竹筒兩頭留一節，作一竅，納甘草于中，仍以竹木釘閉竅，置於大糞缸中，浸一月，取出晒乾，名人中黄。如無此味亦可。）○右為末，神曲糊丸，每服六七十丸，氣虛者，四子湯下。○血虛者，四物湯下。○痰多者，二陳湯送下。○熱甚者，童便下。

六神通解散　治春末夏初傷寒，并時行熱病，發表甚捷。但凡瘟疫初起，頭用傷寒內，藿香正氣散煎一大碗，每人服一碗，以防未然。若已病，用前九味羌活湯，并此服之，皆有奇効。

麻黄（去根節，一錢，南方春夏不用）　防風（一錢半）　黄芩　石羔末　滑石末

各二錢半 蒼朮四錢 甘草一錢○右用姜三片、葱白五寸、淡豆豉五十粒，水二大鍾，煎一大鍾，热服，微汗即解。

升麻葛根湯 治大人小兒時氣瘟疫，發热頭疼，及瘡疹未發已發，疑似之間，並服極穩。

升麻 葛根 白芍各一錢半 甘草一錢○右用姜三片、葱白三寸，水一鍾半，煎服。○頭疼，加川芎、白芷各一錢。○身痛背強，加羌活、防風各一錢。○發热不退，春加柴胡、黄芩各一錢五分，防風一錢；夏加黄芩一錢五分，石羔末二錢。○咽痛，加玄參、射干、桔梗各一錢。○頭項面腫，加防風、荆芥、連翹、白芷各一錢五分，石羔三錢，牛蒡子、川芎各一錢。○惡寒發热，加黄芩、柴胡。○心煩不寐，加麥門冬、當歸

○胸膈煩滿加陳皮厚朴○有痰咳嗽加半夏橘紅○惡心嘔吐加半夏姜汁○口渴加天花粉○齒頰痛加丹皮石羔○皮膚搔痒加白芷羌活○大人遍身瘾疹加防風蒼术各一錢半○牛蒡子蒼耳子浮萍草各一錢○頭眩加天麻藁本○小兒麻疹加防風連翹各一錢○痘疹未發依本方已發属热加連翹紫草各一錢

牛蒡芩連湯　治積热在上頭項腫起或面腫多從耳根上起俗曰大頭瘟并治烟瘴

黄芩酒炒二錢半　牛蒡子炒研　黄連酒炒一錢半　桔梗一錢半　連翹　玄參各一錢　大黄　荊芥　防風　羌活各三分　石羔一錢半　甘草一錢○右剉劑生姜煎食後細〻呷服每一盞徵二十次

服。常令藥在上，勿令飲食在後也。○如濕氣在高巔之上，病大頭瘟者，用酒蒸大黃、酒芩、羌活、防風、桔梗、赤芍、連翹、薄荷、甘草之可。○如天行大頭病，發熱脈洪大，或喉閉者，加白芷、柴胡、射干、枳殼、川芎、大黃，去石膏，利一二次，去大黃，加人參、當歸調理。有痰加姜汁、竹瀝服之。

二聖救苦丸　治時行熱病，通用二方。

殭蠶一兩　大黃二兩　○右為末，姜汁為丸，如彈子大，每用井花水磨服。或川大黃四兩，酒蒸，酒拌，豬牙皂角二兩，為末，水打稀糊為丸，菉豆大，每冷菉豆湯送下五七十丸，以汗為度為妙。

陰陽二聖散　治四時瘟疫，頭疼身痛，口渴心煩，潮熱不退，胸膈

痞滿、咽喉腫痛、二便不通、或喘咳嗽、口鼻失血、痰涎湧盛等症、不問表裏

糞硝二两 雄黄五錢 神砂五錢 寒水石三两水飛 石羔二两煅

滑石四两水飛 甘草一两半 薄荷三两 天花粉二两蜜水浸炒

礞石五錢 大黄一两酒蒸 ○右為末、每用一錢、以生茶糯井水一碗匀、入百沸湯一碗調服、即未病者、每日服一錢、与病人同睡亦不傳染、神妙、

神术散 治閩廣山嵐瘴氣、或伏水土等症、

陳皮 厚朴 藿香各一錢半 蒼术二錢半 甘草各一錢 ○右用姜三片、枣一枚、煎服、

附瘟疫單方　凡入瘟疫之家以麻油調雄黄為末塗鼻孔中或預飲雄黄燒酒一二盃然後入病家則不相傳染既出則以紙撚探鼻深入令噴嚏為妙

一方治蝦蟆瘟屬風熱之症用側栢葉搗汁火煅蚯蚓糞敷或丁香尖附子尖南星醋磨敷

一方治天行疫癘常以東行桃枝剉細煮浴極好

一方治天行病六七日熱盛心煩狂見鬼者絞人屎汁飲數合甚妙

○見証

二三日體熱腹滿頭痛飲食如故脈疾而直八日死

四五日頭疼腹滿而吐脈細十二日死

瘟病八九日頭身不疼。目不赤色不變而反利脈來喋喋按之不鼓手時大心下堅十七日死、

瘟病汗不出出不至足者死虛軟者死、

瘟病下利腹中痛甚者死、

瘟病厥逆汗自出脈堅强急者生、

內傷

氣口脈三倍大于人迎。

夫內傷。不必皆房勞。或飲食傷脾胃。或勞倦傷神氣。皆謂之內傷。但不若房勞為甚耳。分而別之。飲食所傷為之有餘。法當消導運脾。勞倦所傷為之不足。法當補中益氣。惟房勞必須分而截

治之先清其外邪而後補其内虚矣至如先有内傷而後感寒謂之内傷挾外感先有外感而又内傷謂之外感兼内傷此大同小異其治法亦大畧相同也

○内傷主方 即補中益氣湯加减

人参一錢半 黄芪一錢半蜜炙 白术一錢 當歸一錢 陳皮八分 升麻五分 柴胡五分 甘草七分炙 半夏一錢二分 黄栢八分 伏神 棗仁 貝母 枸杞各一錢二分 ○右用姜三片棗一枚水煎食遠服○按此方治飲食勞力動若傷神飢飽失時症類瘧狀發熱頭疼惡寒身强体痛若勞極復感風寒則頭疼如破全似外感傷寒之症但右手氣口脉三倍大于人迎為異耳○如

有熱加黄芩黄連○咳嗽加桑白皮麥門冬久嗽乃肺中伏火去參芪○汗多去升麻柴胡○神思不寧驚悸怔仲加石菖蒲栢子仁遠志○夏月神短加麥門冬五味子○口乾加乾葛○身刺痛乃少血加當歸○頭痛加川芎蔓荆子頭頂痛加藁本細辛○諸頭痛并用此四味○有痰加半夏生姜○飲食不下乃胃中有寒或氣滞春加青皮陳皮木香冬加益智仁草豆蔻仁夏加芩連秋加檳榔砂仁○心下痞加枳实黄連白芍○腹脹加枳實木香砂仁厚朴天寒加姜桂○腹痛加白芍藥炙甘草有寒加桂心夏月加黄芩甘草芍藥冬加半夏益智仁草豆蔻○脇痛加砂仁柴胡甘草白芍藥○如臍下痛加熟地黄不

止乃是寒，加官桂。○脚軟，加黄柏、防杞。○犯房者，陽虛去升柴、黄柏、貝母，加肉桂、附子；陰虛去升柴、柏、貝，加熟地、山藥。○食不知味，加神曲。

養陽順氣湯　治因飲食勞役所傷，腹脇滿悶短氣，遇春則口淡無味，遇夏雖熱猶寒，飢常如飽，不喜食冷。

黄芪蜜炙一兩　草豆蔻二錢　人參一錢　製半夏二錢　當歸身一錢　陳皮一錢　神曲炒一錢　升麻　柴胡　黄柏酒炒五分　甘草炙五分

○右剉，每劑一兩，生姜三片，水煎服。

生姜五苓湯　治大飲冷水傷脾，過飲酒而傷氣。

生姜　猪苓　澤瀉　白术　白苓　半夏　枳實各一錢

甘草三分〇右用水一鍾半煎七分溫服取小汗此治傷飲之輕者若重而水蓄積爲脹滿者本方去甘草加大戟長流水煮三次去皮晒乾七錢芫花醋浸炒干甘遂麪包煨去麪去心各八分黑牽牛研末二錢檳榔一錢用水二鍾煎一鍾空心服利水盡即愈

半夏神曲湯　治過食寒冷硬物及瓜果致傷太陰厥陰或嘔吐痞悶腸癖或腹痛惡食此治傷之輕者

陳皮一錢　白朮一錢五分　半夏一錢二分　乾姜炒八分　神曲炒一錢
三稜醋炒　莪朮醋炒　白苓　山查去核　枳實炒各一錢　砂仁炒七分
麥芽炒八分〇右姜煎熱服不拘時候

神保丸　消一切生冷積滯此治傷之重者

全蝎十箇乾者　胡椒二錢　木香二錢五分　巴豆四十九粒去殼皮心膜油　○右三味為末，入巴豆霜，和匀炊餅為丸，如麻子大，硃砂為衣，每服五十丸，随症調冷飲下。按此丸北人甚効，南人斟酌用之，小兒二丸。

萬病遇仙丹　治濕熱内傷，血分之重者。

黑牽牛一斤半生半炒取頭末五兩　大黄酒浸揷乾　莪术　三稜　皂角去弦子　枳殻　茵陳　檳榔各四兩俱生　木香一兩　○右為細末，用大皂角打碎去子，煎濃湯，去渣煮麵糊為丸，如菉豆大。實而新起者二錢，虚而久者一錢，俱白湯送下。小兒各減半。食積所傷，本物煎湯下。○大便不通，麻仁湯下。○小便不通，燈心木通湯下。

枳實橘丸　治傷飢過飽，脈弦大而滑者。

白术二两 陳皮一两 枳實一两麩炒 ○右為細末，荷葉包飯燒全香，取出杵爛，和藥末為丸，如菉豆大，每服五六十丸，清米湯下。○若元氣素弱，飲食難化，食多則腹内不和，疼痛泄瀉，此虚寒也，加人參 白芍酒炒 神曲炒 麥芽炒各一两 砂仁 木香各五錢 ○素有痰火，胸膈鬱塞，噫酸噯氣，及素有吞酸吐酸之症，此皆濕熱也，加黃連姜汁炒 白芍酒炒 陳皮各一两 川芎四錢 石羔 甘草各五錢 砂仁 木香各一錢 ○傷食過飽，痞塞不消，加神曲 麥芽 山查各一两 食積痞塊在腹者，再加黃連 厚朴俱姜製各五錢 積堅者，再加蓬术醋煮 昆布各三錢 ○傷冷食不消，腹痛溏泄，加半夏姜製一两 砂仁 乾姜各炒 神曲 大麥芽各五錢 ○人性氣惱，夾氣傷食，氣滯不通，加川芎 香附

米炒各一兩 木香 黄連俱姜汁炒各五錢○胸膈不利，過服辛香燥熱之藥，以致上焦受傷，胃中乾燥，嘔吐噎膈反胃，加黄連姜炒 山梔仁炒各五錢 白芍 當歸俱酒洗 桔梗 甘草 石羔各五錢○胸膈頑痰膠結及大便燥秘，再加芒硝五錢○素有痰火，加半夏 橘紅 白苓各一兩 黄芩 黄連俱姜汁炒各五錢○人能食好食，但食後反飽難化，此胃火旺脾陰虚也，加白芍酒炒一兩五錢 人參七錢 石羔火煅一兩 甘草五錢 黄連炒 香附炒 木香各四錢○年高人脾虚血燥，易飢易飽，大便燥難，加白芍 當歸各一錢 人參七錢 升麻 甘草各四錢 山查 大麥芽 桃仁去皮尖各五錢

甦活湯 治強壯之人盃未甚，若因房勞感寒發熱，為內傷挾外

感初起一二日者寒邪尚在表宜以速發其汗
羌活 蘇葉 乾葛各一錢 蒼术 防風各六分 白芷 川芎
陳皮去白各五分 生香附七分 甘草三分 ○右生姜三片同煎熱
服取汗一汗之后即用人参半一錢 麦門冬二錢 五味子五分 煎
服補之如覺精神虛弱連服數次覺有火加酒炒黄柏三分
加減参蘇飲 治怯弱之人虛甚者因房劳感寒發熱為内傷挾
外感初起一二日寒邪尚在表者宜以速發其汗
人参五分虛甚者加至一錢 蘇葉 乾葛各一錢 去白陳皮五分
製半夏五分 白茯苓六分 甘草三分 香附 白芷 小芎各五
防風五分 ○右用生姜三片同煎熱服取汗一汗之后即用人

参二錢蜜炙黄芪歸身麥門冬各一錢五分陳皮炙甘草柴胡白术各五分北五味九粒生姜一片膠棗肉一枚同煎補之若發汗后不補則虛陽外散發热死矣

附内傷單方

一方治傷食用酒曲一二個草紙包水濕透火煨水淬服

一方治房劳感寒發熱不敢發表用滚水多服被盖出微汗、、愈

用人参門冬煎湯服

脾胃

脉宜緩

人之一身脾胃為主脾司運化胃司納受一納一運化生精氣津

清上升。糟粕下降。人無病矣。倘或飲食不節。或起居不時。或食後即藥。或藥後即睡。或服藥太多。皆能損傷脾胃。脾胃既損。納受皆難。元氣虛損。不化飲食。百邪易侵。遂成脾胃之疾。若妄用辛熱之藥。必助火消陰。而反害其脾胃也。惟宜平胃健脾。清膈化滯。庶脾胃強健。飲食消化。而無病矣。

○脾胃主方

枳實　白朮土炒　白茯苓各一錢　炙甘草三分　麥芽　半夏炮　陳皮　砂仁各五分　黃連　香附　山查各五分　○右剉。薑煎服。○如有氣滯。白朮加。神曲、青皮。○有痰火吞酸之症。加姜汁各五分。○傷冷食不消。肚痛溏瀉。加神曲、乾姜各五分。○傷食悪食者胸中有物宜導痰養胃加蒼术去黄連〇飽悶者倍山查加神曲八分去黄連〇頭痛發热者加蒼术八分米泔炒柴胡八分黄芩八分川芎倍加〇身積者加蘿蔔子連麹〇若憂抑傷脾不思飲食炒黄連酒芍藥香附和益元散一料紅麹半两以姜汁浸蒸餅丸服〇若吃麵有傷嘔吐發热頭痛者加白芍蒼术人参生姜煎服〇若過飲酒早晨吐酒者宜用瓜蔞貝母山梔石羔香附南星神曲山查各一两枳實姜黄蘿蔔子連麹石鹹各五分升麻五分姜汁蒸餅丸白湯下

平胃散　能健脾進食和胃祛痰調暢榮衛及療四時感冒手足腰疼五劳七傷外感風寒濕氣内傷生冷飲食等症

陳皮　蒼术　川厚朴　甘草各一錢○右水二鍾姜三片棗一枚煎七分食遠服○如胃弱加君子湯○胃寒飲不消加白豆蔻人參茯苓○脾胃不和不思飲食口不知味痞悶不舒加香附砂仁人參白术茯苓木香白豆蔻○脾胃不思飲食食後到飽加香附砂仁人參茯苓白木半夏益智仁木香白豆蔻去蒼术○五劳七傷有热加黄芩柴胡○手足痠疼加烏藥桂枝○痰嗽咳瘧加草果烏梅○冷热氣疼加茴香木香○水氣腫滿加桑白皮木通○有氣加茴香○酒傷脾胃加丁香砂仁葛根○傷食加白豆蔻草果○四時泄瀉加肉豆蔻訶子○風痰加半夏皂角○腿膝冷疼加牛膝肉桂○腿痺加兎絲子萆薢

防風○渾身拘急有熱加柴胡黄芩○痢疾加黄連○頭瘋加藁本白芷○氣塊加三稜莪朮○冷淚加夏枯草○腰痛加杜仲八角茴香○眼熱加大黄荆芥○婦人腹疼加香附子烏藥○有瘟疫時氣二毒寒熱頭疼加撫芎葱白○婦人赤白帶下加黄芪當歸茯苓

枳實青皮湯　治食熱物過傷太陰厥陰嘔吐膨脹下痢

白朮一錢半　枳實　陳皮　青皮　黄連姜汁炒　麥芽　山查肉　神曲炒各一錢　甘草三分　酒大黄一錢七分○右用水煎温服○此治傷之輕者傷重用後方

葛根解酲散　治飲酒太過致嘔吐痰逆心神煩亂胸膈痞塞手

之戰標飲食減少小便不利

白豆蔻　葛根各五分　砂仁五分　乾姜　神曲炒　澤瀉

白朮　青皮　木香二分　陳皮去白　猪苓去皮　人參五分

茯苓五分○右為細末每服三錢白湯調下得微汗酒病去矣

備急丸　治胃中停滯寒冷之物大便不通心腹作痛者

大黄　乾姜　巴豆去油各一兩○右為末煉蜜丸搗一千杵丸如

小豆大每服三丸白湯下

香砂枳實丸　能快脾胃消宿食導鬱滯

白朮二斤飯上蒸　廣陳皮八兩洗　枳實五兩麩炒　神曲二兩五錢炒

山查肉三兩蒸　砂仁一兩二錢炒　廣木香六錢五分　廣木香六錢五分()

右為末老粳米煮荷葉湯滴丸菉豆大食遠白湯下百丸小兒五十丸

健脾丸 久服大有益于人

白术微炒五兩 陳皮去白三兩 半夏姜製三兩 神曲炒二兩 山查蒸去子一兩 甘草炙一兩 茯苓去皮二兩 白芍炒二兩 歸身酒洗一兩 川芎一兩 黃連姜汁炒一兩五錢 香附童便浸一兩 枳實麩炒一兩 ○右用荷葉煎湯打米糊為丸如桐子大每服八十丸白湯下

保和丸 能扶脾消食不致積聚所傷大人小兒男婦俱可常服

白术一斤蒸 陳皮八兩洗 川厚朴八兩姜汁炒 蒼术半斤炒 炙甘草六兩 山查肉六兩飯上蒸 殻芽半斤炒 蘿蔔子四兩炒 ○右為末

老粳米煮湯滴丸菉豆大以白湯送下一錢多至二錢無鬱滯者不必多服

三因冲和丸　此丸養心和脾踈肝開胃暢達三焦通貫五臟贇坎离有升降之能和表裏無壅塞之患利用一元斡旋五內為內因外因不內外因之統領者也屢試神効

人參末一兩　石斛末一兩　白豆仁末一兩　山查肉末二兩　廣陳皮末一兩右五味合研勻號盛碗蓋飯上蒸一食取起待冷文[illegible]　香附童便浸一日溫水洗淨末醋製細末二兩　遠志甘草湯泡去骨取末一兩　山枝炒焦取末二兩右三味研勻蒸法如前　蒼术米泔水浸洗炒黃取末二兩　海石末二兩右二味同蒸法如前　○右製用穀蘗取粉打糊為丸如梧桐子大晒乾用

益元散五錢　水飛過神砂五錢　共研勻為衣食後必須白湯下

量人大小輕重丸數服之常用五十丸胃開氣順少覺舒泰則减數服之後与補中益氣六君子湯相兼服此丸不犯炎涼之服無妨平康爲度不拘內外諸病服其該科之藥而兼此丸每日一服則胃和善宣行諸藥以捷成功此秘妙之屬慎無忽焉

木香和胃丸　治胸膈不利宿食不消

木香三錢　青皮一兩去穰　陳皮一兩去白　廣莪一兩半醋煮　香附一兩炒去毛　黑白牽牛各一兩〇右共爲末醋糊爲丸梧桐子大每服三十丸或五十丸食遠白湯或茶下

烏雞潤胃丸　治脾胃虛弱

香附一兩醋炒去毛　當歸身一兩　紅栟一兩去白　白茯一兩〇右爲

末烏鷄一隻去毛雜將米醋煮爛搗如泥同藥末為丸如梧桐子大每服五六十丸空心塩湯温酒任下

附調理脾胃单方　凡脾胃虧弱服藥無効者用蒼株蓮子肉欠实肉三味為末日日攪羹服

一方治脾胃湿盛用水和麥麵一團包一白蘿蔔于内入灰火中慢慢煨焦取起去蘿蔔將麵為末每日空心白湯調五錢服

癘風

脉宜浮弦　○附癱瘓

人于平昔受風寒湿不正之氣入于經絡之中致使血氣凝滞津液稽留久而怫鬱固結不散氣血雖行邪正交争致四肢百骸

走注疼痛。或日輕夜重。或陰雨痛甚。有時肢節發腫。他方謂之白虎歷節風是也。世醫不知。而以香燥之藥治之。助火生痰。其痛愈甚。法當除風寒。去濕氣。清熱化痰。開鬱行氣。則血氣流行。痛方愈矣。

○痛風主方 即烏藥順氣散

麻黄去節 陳皮去白 烏藥去木各一錢半 川芎 枳殼麩炒 白芷 白殭蠶炒去絲 乾姜炒四分 甘草 桔梗各八分 ○右用姜三片葱白三寸水酒一鍾半煎八分食遠服○男婦風氣攻注四肢骨節疼痛遍身麻痺手足癱瘓語言蹇澁筋脈拘攣及脚氣步履艱辛腰膝軟弱婦人血風并老人冷氣胸膈脹滿心腹刺痛吐瀉

腸鳴等症俱依本方〇拘攣加木瓜石斛各八分〇濕氣加蒼术白术各一錢檳榔七分〇脚氣浮腫加牛膝五加皮獨活各八分〇遍身疼痛加官桂五分當歸一錢二分乳香沒藥各七分另研和服〇腰疼加杜仲一錢大茴香七分〇虛汗去麻黃加黃芪一錢半〇潮熱去乾姜加黃芩柴胡青藤根各八分〇胸膈脹滿加枳實莪术各八分〇脇間疼痛加虎脛骨石楠葉青木香各八分〇頭眩加細辛五分茶芽七分手足不能舉動加防風川續斷威灵仙各一錢〇陰積浮腫合和五積散〇四肢皆有疼痺加川烏附子官桂各八分〇麻痺疼痛極者合三五七散〇左癱右瘓加當歸天麻白蒺蔾各一錢一二三年不能行着合和獨活寄生湯服〇婦人血氣加

防風　荊芥　薄荷各七分　風氣日夜麻痛。半閒輕痊。又重合和神秘

左經湯。

三和飲子　治肢節腫痛。腫屬濕。痛屬熱。兼受風寒。所以流注于肢節無已也。

麻黄　赤芍　防風　荊芥　羌活　獨活　白芷　蒼朮製

黄芩　枳實麩炒　桔梗　葛根　川芎　甘草　歸稍　升麻

黄柏　檳榔　澤瀉　沒藥五分　大腹皮○頻久加紅花煎服

○當歸拈痛湯　獨活寄生湯　皆可用

左金丹　治氣風流注渾身疼痛。

川烏炮去皮　川芎　桃仁各一兩　五灵脂二兩○右為末酒糊

為丸如梧桐子大每服三十丸熱酒送下核桃肉過口

神應通靈散　專治小兒男婦遠年近日諸瘋百損遍身不遂雙足不能動履筋骨不活疼痛左癱右瘓悉皆治之此方神妙

蘄蛇四兩浸酒炙黃色　黃栢一兩半蜜炒　當歸二兩　雄黃二兩姜汁製　白芍一兩半　木瓜四兩　牛膝二兩　杜仲二兩去粗皮姜汁炒　蓁艽一兩半　川芎一兩半　人參一兩　蘇木五錢　檳榔七錢　黃芪二兩半　枸杞一兩半　蒼朮三兩　五加皮去骨四兩足土灰　虎脛骨二兩酥炒　木香八錢　小茴一兩二錢　何首烏四兩忌　蟬退一兩去頭　草烏五錢炒　白朮一兩　沉香五錢　粉草六錢　石乳香一兩　沒藥一兩葉炒　箬松節一兩半要暗節包如毬者佳　川烏五錢煨　麻黃一兩　射香五分　○

右精製為細末煉蜜為丸如梧實大每服五十丸空心好酒送

下三次忌油膩自死之物牛犬猪母魚鰕之類并房室七情喜怒又取頭末為丸後粗末每三兩加小棗去核四十九個炒桃仁四十九粒帶皮生姜五錢蘄州蛇末四錢如無以烏稍蛇代之名可浸無灰酒一大罈凡煮藥時先做小苧布袋〻藥以小線繫定吊在罈內外笋箬包口外以糯米百粒放上以箬葉一重包之入水煮米成飯取出將泥封固罈口埋在土內七日取出任意服之隨量淺深以半醉為度〇右此方不可輕傳非人

如做半料輕者服之即愈甚者要服全料妙不可言

騰空散　專治男婦久年瘋癱不能動履者計日取效

防風一兩　蒺藜一兩　山茱萸一兩　白花蛇一兩半　獨活一兩半　人參

一兩半遠志一兩菖蒲一兩牡丹皮一兩半金毛狗一兩當歸一兩半杜仲一兩半牛膝一兩牡蠣一兩薏苡仁一兩蛇床子一兩附子一兩半茯苓一兩半天花粉一兩紫菀一兩甘菊花一兩黑牽牛一兩桔梗一兩黃芪一兩半白朮一兩半蠶蛾一兩半牛蒡子一兩虎脛骨一兩半蒼朮一兩生地一兩半芍藥一兩半乾姜一兩半栢子仁一兩半兎絲子一兩半蓯蓉一兩半天雄火煨酒洗一兩萆薢一兩石斛一兩續斷一兩半枸杞子一兩半〇右四十味依製法各等分，共為散，用絹袋袋起，將老酒一埕，浸至十日，隨量每日進服，以愈為度，餘酒又可與有疾之人飲，効。

擒龍捉虎丸　專治三十六種風，七十二般氣，悉皆神効。

草烏白者五錢一半用生一半薑汁炒赤 川烏炮五錢 牛蒡子五錢 虎脛骨五錢醋炙焦淬
京墨二錢半 真桑寄生五錢 防風五錢 何首烏五錢 五灵脂五錢
雲香五錢 沒藥五錢 乳香五錢 甘草二錢 殭蚕五錢 穿山甲五錢
荊芥三錢 南星三錢 牛膝五錢 蒼术製五錢 木瓜五錢 射香二分半
細辛三錢 兩頭尖即白附子三錢 川芎五錢 威灵仙三錢 白芷三錢 全蝎三錢 天麻三錢 羌活三錢 五加皮三錢 薄荷三錢 鬧陽花二錢即黄躑躅花 麻黄三兩 熬成膏，打糊為丸，如梧實大，每服三十丸，熱酒送下，取汗頓瘥。久漏諸瘵，如神効，不可述。

應効酒 一名鉄力醫○治一切風氣跌打損傷，寒濕痛氣，一偏定痛頃刻奏功。沉疴久病，區不獲愈。若飲半醉，打跌不痛，不避

溫服三五盃為妙、

紫金皮　牡丹皮　五加皮　川芎　烏藥各一兩　官桂五錢

欝金　玄胡索各一兩　廣木香　羊躑躅　川羌活各五錢

明乳香三錢　○右為粗末、懸胎煮好燒酒十觔、如上法、

附痛風單方

凡遇骨痛者、可用三白草炆、公猪肉半斤服、如兩腿間忽一二點痛入骨、不可忍者、只用芫花根為末醋調敷痛處、以帕緊扎、產後有此疾者、尤宜用之、

一方治流注風、用草烏金銀花、不拘多少、共入罐煎水、乘熱熏之即愈、罐口做布圈、以便按療、

痺

脈多沉濇有時浮緊。

痺之為狀，麻木不仁。風寒濕三者合而為痺。內經曰：風氣勝者為行痺，風則陽受之，故其痺行旦劇而夜靜；寒氣勝者為痛痺，寒則陰受之，故其痺痛旦靜而夜劇；濕氣勝者為著痺，濕勝則筋脈皮肉受之，故其痺著而不去，肌肉削而著骨。今人不知此痺乃胸中寒痰不去故也。種種將燥熱藥攻諸內，火灸攻諸外，以致虛燥轉甚，前後不通，飲食不入，日漸瘦弱，而難措手也。大抵先宜用瓜蒂散吐其寒痰，後用禹功丸、散輕瀉二三行，次以五苓淡劑以除其濕熱，無有不愈者。劉河間汗吐下三法治痺尤妙。

○痺木主方

陳皮一錢 半夏湯泡一錢 白苓錢 南星炮八分 蒼术泔炒一錢

蘇木八分 枳殼炒八分 歸尾八分 白芷三分 薄桂三分

桃仁去皮尖杵一錢 甘草炙五分 ○右剉劑，姜三片，水煎服，○痰盛加

竹瀝姜汁少許，○有火加酒炒黃芩一錢，○氣虚加人參一錢，

○若十指麻木，是胃中有濕痰死血，去枳殼、白芷、薄桂，加白术、

紅花各七分，附子少許行经，

瓜蒂散

瓜蒂 赤小豆各等分為末，漿水調下半錢，須漸加，以吐為度，加細

茶末名二仙散，

禹功散　水為丸亦可

黑牽牛頭末四兩　小茴香炒一兩　為末，姜湯調下三錢，行二次，加廣木香尤妙。

防風湯　主治行痺

防風　甘草　當歸　赤茯苓　杏仁去皮尖　黄芩　秦艽　甘葛　麻黄　官桂少許〇右姜三片煎服。

茯苓湯　主治寒痺。

赤茯苓　川芎　桑白皮　防風　芍藥　麻黄　官桂少許〇右煎服，以姜粥投之，汗出為効矣。

茯苓川芎湯　主治著痺。

赤茯苓　川芎　桑白皮　防風　麻黄　芍藥　當歸
甘草等分官桂少許　已上三方不用桂亦可共五錢煎服如欲
吐汗以姜粥投之

附麻木効方　凡人面及十指盡麻木此屬氣虛宜補中益氣湯
加木香門冬羌活防風烏藥附子煎服如平日好飲酒大醉一
晌暈倒手足俱麻痺宜用黄芪一兩天麻五錢甘蔗汁煎服即愈

咳嗽

感寒脈浮弦痰氣脈沉細火热脈洪大而數虛損
劳疾脈沉細而數兼骨。

内經云欬謂有聲肺氣傷而不清嗽謂有痰脾濕動而生痰欬嗽
者因傷肺氣而動脾濕也病本雖分六氣五臟之殊而其要皆

主於肺。蓋肺主氣而散出也。治法雖分新久虛實。新病風寒則散之。火熱則清之。濕熱則瀉之。久病便屬虛屬鬱屬痰。氣虛則補氣。血虛則補血。鬱則開鬱。痰則消痰。此治嗽之大法也。

○咳嗽主方

杏仁去皮尖　白茯苓各一錢　桔梗　甘草　五味子各五分

橘紅七分　貝母一錢一分　○右用姜水煎，食遠服。○凡嗽，春多上升之氣，宜清肺抑肝，加川芎、白芍藥、半夏各一錢、麥門冬、黃芩、知母各七分。○春初寒邪傷肺咳嗽，加乾姜炒黑、細辛、麻黃、桂枝、白芍、半夏、枳殼，去貝母、杏仁。○春若傷風欬嗽，鼻流清涕，宜清涼解散，加防風、薄荷、炒黃芩、麥門冬、紫蘇各八分。○夏月多火熱，炎上氣重，宜清金降火，加桑白皮、知母、黃芩、門冬、石羔各一錢。○秋多濕熱傷肺，宜清熱瀉濕，加蒼术、桑白皮各一錢，防風五分，黃芩、山梔各七分。○冬多風寒外感，宜解表行痰，加麻黃、桂枝、半夏、生姜、乾姜、防風各一錢。○肺經素有熱者，再加酒炒黃芩、知母各五分。若發熱頭疼，鼻塞聲重，再加藁本、川芎、前胡、柴胡各一錢。○有痰加半夏、南星、枳實。○濕痰脾困，再加蒼术、白术各一錢。○有痰而口燥咽乾，勿用半夏、南星，宜加知母蜜水炒、貝母、瓜蔞仁、黃芩炒各一錢。○夏月熱痰，或素熱有痰，加黃芩、黃連、知母各八分，石羔一錢半。早晨嗽多者，此胃中有食積，至此時火氣流入肺，加知母、地骨皮以降肺火。○上半日嗽者，胃中有火，加貝母、石羔、黃連各一

○五更嗽者，加同上。○黄昏嗽者，火浮於肺，不可巨用寒凉藥，宜加五味子、五倍子、訶子皮各七分，斂而降之。○欬嗽日久，肺虚，宜滋氣補血，加人參、黄芪、阿膠、當歸、天門冬、款冬花、馬兜苓，酒炒芍藥之類。肺热喘欬，去人參，用沙參。此兼補血氣也。○午後欬者，屬陰虚，即勞嗽也。宜補陰降火，加川芎、當歸、白芍藥、熟地黄、黄栢、知母、天門冬、瓜蔞仁各一錢，竹瀝、姜汁傳送，此專補陰血而降火也。○火鬱嗽，謂痰鬱火邪在中，有藪痰少，面赤者是也。宜開鬱消痰，用訶子皮、香附童便製、瓜蔞仁、半夏麯、海石、青黛、黄芩等分，為末，蜜丸，噙化，仍服前補陰降火條所加藥。失治，則成勞。○痰積食積作欬嗽，用香附、瓜蔞仁、貝母、海石、青黛、半夏麯、軟石羔山查枳實黃連姜炒各等分為末蜜丸噙化〇勞嗽見血加阿膠當歸白芍藥天門冬知母桑白皮各於前肺虛陰虛二條參用大抵咳嗽見血多是肺受熱邪氣得熱而變為火火盛而陰血不得安寧從火上升故致妄行宜瀉火滋陰忌用人參黃芪等甘溫補氣之藥然亦有氣虛而咳血者則宜用人參黃芪款冬花等藥但此不多耳〇因欬而有痰者咳為重主治在肺因痰而致欬者痰為重主治在脾但是食積成痰痰氣上升以致欬嗽只治其痰消其積而嗽自止不必用肺藥以治欬也〇或因內損精血陽火偏勝水不制火而咳嗽者脉當洪數而無力治宜滋腎清肺四物湯加黃栢知母黃芩瓜蔞仁貝母

甘草之屬、可與痰條虛損類互相參用○或着氣惱及本力諸般動火而咳嗽。脉洪滑而濇者。宜順氣清肺。香附、桔梗、連翹、黄芩、貝母、天花粉、馬兜鈴、橘紅、甘草之屬○或因飲食傷積生痰而咳嗽、脉緊盛而滑者。宜用二陳湯、加山查、大麥芽、枳實、貝母、神麯、生姜之類○或因外感傷寒。傷風而咳嗽者、宜參蘇飲方見傷風、加天花粉、貝母、知母之屬、此是外感風邪、初時只宜發散得汗。而咳嗽自止矣。○喘嗽遇冬則發。此寒包熱也。解表熱自除、枳殼、桔梗、麻黄、防風、陳皮、紫蘇、木通、黄芩、嚴寒嗽甚。加杏仁、去黄芩、○感冷則嗽。膈上有痰。二陳湯方見痰門、加淅枳殼、黄芩、桔梗、蒼术、麻黄、木通之屬、○乾咳嗽而無痰者。係火鬱之甚難治。乃痰鬱火邪在肺中。用苦梗以開之。下用補陰降火。不已則成勞。須行倒倉法。此証多是不得志者有之。生津散亦可用。○有痰因火逆上者。必先治其火。然亦看痰火孰急。若痰急則先治痰也。○咳嗽聲嘶者。乃血虛受熱。用青黛蛤粉。蜜調服之。○痰者。戴氏謂嗽動有痰。聲痰出嗽止者是也。宜治痰。節齋化痰丸可用。方見痰門○肺脹者。戴氏謂動則喘滿氣急息重者是也。主收斂肺。因火傷極。遂成鬱遏脹滿。用訶子為主。佐以海粉香附青黛杏仁之類。不得眠者難治。○嗽而脇痛者。宜以青皮疎肝氣。後以二陳湯。方見痰門加香附青黛薑汁之類。○嗽而心煩。益元散加辰砂。方見暑門○嗽而失聲。潤[illegible]

五倍子、五味子、黄芩、甘草等分，為末，宻丸噙化。○寒熱交作而痰嗽者，小柴胡湯方見傷寒，加知母、貝母之類。一方加葶藶、五味、桑白皮。

加減二陳湯　治風寒鼻塞聲重，惡寒，以發散行痰。

半夏　茯苓　陳皮　甘草　麻黄　杏仁　紫蘇　桔梗　黄芩　知母　桑白皮○右姜三片，煎服。

加減涼膈散　治火熱欬痰，少面赤，甚則吐血，降火清金。

梔子　連翹　黄芩　薄荷　大黄　甘草　桔梗　知母　黄栢　桑白皮　地骨皮　滑石○有血加當歸、生地黄、麥門冬去心、竹葉十片，煎服，臨熟加蜜一匙。

加減四物湯　治勞嗽發熱吐痰滋陰降火。
當歸　芍藥　川芎　熟地黄　知母　黄栢　黄芩
麥門冬去心　柴胡　地骨皮　生地黄○右㕮咀水煎服。

加味四物二陳湯　治陰虚火動而嗽夜則嗽痰甚多以此藥頓之。
當歸　川芎　芍藥　地黄　陳皮　半夏　茯苓　知母
黄栢　黄芩○右剉剤水煎服。

加味二陳涼膈散　治痰嗽〻声便有痰〻出嗽止以此藥豁痰清熱開鬱行氣。
陳皮　半夏　茯苓　黄芩　梔子　連翹　薄荷　大黄
枳殻　桔梗　貝母　便附　白朮　黄連　川芎　甘草○

右剉㓣竹葉同煎服、

三拗湯　治風寒欝熱于肺夜嗽者。

麻黄不去根節　甘草生　杏仁不去皮尖○右剉每服五錢、姜五棗加

一水煎取痰清乃止加知母貝母更妙、○如脉大而浮有熱、加

黄芩生姜、○如因傷風久咳未先除寒邪、而多用梔芩花粉清

凉之剤致聲啞不出加羗活桔梗防風生姜、

生津散　治嗽無痰。

生桑皮　生乾葛　生茅針　陳細茶各等分○右㕮咀家一

匙仝水煎飲後服、

退潮散　治咳嗽發熱、

土桑皮　茅針　全地皮各等分〇右㕮咀水煎服

人參提金散　治五癆七傷遠年近日喘嗽輕者一服重者三五服神効

人參五錢　米殼蜜炙炒黄六兩　木香三錢　甘草炙錢三　川芎　陳皮

桔梗　柴胡　乳香煅另研　没藥煅另研各一錢〇右各為末每服二錢水一大盞煎至七分連滓食遠或臨睡温服

人參清肺湯　治肺胃虚寒咳嗽喘急胸膈噎悶腹脇脹滿及痰肺痿勞嗽唾血腥臭乾嘔煩熱声音不出消瘦減食

地骨皮酒洗一分　人參一錢　阿膠麩炒一錢　知母炒錢一　杏仁去皮尖炒

桑白皮炒錢一　烏梅去核二個　甘草炙分三　罌粟殼去蒂蜜炒一錢〇右水

二鍾、棗一枚煎一鍾食後服、

平肺湯　治胸膈噎悶氣喘咳不出声。

桔梗炒一錢　甘草炙三分　烏梅肉一錢　紫菀五分　罌粟殼八分

半夏五分製過　陳皮一錢　紫蘇一錢　桑白皮八分炒　薄荷七分

杏仁一錢去皮尖　知母八分炒　〇右水二鍾、姜三片煎一鍾食遠服

瀉白湯　治嗽有痰氣喘不已。

薏苡仁一錢　甘草五分　升麻七分　桔梗八分　杏仁八分炒

半夏五分泡　桑白皮一錢炒　地骨皮一錢　〇右水二鍾姜三片

煎一鍾食遠服、

分氣紫蘇飲　治喘急胸膈脹滿肺氣不清。

紫蘇一錢　桔梗七分　桑白皮八分　草果八分　陳皮一錢
大腹皮一錢　白茯苓一錢　五味子十二粒　甘草三分〇右水二
鍾，煎一鍾，食遠溫服。

紫蘇子湯　治咳喘勞傷肺氣，煩熱虛瘦。
蘇子一錢　枳實炒五分　木香五分　草果八分　人參五分
大腹皮一錢　甘草三分〇右姜三片，棗一枚，煎，食遠服。

杏蘇散　治咳嗽面皮虛浮氣逆。
杏仁炒九粒　紫蘇一錢　甘草三分　麻黄五分　紫菀六分
烏梅肉一錢　大腹皮八分　桔梗五分　陳皮一錢　桑白皮八分
五味子九粒〇右水二鍾，煎一鍾，食遠服。

蒼陳湯　治咳嗽有痰，發熱，遍身疼痛。

蒼朮一錢五分　陳皮一錢　羌活　茯苓　防風　黄芩　川芎

甘草○右作一服，姜三片，水煎，半飽時服。

加味収歛散　治肺氣脹滿，夜不得眠，動則發喘。

阿膠　訶子肉　杏仁　五味子　黄芩　瓜蔞仁　香附製

馬兜鈴　知母　天門冬　桑白皮○右水煎服。

寧嗽瓊玉散　治因風寒咳嗽，發散則痊，淺淺而作，咳之甚久，肺氣上浮，而尋常之藥罔能遏止，必以収澁之劑，則肺氣歛而嗽方寧也。用

訶子肉一兩，去核，煨　白桔梗一兩　百藥煎五錢　五倍子一兩，炒

罌粟殼五錢蜜水泡去筋　生甘草五錢　烏梅肉五錢焙○右爲細末蜜湯調方寸匕食臨臥服白湯漱口忌葷腥酒醋塩炙之物

錢氏葶藶丸　治咳嗽面赤身熱痰盛喘促

葶力略炒　黑牽牛　漢防已　杏仁另研○右三味爲末入杏仁全杵用棗肉爲丸淡姜湯送下　中病則止

瓊玉膏　治虚勞乾咳及好酒久嗽不愈者

人參十二兩　白茯苓去皮淨二十五兩　沉香半兩　琥珀半兩

白砂蜜五觔煎沸去末　生地黄去芦淨者十觔洗淨用銀石器內杵細取自然汁大忌鉄器○右以地黄搗汁和蜜以藥爲末拌入蜜汁用瓷貯以帋箬包其口用桑柴火熬煮三晝夜取出再換蠟紙包封十數重沉井底一

晝夜取起再如前蒸煮，一日每白湯點服。

祖傳神効化痰丸　治諸般咳嗽，風痰壅盛，不得倒頭者。

牙皂二兩　南星二兩生用水漂七日　半夏二兩生夂以漂七日取粉水　枳實二兩炒　薄荷葉二兩　白附子生二兩　焰硝一兩　礞石五錢　明礬一兩半飛　橘紅一兩半　牽牛頭末一兩半　貝母二兩　白砒二錢入明礬內煅枯用〇右為細末，竹瀝打神麯糊為丸，如菉豆大，每服三十丸，蜜湯送下，茶亦可。

附咳嗽单方　凡遇久年諸般咳嗽，用明礬末一兩，將蜜一兩，調入土瓜蔞內，鹽泥固濟，火炙枯，去泥為末，每米湯調一匙服。如久乾咳，用雪梨空空入蜜在內，外將麪糊火煨熟，每臨臥嚼之。

至数個即愈、

一方治遠年咳嗽。用款冬花為末，燒煙口吸即愈、

一方治久嗽不止。用乾浮萍搗爛濃煎服即愈、

一方治咳嗽。用麪葛燒熟細嚼，蘿蔔湯送下、

癨亂

脈多伏絶洪浮易治。

霍亂者。揮霍之間而致撩乱也。皆因飲食所傷。或冒寒。或大怒。或乘舟車馬。傷動胃氣而致。若先心痛則先吐而后瀉。若先腹痛。則先瀉而后吐。若心腹㽲痛吐痢並作。名曰霍乱。甚則頭旋眼暈。手足轉筋。四肢逆冷。用藥稍遲。須臾不救。倘誤服米飲粥令

立死。治宜温藥觧散。腹痛面青不渴為寒。腹痛燥渴面赤為熱。急無藥時。熱用塩打井花水多飲。寒用吴茱萸、木瓜、食塩各五錢同炒焦。先煎水三碗。令百沸入藥同煎至二碗。隨飲藥入即甦。定後服六和湯。寒加乾姜。熱加黄連各一錢。或藿香正氣散亦妙。方見傷寒

○霍亂主方

陳皮二錢 半夏湯泡一分 白茯一錢 甘草五分 蒼术泔炒八分 厚朴姜製八分 藿香七分 砂仁五分 生姜三片 香附塩水炒八分 ○若轉筋加紅花酒洗五厘 川芎八分 ○若飲食傷積，即時疼痛急用淡塩湯探吐之，吐後照前主方，加山查一錢 麥芽炒一錢 枳實

八分　木香另磨二分○若外感風寒、加乾葛川芎白芷各八分○若霍乱吐瀉、腹中疼痛、無热不渴、宜理中湯、加生姜方見中寒門○若霍乱有热、渴欲飲水、宜五苓散、加五味子、麥門、冬、滑石方見中温門、

六和湯　治心脾不調、氣不升降、霍乱轉筋、嘔吐泄瀉、寒热交作、痰喘咳嗽、胸膈痞滿、頭目昏痛、肢躰浮腫、嗜臥倦怠、小便赤澁、并傷寒陰陽不分、冒暑伏热煩悶、或成痢疾、中酒煩渴、畏食、并婦人胎産嘔吐

砂仁七分　半夏一錢　杏仁　人參　厚朴　扁豆　藿香各八分　白术一錢　木瓜　蒼术各五分　甘草二分○右用姜

三片棗一枚水二鍾煎一鍾食遠服、

理中調正湯　治霍乱心腹脹滿絞痛不吐不瀉脈沉欲絶、

藿香　蒼术米泔洗　厚朴姜汁炒　砂仁　香附　木香　枳殻麸炒　陳皮各一錢　甘草　乾姜　官桂各五分○右剉劑生姜三片水煎磨木香調服、

二香飲　治霍乱不拘寒熱並用

藿香一錢　香附一錢　陳皮一錢　甘草一錢○右水一大鍾煎五分服重者加一倍煎服

冷香飲子　治伏暑吐利煩燥手足冷脈絶者効、

草果三錢　大附子一錢　陳皮一錢　甘草五分○右水一

盞半煎一盞冷服。

止渴湯　治霍乱大煩渴不止。

人参　麥門冬　白茯苓　桔梗　花粉　干葛　澤瀉各一錢　甘草五分○右水鍾半煎一鍾温服。○一轉筋不住，男子以手急托腎囊，陰腟女子以兩手托其雙乳。

理中湯　治虛人吐瀉，手足逆冷。

人参一錢　乾姜一錢　白术錢半　附子一錢　甘草炙八分○右水一鍾半，煎一鍾温服。○如氣滯加橘皮一錢　青皮一錢○如小便不利，加白茯一錢。仍用炒塩熨臍神効。○如中悪乾霍乱者，欲吐不得吐，欲瀉不得瀉，心腹絞痛不可止，上下不通，言語乱，如見鬼神，先以濃盐湯服之，探吐，令心胸透澈，後用藿香正氣散，加木香、枳壳各五分，煎一盞服之，上下立通，即有生意续腸，名用吹法、

一霍乱已死，腹中尚有煖氣，急用盐炒納臍中，以艾灸二七壮，仍灸氣海穴十三壮，立刻回生。氣海者，臍下一寸半是也。

一霍乱轉筋入腹，以淡盐湯乘熱飲半盃，送蒼术丸一丸，愈方、

一心神不寧，煩渴，小便不利，以五苓散，去桂，加辰砂五分，煎服立愈、

蒼术丸　治霍乱通用，兼治小兒瀉痢如神。

陳皮一两（去白）　蒼术一两（米泔炒）　厚朴一两（姜汁炒）　甘草一两（炙，去皮）

白术一两土炒 白茯一两去皮 砂仁七錢 猪苓一两二錢 澤瀉一两二錢
草果麪包火煨存性三分 藿香一两半 ○右共為末以砂糖為丸如小圓
眼大每服一丸白湯送下

附霍亂單方 凡遇霍乱吐瀉倉卒無藥須用胡椒七個擂末并
水一鍾調服或有房失者用陰陽水各半碗調服○又一方用
乾姜胡椒胡黄連各二分菉豆粉五分為末每三分沸湯點服
立愈

一方治霍乱用滑石四两炒為末丁香一錢四分為末用旱米泔
調大人三錢小兒一錢神効

一方治轉筋男子以手挽其陰女子以手牵其乳此千金妙法

一方治霍乱心腹脹滿疞痛欲吐不吐欲利不利死在須臾用塩虀汁酸醬水窨和匀探吐之或用苧麻縷絞戛眉心或兩臂膊或兩脚小腹上夾有黑斑者便是或用磁鋒砭出黑血亦妙或用白明凡三五錢攪河水二碗飲下

一方治霍乱用艾葉一大把水二鍾煎至一鍾温服切忌食米湯并諸飲食誤食則死如已死而腹有熱氣以塩納臍中艾灸十四壮

一方治霍乱轉筋取皂莢末吹一小豆許入鼻中得嚏便愈或艾葉木瓜煎湯放冷送下食塩一撮即愈

瘧

脈宜弦遲，若脈散而歇不治。

瘧猶暴虐之虐也。春夏因飲食勞倦而得，秋冬因傷暑而成。有一日一發，有二日一發，有三日一發，有一日一日發二日發，有日與夜各發，有上半日發，有下半日或夜發，有無汗，有〻汗者。治宜分之，屬三陽宜汗宜吐，屬三陰宜下宜溫。切不可過服截藥，傷損脾胃，以致延綿不休也。

○瘧疾主方

柴胡去苗 白朮各一錢半 蒼朮米泔浸一宿。已上三味虐瘧必用之 乾葛一錢五分

陳皮七分 甘草炙五分 ○若一日一發及午前發者，邪在陽分，加

桔、黃芩、茯苓、半夏各一錢。熱其頭痛，再加川芎、軟石羔各一錢。口渴加石羔。○若間日或三日發，午後發或夜發者，邪入陰分，加川芎、當歸、芍藥酒炒、熟地黃、知母酒洗，各一錢，紅花酒炒、黃栢酒炒、升麻各四分，提起陽分，方可截之。○若間一日連發二日，或日夜各發者，氣血俱病，加人參、黃芪、白茯苓各一錢以補氣，川芎、當歸、白芍藥、地黃各一錢以補血。○陽瘧多汗，用黃芪、人參、白术以斂之；無汗，柴胡、蒼术、白术、黃芩、乾葛以發之。○若陰瘧多汗，用當歸、白芍藥、熟地黃、黃芪、黃栢以斂之；無汗，柴胡、蒼术、川芎、紅花、升麻以發之。故曰：有汗者要無汗，扶正為主；無汗者要有汗，散邪為主。○若病人胃氣弱，飲食少，或服截藥傷脾胃而少食者，加

人參一錢半　芍藥酒炒　大麥芽各一錢　○若傷食痞悶或有食積者，加神曲　麥芽　枳实各一錢炒　黃連炒五分　○若欲截之下，加檳榔　黃芩　青皮　常山各一分　烏梅肉三箇　○若痰盛，加姜製半夏　南星　枳實各一分　黃芩炒　黃連各六分　○若日久虐瘧寒熱不多，或無寒而多微熱者，邪氣已無，只用四君子合四物湯，加柴胡　黃芩　黃芪　陳皮，以滋補氣血。

柴苓平胃湯　治瘧初起，熱多寒少，宜此方分利。

柴胡一錢半　黃芩　蒼朮　半夏各一分　甘草三分　白术一錢五分
白茯苓　陳皮　厚朴　人参　猪苓　澤瀉各八分　桂枝五分

○右剉劑，生姜煎服。○如寒多熱少者，只單用生姜四兩，和皮

帶水搗汁一碗，夜露至曉空心冷服立止，

清脾飲 服前方一二服，不止再用此方，

白术一錢半 厚朴八分 白茯苓 半夏各一錢 甘草四分

柴胡一錢半 黄芩一錢二分 青皮 草果 檳榔各七分○右用姜

三片棗一枚，水一鍾半，煎八分空心服，渣再併，將發時服，若大

渴加知母麥門冬各一錢，若不止，加常山酒炒一錢半，烏梅二個，空心

五更服即止，如不止，再用截瘧飲，

截瘧飲 治藜藿壯健之輩，而病瘧者，

常山燒酒炒二錢 檳榔一錢 草果一錢 烏梅三個 知母一錢 貝母一錢

半○右用姜三片棗一枚，水八分，酒七分，煎八分，露一宿，五更

日未出時、面東空心服、渣用酒浸煎、待將發時、先服立効

瀉宜飲　治膏粱嬌弱之輩而病瘧者。

人參五分如虛加七分或一錢　白朮有汗二錢無汗一錢　白茯苓一錢五分　柴胡有汗一錢無汗二錢　半夏姜製七分　草果有食五分食多七分無食不用　黃芩酒炒寒熱均七分寒多五分熱多一錢　薄桂二分　甘草炙腹脹三分不脹不用　煨生姜寒熱均三片寒多五分熱多不用

○右水一鍾，煎八分、臨發前空心溫熱服，感輕一服，感重二三服。

祛瘧散　治壯健之人病痰邪瘧疾

陳芽茶一兩　白扁豆一兩炒　飛羅細麪二兩炒黃色　各為極細末，再羅

極大南星二箇根上各挖開一孔，取白砒四錢研為末，裝入孔內，兩星孔

口相對合用綠扎定泥封固炭火煅存性取出研為細末共前藥和匀每臨發日空心用茶調大人服四分五厘末效者止服三分十歲以下者止二分六七歲者一分五厘量人虛實大小增減惟孕婦不可服慎之〻〻

白虎加桂湯　治頭疼惡風有汗似熱不熱

知母二錢　甘草一錢炙　石羔五錢　桂枝一錢　先以糯米一撮煮湯二鍾去米將湯煎藥至一鍾溫服取微汗

柴胡姜桂湯　治寒多熱少日〻發

柴胡二錢　桂枝一錢　黃芩三錢　人參七分　半夏七分　甘草五分　瓜蔞根二錢　牡蠣七分　乾姜八分〇右姜三片水二鍾煎一鍾

熱服

桂枝石羔湯　治熱多寒少隔日發

桂枝一錢　石羔五錢　知母三錢　黄芩一錢　甘草五分　半夏五分　人參五分○右姜三片水二鍾煎一鍾温服

六合湯　治一日一發虐人實人皆通用

人參　知母　草果　貝母　檳榔　柴胡　白芷　烏梅各一錢五分　常山酒炒一錢○右姜三片棗二枚煎服

撫芎湯　治二三日一發用此截

紅花　當歸　黄柏　白朮　蒼朮各一錢　川芎　撫芎各二錢　甘草炙五分○右水二鍾露一宿次早温服

鬼哭飲　治一二日一發用此截、

知母　貝母各一錢　檳榔五分　常山六分○右水半鍾酒半鍾煎至七分露一宿空心溫服、

人參養胃湯　治日久食少身弱寒熱無時

人參一錢　厚朴　陳皮各一錢半　蒼朮　茯苓　半夏　草果　藿香各一錢　甘草炙五分○右姜三片棗二枚煎服、

鱉甲散丸　治冬瘧脇下有塊名瘧母

鱉甲九肋綠色者醋炙一兩　白朮炒一兩　黃芪一兩　草果以鹽水醮過麫褁煨熟一兩　檳榔一兩　香附乾一兩　川芎一兩　陳皮一兩二分去白　白芍一兩　甘草炙八錢　厚朴姜汁炒一兩　蓬朮五錢　青皮五錢　烏梅肉一兩○右爲

藥汁糊爲丸如桐子大每服二錢淡姜湯送下如神〇此病着久身弱不食寒熱無時先用發散後用截藥截後速以補中益氣湯補之切不可輕用方上術人斬鬼丹砒毒等截悞人多矣慎之慎之

銷金散　治男婦久瘧成痞塊大如杯器者神効

大黑豆一升　用鷄骨恒山（四兩要黃者去蘆）　鷄心檳榔（二兩要端正者空朽不用）右二味剉碎用水三十六碗磁器內煮五碗去滓將前烏豆入藥水內煮熟以藥水乾爲度後再用真血竭三錢另研爲細末入烏豆內拌勻再入鍋內以文武火炒令燥以不粘手爲度將金箔爲衣用磁器罐收貯每不拘時常閑頻服每一年疾者服一

升二年者服二升三年者服三升愈後忌油膩毒食麪魚牛羊等物、餘症。

散邪助土飲　能散邪化痰、健脾理胃、調治壯健之人病瘧愈後

白术一錢　陳皮　山查　麥芽炒　柴胡各八分　茯苓　黃芩各七分　枳實五分　半夏五分，湯泡用　檳榔　神麯炒，各四分　甘草　肉豆蔻各三分　○如常思飲加麥門冬、天花粉○　如大便澁加大黃數片○　右作一劑，清水煎服。

加味補中益氣湯　調理虛弱之人瘧後脾胃併餘熱者。

人參　黃芪　白术　當歸　升麻　柴胡　陳皮　甘草

半夏　黄芩　白芍各八分〇右姜枣煎服

附治瘧单方　凡遇瘧疾服諸方不効者宜用小蜘蛛一個以大蒜搗爛如泥包裹為丸様雄黄為衣臨發前酒送下〇如再不愈當正發時刺十指出血應驗如神

一方用大蒜不拘多少搗極爛和黄丹以聚為度丸如鷄頭大候乾每發之日空心新汲水面東送下一丸

一方用茄花七朵擂燒酒發之日空心服

痢

脉宜微小忌緩浮

痢是濕熱及食積三者而已有赤白青黄黑五色以屬五臟白者

湿熱傷氣赤者湿熱傷血赤白相雜氣血俱傷黄者食積治法瀉腸胃之湿熱開鬱結之氣消化積滯自愈矣人不知以白為寒以赤為熱二説皆非也白者日久從肺金流出其色白赤者暫時從心火流出其色赤豈有寒熱之分哉治法先以清熱除湿之劑下之其后行血調氣之藥和之故経曰行血而便膿自愈調氣而后重自除惟痢久而胃氣下陥者可升可澁虚弱必寒者當温當補予有四大忌言今詳于後幸識者裁之

一曰忌温補痢之為病由湿熱藴積膠滞于腸胃之中清邪熱導滞氣行滞血則其病速除若用参术等温補則熱愈盛氣愈滞久之正氣虚邪氣熾至於不可救療者初投温補之禍也

一曰忌大下。痢因邪熱交滞腸胃而成。與溝渠壅塞相似。惟用藥磨刮疏通則愈。若用承氣大下之。譬如以清水蕩壅塞之渠。壅塞必不可去也。徒傷胃氣損元氣而已。正氣傷損。而邪氣不除。強壯者猶可。怯弱者必危矣。

一曰忌發汗。痢有身發寒熱頭痛目眩者。此非外感。乃內毒薰蒸。自內達外。雖有表症。實非表邪也。若發汗則耗其正氣。而邪氣得以肆。且風劑燥熱。愈助熱邪。表虛於外。邪熾於內。鮮不斃矣。

一曰忌分利小便。利小便者。治水泄之良法也。以之治痢。則乖。痢因邪熱膠滞。津液枯澁而成。若用五苓等劑。分利其水。則津液愈枯。滞澁愈甚。遂至纏綿不愈。則分利之為害也。若清熱導滞則痢自愈。而小便自利。安用分利為哉。

○痢疾主方

黃連（炒二錢半）黃芩（炒一錢半）白芍藥（炒二錢○已上三味痢疾必用之藥）木香（一錢五分）檳榔（一錢）甘草（炙三分）枳殼（麩炒一錢半）○右水煎服○若腹痛加當歸（一錢五分）縮砂（一錢）再加木香芍藥（各五分）○後重加滑石（炒一錢半）再加枳實檳榔芍藥（生用各五分）黃芩（用條實者各加五分）○白痢加白朮白茯苓炒滑石陳皮（各一錢）初欲下之再加大黃（半兩）兼食積加山查子枳實（各一錢）○紅痢加當歸川芎桃仁（各一錢半）初欲下之再加大黃（五錢）○紅白相雜加當歸川芎桃仁（各一錢）以理血滑石陳皮蒼朮（各一錢半）以理氣有食積亦加山查枳實初欲

下之不如大黄五錢○白痢久胃氣虛或下后未愈减芩連並藥各八分用加白术一錢五分黄芪茯苓陳皮各一錢縮砂五分去桹榔枳殻再加炙乾姜五分○紅痢久胃弱血虛或下后未愈减芩連五分加當歸川芎熟地阿膠珠陳皮各一錢白术一錢五分○若色赤黒相雜此濕膿也及小便赤澁短少加木通澤瀉茯苓各一錢山梔子炒五分以分利之○血痢加當歸川芎生地黄桃仁炒槐花各一錢久不愈加芩連各七分去桹榔枳殻再加阿膠珠炒側栢葉各一錢五分炒黒乾姜一錢白术一錢五分陳皮一錢○若痢已久而後重不去此大腸墜下去桹榔枳殻用條實黄芩加升麻一錢以升提之○嘔吐食不得下加軟石膏一錢五分陳皮一錢山梔仁炒五分入

生姜汁緩呷之以瀉胃口之熱○有一様氣血兩虛而痢者用四物湯加人参白术陳皮黄連黄芩阿膠之類以補之而痢自止○有一様寒痢用黄連木香酒炒芍藥當歸炒乾姜縮砂仁厚朴肉桂之類

若瀉痢誤服温熱止澁之藥則雖稍久亦可用前法以下之

若瀉痢便用前正法以下之而未愈又用前調理法治之而久不愈此屬虛寒而滑脱可於前虛補寒温二條擇用更加龍骨赤石脂罌粟殻烏梅肉等收澁之藥○如因痢久不愈耗損精血致腸胃空虛變生他症或五心發熱如勞之狀名勞痢宜山藥蓮肉二味治之但赤多倍蓮肉白多倍山藥○如下痢之後小

便痢而腹中滿痛不可忍此名陰陽反錯不和之甚也宜山梔
子良姜二味煎服○凡痢後調補只宜四君子湯加陳皮一錢
半甚妙、

平胃導滯湯　治紅白裡急後重惡心嘔噦屢驗

白朮炒　蒼朮炒　香附炒　山查　白芍炒　當歸各一錢二　陳皮　厚朴
神麯炒　枳殼炒　黃連　山梔子炒黑　川芎各一錢　甘草三分　白茯
○如後重加檳榔一錢　春加紫蘇一錢　夏加砂仁藿香各七分　秋
加桂皮四分　冬加烏藥麥芽各一錢○右水二鍾姜三片棗二枚
煎一鍾溫服神効、

治痢神方　此藥只用一服即日見効　柘樹一名穀樹、夏秋間生、

紅實如楊梅者便是

採柘樕葉炒乾為末每服三錢用酒一鍾加砂蜜空心調下白痢用砂糖一錢赤痢用蜜七分砂糖三分紅白相半者砂蜜均半禁口者加兒茶末三分

二妙香連丸　治赤白痢立效〇

木香一兩　黃連四兩吳茱萸二兩同浸一夜炒乾去茱萸不用〇右二味為末粟米糊為丸如梧桐子大每服七十丸食遠白湯下初起宜推蕩本方、加大黃二兩　檳榔一兩以行之再以本方、加肉豆蔻鷄蛋清炒一兩五錢以止之此謂二妙也、

香連丸　治痢疾初作有腹痛脹悶濕熱之症

川黃連淨一斤切豆大吳茱萸湯泡良久去湯以湿萸同連悶過夜炒連赤色去吳茱萸存連聽用 廣木香四兩 白芍藥四兩醋炒 平胃散四兩○右為末醋糊丸梧桐子大空心米湯下百餘丸

草靈丹　治赤白痢疾按此藥氣味寒涼去腸胃中湿熱之積初起者用之如神

鳳尾草八兩生溫台州者佳連根用　龍鳳藤四兩生溫州者佳　金星草三兩狀如鴨脚者　車前草二兩○右四草俱五月内收取陰乾俱剉和匀用山查厚朴青皮生薑各兩一水三碗煎一碗去渣將汁拌前四草晒乾再拌再晒汁盡為度晒極乾磁罐收貯○如赤痢加黃芩黃連當歸芍藥木香○如白痢加白朮茯苓陳皮甘草木香○如

腹痛加芍藥當歸砂仁木香○食積加山查厚朴青皮蓬术○挾暑加香茹飲○裏急后重加枳殼檳榔○小便數加木通滑石澤瀉○挾外感加柴胡防風○血痢加生地赤芍藥阿膠側栢葉黄連黑薑○胃弱加小異功散○下如豆汁加四苓散○若痢久而后重不去加條芩升麻○痢久而脾胃虚者用香連歸芍小異功散不宜用草藥○噤口痢用前蒼連丸○每服用製過草藥五錢加入隨症所用藥水一碗半浸少刻攪匀煎四五滾約六七分去渣温服渣再煎

三仙丸　治久痢效方

槐花炒四两　牛皮膠二两炒成珠　枯礬一两○右俱為細末煉蜜

為丸梧桐子大每服三十丸空心姜糖湯送下不数服即愈

神秘丹　治紅白久痢噤口

陳年香圓（四個新者不用）　白豆蔻　砂仁　草豆蔻　枳實　青皮　檳榔　白茯　白术　陳皮　當歸　香附炒　烏藥　大熟地（各一兩）　黄連　木香（各五錢）○右共為細末煉蜜為丸如龍眼大約重一錢許每服一丸用老酒一鍾砂糖半杯煮酒調下不起床者二三丸立愈如神

此症如血痢結熱悶乱腸痛若用桃仁承氣湯加地榆一錢水煎服○痢後紅點并脱肛疼甚者用升陽除湿防風湯

升陽除湿防風湯　治痢後紅并脱肛疼

蒼术（米泔炒，二錢） 防風（一錢五分） 白术一錢 白茯一錢 白芍（一錢） 升麻（五分） 生地（八分）○右水一鍾半煎一鍾温服○如禁口舌黒黄枯者不治○如禁口痢久不食口心吐沫者死症也以田螺連殻搗爛一枚加射（一分）封臍上其氣忽順而清者可治隨以神秘丹一丸化下立愈

金華散　專治紅白痢疾久不愈者服之神効

椿白皮（一兩臭者佳去粗皮取皮向東者） 松花 三錢 地榆 二錢 乾荷葉（二錢用貼水葉去边留中陰乾）○右四味各為極細末每服三錢紅痢蜜調白痢黒砂糖調紅白相雜蜜与砂糖調後加温湯少許空心服忌麵食葷腥油膩物

治禁口痢秘方　極危急心胸微有热氣名能治之

大蓖麻子（去壳四十九粒）巴豆（去壳四十九粒）牛黄（一錢五分）射香（五分）雄黄（五分用透明者）硃砂（五分用明透者陰砂不用）冰片（一分）〇右共為極細末、和蓖麻子巴豆研如泥加葱汁少許白蜜少許為丸如榛子大、先将紙帖患者眉心紙上安藥〻上再用膏藥帖之眉心皮膚腫起即愈如不腫者不治、

治紅白痢膏藥

巴豆（新者不拘多少研成泥）雄黄（明净者研極細）〇右将雄黄末少許入巴豆研成膏先将病者眉心中穴用水洗净将膏攤油紙上每用如豆大貼穴上壮年一炷香老幼半炷香成三四寸視人大小用

之香盡即將藥輕輕揭去抵盡神効

調血養氣湯　治痢後氣血兩虛久病不愈者

當歸身酒洗一錢　川芎一錢五分　白芍藥酒浸一錢五分　熟地黃酒洗一錢淨　人參一錢　白术米泔浸一宿土炒五分　乾姜炒黑三分　陳皮去白五分　升麻三分　條黃芩炒一錢　槐花炒一分　阿膠炒成珠入分　砂仁三分　甘草炙五分　黃芪蜜炙一錢五分

○右用姜三片棗三枚水一碗半煎至七分空心服渣再煎服

附痢疾單方　凡遇痢疾可用枳壳一兩甘草三錢俱切片同炒紅者畧炒白者炒赤色另用好細茶生姜去赤用茶五錢姜三錢去白用茶三錢姜五錢先炆水二大碗候炒煎藥淬入煮至

半碗去渣露一夕次早空心温服如禁口者即用石連子一兩去壳取肉搗爛碗盛碗蓋滚水泡出汁撥開口灌入即能飲食

一方治赤白痢及禁口痢用菉豆温鍋略炒為細末以蜜和為小餅時々細嚼下

一方治禁口痢諸藥不効用糞蛆不拘多少洗淨瓦焙乾為末每用一二匙米飲調服就能思食大効

一方治禁口痢用臘肉骨燒灰存性碾為極細末好酒送下二三錢即能飲食

一方治痢疾用山查不拘多少去核為粉每用二盃紅加蜜白加黑砂糖拌匀滚水調服立時止

一方治産後痢用蒼耳草葉搗絞汁温服半鍾一日三四次、
一方治小兒赤白痢𨈆弱大困用麻子炒令香為末每服一錢蜜水調下、
一方治小兒冷痢及暴痢忽來急取獨蒜搗成膏敷足心、
一方治白痢用大麥去毛尖不拘多少將頭醋拌晒乾又拌晒如此三次炒黄為極細末每服一錢馬齒莧煎湯下每進三服即愈、

内科全書三卷終

太醫院手授經驗百効内科全書卷之四

金谿龔居中應圓父編輯
潭陽劉孔敦若樸父訂刊

泄瀉

脉宜微小而細

瀉屬濕熱。多因飲食不節。致傷脾胃。有氣虛而泄者。有濕熱而泄者。有火熱而泄者。有痰積而泄者。有食積而泄者。飲食入胃。完穀不化者。氣虛也。瀉水腹不痛者濕也。腹痛水瀉腸鳴。痛一陣瀉一陣者。火也。或瀉或不瀉。或多或少者。痰也。腹甚痛而瀉瀉後痛減者。食積也。雖有數者不同。須看時令。分寒熱新舊而施治法當補脾。消食。燥溼。利小便。然有胃氣下陷者。宜升提之。然有久泄虛滑不禁者。宜收澁之。

○泄瀉主方

陳皮一錢 白朮二錢 白苓一錢半 白芍炒一錢五分 甘草炙去皮五分 ○右用姜二片，灯心五根，煎，空心溫服。○溫熱甚，肛門如熱湯者，乃熱泄也，加黄芩、澤瀉、猪苓、黄連、滑石、山梔、木通各一錢。○腹中痛，下泄清冷，喜熱手盪熨，口不燥渴者，乃寒瀉也，加肉桂、肉豆蔻麪包煨各一錢五分 猪苓、半夏、炒連各八分。○如瀉水腹不痛者，屬氣虛，去陳皮、白芍，加人參、黄芪、升麻、柴胡、防風，補而提之。○傷食泄黄，或食積，加神麯、麥芽、山查各一錢 炒黄連七分 ○

腹中窄狹飽悶，再加厚朴、枳實、木香各五錢。○小便赤澁短少，加澤瀉、猪苓、木通各一錢，夏月再加茵陳七分、炒梔四分。○口渴引飲，加乾葛、人參、麥門冬各一錢，升麻、滑石各四分，烏梅肉二個。○飲酒便泄，此酒積熱瀉也，加炒黃連、茵陳、乾葛各一錢，木香五分，神曲、麥芽各八分。○夏秋月間濕熱大行，暴注水泄，加炒黃連、蒼朮、澤瀉各一錢，升麻、木通各五分。發熱燥渴，加乾葛、石羔各一錢。黃疸小便黃赤，加茵陳一錢，山梔、木通各五分。○寒月溏瀉清冷，腹痛或傷生冷飲食，加神曲、麥芽各一錢，𥗴砂、木香、益智各七分。○氣虛加參、芪，血虛加當歸。○久泄虛滑，水穀入口即時直下，加參、芪、乾姜、柯子、肉豆蔻、粟殼、草果、厚朴、

○夏月加香茹厚朴。○清晨溏瀉，加故芷、茴香、肉豆蔻去油。○久泄腸胃虛滑不禁，加肉豆蔻一錢、訶子皮、赤石脂各一錢，煨木香、炙乾姜各五分。○久泄脾胃虛弱，食少難化，加參、芪各一錢，神曲、麥芽各一錢二分，煨木香、炙乾姜各五分。○如久瀉谷道不合或脫肛，此元氣下陷及大腸不行收令故也。去茯苓，加神曲炒、肉豆蔻煨、訶子肉、烏梅、五倍子各等分，為丸，以四君子加防風、升麻煎湯送下。

加味五苓飲　治大人小兒水泄，小便赤澁，或全不小便者。

赤茯苓去皮一錢五分　猪苓三錢　澤瀉用刮開色白者三錢五分　木瓜八分　白术去皮去芦八分　木通一錢五分　車前子畧炒五分

○右水二碗，煎一碗

去渣入塩少許，全藥微有鹹味，飢時服之，小便自利，其泄立止。

白朮散　治久泄脾胃虚弱食少身瘦煩渴

人參一錢　白朮炒一錢　白茯一錢　甘草炙五分　木香八分　霍香一錢　甘葛七分　乾姜炒黑七分　○右姜三片，水一鍾半，煎一鍾，温服。

升陽散　治一日三四次溏而多時，腹鳴，小水黄赤。

柴胡　益智　當歸　陳皮各五分　升麻七分　甘草三分　黄芪四分　紅花二分半　○右水一鍾半，煎一鍾，温服。

升陽降温湯　治胃弱食少，腹疼腸鳴，泄瀉無度，四肢困倦。

甘草炙五分　麥芽炒一錢　陳皮一錢　猪苓一錢　澤瀉一錢　半夏一錢　益智一錢　防風一錢　神曲炒一錢　升麻八分　柴胡一錢　羌活一錢

蒼术一錢〇右姜三片棗二枚水煎服〇如瀉肛門爆疼加桃仁歸尾生地各七分同煎

加味胃苓湯 治患泄瀉腸疼轉筋

蒼术 陳皮 厚朴 猪苓 澤瀉 白术 茯苓 甘草 藿香 神曲 木瓜 白芍〇右剉劑姜棗煎服〇如泄瀉頭疼去木瓜茯苓加砂仁草果川芎〇如泄瀉兼身疼麻木去蒼术厚朴茯苓木瓜加草豆蔻川芎砂仁吳茱萸木香

二香二仁湯 治患泄瀉右脇疼痛

陳皮 白术 香附 砂仁 枳殼 半夏 薏苡仁〇右剉水煎服

茵陳車前益元散　治患水瀉數日不止，因而瀉甚頻數，總食薄粥米飲，即從大便泄出，徧身骨節疼痛，此因溫熱所致，非虛滑之由也。

車前子一錢，炒研　茵陳一錢，研末　合成六一散二錢○右共和勻，濃水調五分，一次頻頻服之。

加味治中湯　治春月肝木乘脾，腹痛久瀉不止。

人參一錢半　白朮二錢，陳土炒　白芍藥一錢五分，醋炒　甘草一錢，炙　青皮去穰，麩炒，七分　陳皮一錢，去白　乾姜一錢，炒黑　蒼朮一錢半，麩炒　升麻五分　柴胡五分　防風五分　白茯苓一錢○久瀉虛寒加熟附一錢○

右用姜三片，加大棗二枚，水二鍾，煎一鍾，食前服。

加味香砂枳术丸　治飲食所傷脾胃不和欲作瀉痢并七情所傷痞悶嘔吐不思飲食瀉痢後理脾胃去餘滯此藥一運一動一補一消活法用之極有奇効

白术（土炒二两）　黑枳實（麸炒一两）　半夏麹（真者一两五錢）　陳皮（去白一两）　砂仁（炒七錢半）　香附（醋浸晒乾炒一两）　麥芽麹（炒一两）　木香（不見火五錢）　黄連（姜汁炒冬五錢夏一两）　神麹（炒一两）○有痰加竹瀝（半碗）　姜汁（二盞）

○右為末薄荷煎湯打老米糊為丸如梧桐子大每服七八十丸食遠白湯送下

脾瀉丸　治久泄并五更泄者

白术（二两飯上蒸）　白茯苓（二两蒸熟）　小茴香（炒一两）　肉豆蔻（一两麵包煨）

破故芷炒二兩　廣木香五錢○右為末，生姜煮，紅棗肉為丸梧桐子大，空心米湯下八十丸，甚者食前再服。

銅門栓丸　秘驗止久瀉痢。

黄丹一兩飛過　明礬一兩　黄蠟一兩○右將蠟熔化於小銅杓內，次以丹礬末和，入乘熱急手為丸，如豆大，每服二丸，空心米湯下，小兒用一丸。

養脾進食丸　治瀉痢后脾胃虛弱，飲食減少。

人參　白朮土炒　白茯苓各三兩　甘草一兩半　陳皮　半夏麯　厚朴姜汁炒，各二兩　蒼朮麸炒，三兩　砂仁炒，一兩半　神麯炒　麥芽炒，各二兩半　木香五錢○右為細末，神麯麥芽麵打糊為丸，如梧桐子大，每服五十九食遠白湯送下。

參苓白术丸　治瀉痢後調理脾胃極穩累効。

人參一兩五錢去芦　白术二兩土炒　白茯苓二兩半去皮　甘草一兩炙　山藥姜汁炒一兩半　砂仁一兩炒　薏苡仁二兩炒　桔梗一兩去芦炒　蓮肉去皮心一兩半○若痢後虛弱，用石蓮肉、黃蓮用吳茱萸同浸半日，連汁炒乾，去萸一兩。○飲食減少，加神麯、麥芽。○餘外脾胃虛弱調補，只照本方。○右為末，晚米糊一半、蜜一半和為丸，如梧桐子大，每服七八十九，食遠白湯送下。

附泄瀉單方　凡泄瀉服藥不効，可用五倍子、五灵脂各等分，為末，醋調勻，封臍即止。或用木鱉子肉七個，射香五厘，蝸牛三個

共為泥封臍上尤妙、

一方治老少脾泄久不愈者用冬米造飯鍋巴淨末四兩 蓮肉去心淨末四兩 享糖末四兩 共和勻每服三五匙食遠白湯調下、一日三次、

一方治泄瀉日夜無度諸藥不効者用針砂、地龍、猪苓各等分為末生葱搗汁調方寸匕貼臍心小便長瀉即止、

一方治大人小兒吐瀉日久垂死灸天樞二穴在臍兩傍各開二寸 氣海一穴在臍下一寸半 中脘穴在臍上四寸半、

一方治瀉痢用乾蘿蔔片煮熟放冷以蜜調服、

一方治水瀉用煨姜一塊 艾一把 水煎熱服、

一方治泄瀉。不進飲食。用糯米一升、水浸一宿、濾乾燥、慢火炒、令極熟、入山藥一兩、共為細末、再入胡椒末少許、和匀、每日侵晨砂糖入滚湯調服、大有滋補、久服之、其精寒不能成孕者、亦孕、

一方加蓮心去心皮、芡實肉、山藥各三兩、尤妙、

一方治久瀉、諸藥不効、用硫黄一分、菉豆六粒、胡椒五分、共為末、飯為丸、温湯送下、即止、

痞滿

脉宜沉浮滑。忌濇。

夫痞滿者。非痞塊之痞也。乃胸腹飽悶而不舒暢也。有氣虚中滿。有血虚中滿。有食積中滿。有脾泄中滿。有痰膈中滿。皆因七情

內搖，六淫外侵，或醉飽飢餓失節，房勞過度，則脾土虛而受傷，轉輸之官失職，胃雖受穀，而不能運化，故陰陽不升降，而成痞也。治宜開鬱順氣，清理脾胃之藥，兼致化痰之劑，則痞通而滿除矣。

○痞滿主方

香附　砂仁　木香　枳實麩炒　白术炒　茯苓　半夏姜汁炒　白豆蔻去殻　陳皮　藿香　厚朴姜汁炒，各七分　甘草炙，二分

○右剉劑，生姜三片，棗一枚，水煎，食後服。○瘦人心下痞悶，加炒黃連，去半夏。○肥人心下痞悶，加蒼术。○氣虛中滿，加人參，去半夏。○血虛中滿，加當歸、白芍，去半夏。○脾虛兼痞者，加歸身、川芎、

芍藥神麯去砂仁木香藿香豆蔻〇食積中滿加神曲山查麥芽去白术半夏〇脾泄中滿加蒼术白芍去半夏〇痰膈中滿加貝母桔梗竹瀝瓜蔞仁畧炒去白术〇痰積痞者加山查大麥芽貝母去砂仁木香白术豆蔻藿香〇濕熱痞滿加酒炒黄芩酒炒山梔仁製蒼术去附砂白术豆蔻藿木香〇痰挾血成窠囊者宜桃仁紅花香附大黄之類〇若傷寒下多則亡陰而痞者八物湯加升麻柴胡少佐以陳皮枳壳之類主之〇若大病后元氣未復而胸滿氣短者宜補中益氣湯木香陳皮枳實九之類方見内傷

解鬱和中湯 治胸膈痞滿內熱夜不能安臥〻則愈悶

陳皮去白一錢二分　赤苓一錢　半夏六分　青皮醋炒五分　香附便炒一錢　枳殼麩炒一錢　梔子一錢　黃連姜汁炒七分　神麴炒七分　厚朴姜汁炒七分　前胡八分　蘇子研碎七分　甘草四分　○右剉劑，姜三片，水煎熱服。

木香化滯湯　治因憂氣鬱結中脘。腹皮裏微痛。心下痞滿。不思飲食者。

當歸梢　枳實炒各四分　陳皮　生姜　木香各六分　柴胡七分　草豆蔻　甘草炙各一錢　半夏一錢五分　紅花○右剉一劑，姜水煎，食遠服。

瓜蔞枳桔丸　治胸中痞滿。或痛徹背脇。喘急妨悶者。

瓜蔞仁另研　枳殼麸炒　桔梗炒　半夏湯泡　黃連炒，各一兩

○右為末，以姜汁糊丸，每食後以淡姜湯送下五分，久服自愈。

枳實理中丸　治痞因下後，虛氣逆上攻。

枳實　黃連各半兩　乾生姜二錢　半夏麯　人參各三錢　甘草炙，二錢　茯苓　麥芽各二錢　白朮三錢　厚朴姜製，四錢　○右為末，水浸蒸餅丸如梧桐子大，每服三五十丸，溫湯下。

木香檳榔丸　治胸膈積滯，飲食減少，終日不食亦不知飢，勉強進食亦不知飽者。此非煎劑可除，必此丸消磨其塊方可。

廣木香三兩　黃連四兩，吳萸湯泡過　黃芩酒炒，四兩　黃蘗四兩，鹽水炒赤　檳榔八兩　陳皮洗，八兩　青皮醋炒，四兩　莪朮煨，五兩　莊大黃兩

酒蒸 黑丑炒八兩 厚朴薑炒四兩 枳殼麩炒八兩 香附米製 當歸酒洗八兩 乾姜泡三兩 ○右為末，以白水滴丸菉豆大，不時服，白湯吞下五分或一錢，服至一二兩必愈。愈后須用平劑以調之，而胃氣斯復。

消痞丸 治心下痞悶，一切所傷及積年不愈者。

乾生姜各三錢 神麯炒 炙甘草各二錢 猪苓 澤瀉 厚朴 砂仁 黄芩各六錢 半夏湯泡七次 陳皮 人參各四錢 枳實炒五錢 黄連淨炒 姜黄 白术各五錢炒 ○右為細末，湯浸蒸餅為丸如梧桐子大，每服五七十丸至百丸，食遠白湯送下。

木香分氣丸 治脾胃不和，心腹脹滿，兩脇膨脝，痰喘嗽急，刺心乾嘔，咽喉不利，飲食不化。

木香　檳榔　青皮　蓬莪术炮　乾生姜　當歸　姜黄

玄胡索　白术　枳殼麩炒　荆三稜紙裹煨香　陳皮去皮　赤茯

參　肉豆蔻各等分　秋冬加丁香炒〇右為末，白麪糊丸小豆大，

每服三五十丸，生姜湯下。忌生茄、馬齒莧。

附痞滿單方

一方治心下堅如盤者，用枳實麩炒一錢，白术三錢，水煎服。

一方用蓄艾、獨蒜、韮、穿山甲，四味用好醋搗成餅，量痞大小貼之，兩炷香為度，其痞化膿血，從大便出。〇又方用大蓼子，即水仙子，為絕細末，少加麵調和，做一團，置痞上，以火熨之，數次即消。

積塊

附茶癖 脈忌虛弱。

古書有積聚癥瘕立名。而丹谿以積塊稱。夫積聚者。物滯曰積。成塊而有常處。氣滯曰聚。或散而來往無常也。癥瘕者。則積塊之別名也。內經論有五積之說。曰肥氣。曰伏梁。曰痞氣。曰息賁。曰奔豚。丹谿列有方治。而又謂在中為痰積。在左為血積。在右為食積。此亦論積塊有常處之大槩也。治法方冊班班。要之養正其積自除。尤為穩當。

○積塊主方

陳皮 白茯苓 川芎各八分 香附末童便浸炒一錢 半夏湯泡一錢

甘草五分　蒼术泔炒六分　山查子杵一錢五分　連翹六分　枳實一錢

桃仁去皮一錢　厚朴姜炒三分　○痰積，加天花粉八分、貝母八分、海粉一錢、大麥芽炒杵八分。○血積，加紅花酒洗一分、當歸尾八分、莪朮八分、昆布八分。○食積，加大麥芽炒杵一錢、神麯炒一錢、木香三分另磨和藥。○左脇有塊，倍川芎。○右脇有塊，加青皮。○肉食成塊，加姜炒黃連。○飽脹，加蘿蔔子、檳榔，去蒼术。

四神消積丸　治為食酒氣痰四者成積。

陳皮三兩洗去白　青皮二兩醋炒　廣木香五錢　川厚朴姜炒二兩　枳實二兩煮　京三稜煨切一兩　蓬莪术二兩煨切　山查肉二兩煮　神麯炒二兩　麥芽炒二兩　半夏麯炒二兩、香附米炒二兩

白芥子五錢炒　砂仁一兩炒　吳茱萸一兩湯泡去苦水　○右為末蘿蔔湯滴丸如菉豆大每食遠白湯送下八十丸此方平易可以多服不傷胃氣服至積消即止之

烏梅丸　治酒積食積及化痰飲

烏梅去核淨肉半斤　半夏四兩　生姜自然汁半斤　白礬四兩　○右先將半夏烏梅粗末次將白礬化開并姜汁共前末拌勻新瓦二片夾定炭火上焙三日三夜以乾為度次入神麯麥芽陳皮青皮莪朮枳殼丁皮檳榔各二兩　共為細末酒糊為丸如梧桐子大每服五十丸食遠姜湯下

加味枳實丸　治食積

白术二兩　枳實　神麯　麥芽　山查各一兩　黃連　陳皮各五錢　木香一錢五分○右為末，荷葉蒸餅為丸，如梧桐子大，每服一百丸，食遠姜湯送下。

阿魏丸　治肉積

連麯　山查各二兩　黃連一兩半　真阿魏四兩○右前三味為末，醋煮阿魏為丸，每服三十丸，白湯送下。

茶癖散　治茶癖愛吃茶

石羔　黃芩　升麻○右各等分為末，砂糖和水調服○一方愛吃茶，用石羔、白术、炒芩、芍藥、薄荷、膽星為細末，砂糖調成膏，津液化下。

伏梁丸　治心之積起臍上大如臂上至心下久不愈令人心煩
黄連一兩五錢　厚朴製　人參各半兩　黄芩三錢　桂一錢　乾
姜　菖蒲　巴豆霜各五分　紅豆二分　茯苓　丹參炒各一錢　川烏
頭炮五分　○右為極細末另研豆霜旋旋入末煉蜜為丸如梧桐
子大服如上法淡黄連湯下
肥氣丸　治肝之積在左脇下如覆杯有頭足久不愈令人發欬
逆痎瘧連歲不已
厚朴半兩　黄連七錢　柴胡二兩　巴豆霜五分　花椒四錢　乾姜炮五分
廣术炮二錢半　烏頭炮去皮錢二分　人參二錢五分　甘草炙三錢　昆布二錢五分
白茯苓一錢五分　皂角去皮子弦煨一錢半　○右除茯苓皂角豆霜另末外

為極細末和勻煉蜜為丸如梧桐子大初服二丸一日加一丸漸加至大便微溏再從二丸加周而復始積減大半勿服

痞氣丸　治脾之積在胃脘覆大如盤久不愈令人四肢不收致熱飲食不為肌膚

厚朴四錢五分　黃連八錢　茱萸二錢　黃芩二錢　白茯苓　澤瀉　人參各一錢半　川烏頭　川椒炒各五分　茵陳酒炒　乾姜炮　砂仁各一錢五分　白朮二分　桂四分　巴豆霜四分　○右除豆霜另研茯苓另末旋入外同為細末煉蜜丸如梧桐子大用淡甘草湯下服如上法

息賁丸　治肺之積在右脇下大如覆杯久不愈令人洒淅寒熱

喘咳發肺癰

厚朴製八錢 黃連一兩三錢 乾姜炮 白茯苓 川椒炒 紫苑各一錢半 桂一錢 川烏頭炮 桔梗 白豆蔻 陳皮 京三稜各一錢 天門冬一錢 人參一錢 青皮五分 巴豆霜四分 右除茯苓巴豆霜旋入外為細末煉蜜丸如梧桐子大以淡姜湯送下服如上法上四方秋冬加厚朴減黃連四分之一

奔豚丸 治腎之積發於小腹上至心下若豚狀或下或上無時久不已令人喘逆骨痿少氣或男子內結七疝女人瘕聚帶下

厚朴製七錢 黃連五錢 澤瀉 白茯苓 菖蒲各一錢 川烏頭 丁香各五分 苦楝酒煮二錢 玄胡索一錢五分 全蝎一錢 附子

獨活各一錢　桂二分　巴豆霜四分　〇右除豆霜、茯苓另爲末，旋入外爲細末，煉蜜丸，如梧桐子大，淡鹽湯下，服如上法、

磨塊丸　治鬱氣鬱痰結成痞塊，胸膈壅塞，遂致每晚右脇一團先熱，遂致遍身發熱，天明漫止，且飲食少進，煩燥不安，肉削骨露，脈又歇至而絃，必此丸攻其痞塊，以除其痰根，諸症自除矣。

三稜　莪朮俱醋炒，各八錢　檳榔六錢　川黃連薑炒，六錢　片黃芩刮淨水洗，酒拌炒，六錢　陳枳實炒，六錢　陳皮滚水泡去白，四錢　梔仁薑汁炒，五錢　前胡水洗，五錢　貝母去心，六錢　天花粉八錢　大黃酒炒，八錢　香附童便製，八錢　青皮去穰醋炒，五錢　南木香不見火，二錢　玄胡索五錢　鬱金三錢　連翹去心帶，六錢　〇已上共爲極細末，和勻，先用竹瀝、署酒潤，次用粘米粉

攪硬糊丸如菉豆大每服百丸一日三次食遠服臨臥服一次服至疾除遂止切忌生冷煎炒鮮魚牛羊鵝麵

祛塊丸　治痰塊痞塊氣塊血塊不拘熱氣冷氣

莪朮醋煮過二兩　香附酒浸漲炒三兩　紅花酒炒二兩　麥芽炒二兩　神麯酒炒二兩　鱉甲醋炙二兩　山查二兩　青皮炒三兩　昆布酒炒一兩　阿魏三錢醋蒸過用　海石醋炒二兩　砂仁一兩

○右為細末好醋為丸如梧實大每二三十丸酒湯送下

愈元丸　治患十數年痞氣心下堅硬狀如覆杯諸醫不効者

陳皮去白　青皮去白炒　枳殼炒各二兩　山查二兩　小茴炒　甘草各用一兩　三稜醋炒　莪朮煨　檳榔　草果去殼各五錢　砂仁

木香 針砂醋炒，各五錢 厚朴薑汁炒 蒼朮米泔浸炒，各用四兩 ○右為末，酒糊為丸，如梧仁大，每服十五丸，生薑湯下。

羊肝餅 治小兒驚積，左脇下有塊，女人血瘕，發熱瘦弱，但積塊在右，為食積者不宜用。

黑羯羊肝一具，去筋膜，切成方寸一塊，中間割開相連 白朮一兩，小米泔浸一宿，切成咀，陳壁土炒黃色，為細末一兩 左顧大牡蠣一個，重一斤，着炭火煅通江，候冷，為細末一兩 真黃蠟一兩，溶化開，入前藥二味，攪勻，乘熱成餅，煞肝塊數目，如肝塊大，其餅重二錢，小者重一錢五分 ○右將蠟餅夾於肝內，用竹葉包裹，以線縛之，入新砂鍋中，以水掩一寸，入粟米五六合，煮以米熟為度，候冷去竹葉，任小兒食之，一頓二三塊。夏月將餅繫於井中，勿令色變味臭，小兒不肯食也。重者不過一肝二肝輕者数塊則熱止七日後則積消腹軟矣。

通玄二八冊　治腹内飲食宿滯積聚，此方又能止瀉痢，但引不同能行能止，真仙方也。

黄連浄半斤　白芍藥浄五錢　當歸浄五錢　烏梅去核浄五錢　生地黄浄五錢

〇右為末，用雄猪肚一箇，以藥盛於内，用線縫之，用韭菜二斤鋪甑底於鍋内蒸之，候湯乾再添水蒸一日，以藥熟為度，就猪肚共藥石臼内搗爛為丸，如梧桐子大，每服七十丸，酒送下。〇如治積聚，清晨用姜湯送下，待瀉二三行，即除却，以温粥補住。〇如治瀉痢，食後用清茶送下。

沉香消積丸　治一切痞積氣塊及婦人血瘕等症。大枳殼不拘多少每箇入巴豆仁一枚在內線扎醋煮透為度冷定去巴豆將枳殼吹咀晒乾為末每一兩加沉香一錢平胃散末三錢共一處以醋糊為丸如桐子大每服三十丸空心白湯送下日久其痰自消如重病多年及婦人血瘕用阿魏化痞膏貼之即愈

琥珀鱉甲丸 治婦人癥瘕經斷

錦紋大黃醋煮透二兩 琥珀五錢 莪术七錢 當歸尾五錢 桂心去皮五錢 赤芍五錢 檳榔五錢 枳殼炒五錢 廣木香五錢 昆布酒洗五錢 鱉甲九肋者酥炙透一兩 ○右共為末煉蜜為丸如梧桐子大每服三十丸米飲送下或酒亦可服之

追虫丸

白雷丸一兩 梹榔一兩 史君子一兩 黑丑二兩 錫灰三錢 廣木香二錢 蕪荑三錢 ○右共為末沙糖為丸菉豆大每服一錢葱白湯送下

不猛効速膏 治男痞塊女人血塊

阿魏一兩 木耳四兩為末 生漆濾去渣淨四兩 蜜六兩 ○右用錫礶一箇盛藥封固放鍋内水注三炷香了取起冷定每服二茶匙燒酒送下日進三服忌油膩魚發物

蜀葵膏 治有形之塊以此鹹軟之堅削之併行氣開痰為主

用蜀葵根煎湯去渣再入人參白术青皮陳皮甘草稍牛膝各等分煎成湯入研細桃仁玄明粉各少許乘熱飲之二服當見

塊下。如病重者。須補接之。後加減再行此方。且攻且補。亦有[illegible]

化痞膏

淨松香一斤 先以酸漿水煮三四十滾。又以酒煮十数滾。又以白水煮。以口試味淡為度。聽用。將松香化開。又傾入香油內。取起。以大麻子肉二兩 百草霜一兩 共末。木臼內搗如泥。入蜈蚣十條 去頭足。淨。後藥乳香、蘆薈、孩兒茶、天竺黃、阿魏、硼砂各五錢 川山甲土炒末一兩 將衆藥末摻盡。後入黃香末。徐徐搗成一膏。收磁礶內盛之。每用滾湯化開。用紅絹攤。臨時洒射香末半分在膏上。貼之。六七日作痒。十日半月全消。

附積塊單方

凡遇血塊及一切血氣癥瘕痰飲等症用瓦壟子即花蚶也取殼燒以醋淬三次為末醋膏丸如梧桐子大每服七十丸酒下

凡遇痞結年久成龜鱉者用老軍需一味春夏用莖葉秋冬用根不拘多少用好生酒一罐外用鯽魚一隻和藥同入罐内日落時煮以魚熟為度令患人先食魚次飲酒撲至次早去大小便見物下即是効如不應連服三五次追其物無跡神効妙不可言而仁人君子切不可輕忽○老軍需俗名社公口鬚四時常有青出衆草為尊莖藤青葉似櫝葉而尖小根如鬚白似芋頭根帶藤而去

凡遇痞積氣塊其症初則如彈漸長如刀或如梭如碗形狀不同令人面黃體瘦飲食少思久治不痊治宜用豬溚皮七箇即

猪赤胰新針七箇每溢皮用針一箇将針刺破内外々用好明浄皮硝七錢研為細末擦於溢皮上醃七日取出用鉄器焙乾研為細末再用水紅花子七錢焙乾為末与前末和匀每服三錢清晨無灰好酒調服忌生冷房室惱怒不論男婦老少腹之左右並皆治之若頻服五七料大便下膿血即是効驗切不可用別藥補之為妙服此方二月漸消三月斷根但此藥只可春秋冬合夏恐壞了溢皮若夏月急用将溢皮醃懸放井中一七取出用之為妙

黄疸

脉宜洪数

疸者黄也湿熱相交脾胃二经積熱所作面目如金小便如黄栢汁有黄汗者陽明蓄熱也浔此病因出汗時沐冷水熱鬱於內故汗黄也有穀疸者食則腹滿眩暈心中怫鬱由飢飽所致胃氣蒸衝而黄也有酒疸身目俱黄心中懊憹足脛滿尿黄面黄而生赤斑因酒後畏熱醉臥當風或水湿浔之甚至目黄青黑或大便亦黑也有色疸者因房事後為冷水湿氣所傷故額黑身黄小腹滿急小便不利病形不同當宪所因分利為先解毒次之其諸疸口淡怔忡耳鳴脚軟微寒微煖小便白濁者皆為虛証不可過用涼劑強通小便恐腎水枯竭久而面黑黄色不有渴者不治不渴者可治又有傷寒發黄者盖為內熱已甚復

被火蒸名發黄也。陽明病被火攻額上汗出，而小便不利者，必發黄。有由内熱有火而致陽明病無汗，小便不利，心中懊憹者，必發黄。此熱盛所致也。又有傷寒發汗以後身目皆黄者，此寒濕在裏也。有黄如薰黄，雖黄而色暗者，熱盛所致也。有黄如橘子色者，有如染衣黄栢色者，此濕与熱也。經云：治濕不利小便，非其法也。大抵黄者屬太陰脾經，脾土受濕熱則色見於外也。若寸口近掌無脈，鼻氣出冷，形身如煙薰，直視摇頭，為心絶；環口黧黑，柔汗發黄，為脾絶，不治。寒熱在裏，熱蓄於脾，瘀熱与宿穀相搏，鬱蒸不消，故發黄。其症与瘀血外症脈理相似，但小便不利為黄疸，小便自利為瘀血也。黄為心脾藴積發熱，必浮滑而緊數。若瘀血証，即如發狂。大便必黑。其症各異。要當辯之。

○黃疸主方

茵陳三錢　白术一錢半　赤茯苓一錢半　猪苓一錢　桂二分　澤瀉一錢　蒼术　山梔　滑石各一錢二分　甘草炙二分　○右用水煎，入燈心一握，食遠服。○身熱，加柴胡。○小便短，加黃栢。○胸膈飽悶，加蘿蔔子。○飲酒人成酒疸者，加瓜蔞仁、乾葛、砂仁。○大便結實，去白术，加厚朴、大黃。○食積，加三稜、莪术、砂仁、神麯。○傷寒遏伏暑，小便不利，煩渴發黃，去桂、苓。

秦艽飲　治五疸，涉虛口淡，咽乾，寒熱。

秦艽　當歸　白芍　白术　官桂　陳皮　茯苓　熟地

半夏　川芎　小草○右剉劑生姜煎服。

當歸白术湯　治酒疸發黄結飲癖在心胸間堅滿骨肉沉重逆悪飲食小便赤黄此因内虚飲食生冷脾胃痰結所致其脈弦細

當歸　白术炒　茵陳　枳實炒　前胡　杏仁去皮尖　白茯黄芩各一錢　半夏製八分　甘草炙三分　○右水二鍾姜三片煎至八分去渣温服。

茵陳散　治陽明瘀熱在内發黄便實。

茵陳　石羔　大棗　山梔炒黑　萎草各二錢　○右水二鍾葱白五根煎至八分去渣温服

茯苓滲温湯　治黄疸湿熱嘔吐而渴欲飲冷身体面目黄小便

不利、不得臥不思飲食。

茯苓一錢 蒼朮一錢 陳皮一錢 猪苓一錢 澤瀉一錢

黄連一錢 梔子五分 黄芩一錢 枳實炒一錢 白朮炒一錢

茵陳一錢 青皮一錢 防已一錢〇右水二鍾煎至八分去

滓温服、

茵陳茯苓湯 治發黄脈沉細、四肢冷、小便澁、煩燥而渴、脈帶數。

茵陳 茯苓 桂枝各一錢 滑石一錢半 猪苓 當歸各一錢〇

右水二鍾煎至八分、去滓温服、

三因白朮湯 治酒疸、因下後變成黒疸、目青面黒、心中如啖韮

虀狀、大便黒、皮膚不仁、其脈微而數。

白术一錢半　枳殼炒一錢　五味一錢　乾葛一錢　杏仁去皮尖一錢　甘草五分　桂心五分　白茯一錢　○右水一鍾半煎至七分、去渣温服、

茵陳橘皮湯　治陰疸發黄，脈沉細遲，發熱，手足冷，喘嘔煩燥不渴者，服之。

茵陳一錢　橘皮一錢　白术三錢　半夏炮一錢半　茯苓一錢半　乾姜炒黑一錢　○右生姜五片，水二鍾，煎至一鍾，去渣热服、

茵陳龍膽湯　治發黄，身面眼皮目珠悉黄如金，小便如煮黄柏汁，諸藥不効，此藥主之。

茵陳蒿四錢　梔子炒黑三錢　黄芩二錢　大黄三錢　柴胡二錢

升麻一錢 龍胆草一錢〇右水二鍾煎至一鍾去渣溫服〇大便閉實者加大黄二錢、若小便不利加木通滑石赤茯苓各一錢五分、若怯弱人去大黄加生地黄倍山栀子五分、凡大便不实者亦去大黄栀子二味、

茵陳犀角湯 治傷寒時氣發黄并發班者、

茵陳二錢 龍胆草二錢 生犀角末二錢 升麻二錢〇右四味共為細末每服二錢 真牛乳一盞水一鍾拌勻服之重者不過再進一次及發班者神効

茵陳附子湯 治陰黄脉沉遲躰逆冷腰以下自汗、

茯苓 白朮 乾姜 茵陳 豆蔻 半夏 澤瀉 枳实

橘紅　附子〇右用姜五片同煎服連進二帖

茵陳梔子湯　治陽黄脉緊火乘脾氣四肢困倦心神煩乱兀兀欲吐小便不通熱流膀胱身躰尽黄此藥主之

茵陳　茯苓　山梔　蒼朮　白朮　黄芩　黄連　枳實

防風　猪苓　澤瀉　青皮　陳皮〇右剉水煎二服

茵陳丸　治傷寒瘀熱或時氣發黄并瘦氣瘴氣瘧疾皆可治之

茵陳　梔子　芒硝　常山酒蒸　杏仁各二錢　鱉甲醋炙二錢　大黄酒蒸伍錢　香豆豉五錢〇右共為末以餳糖和丸如桐子大每服三十丸温白湯下以吐利為度大抵此藥熱实大便不利人壯者方可用之人弱者不可下也

海金砂丸　治黄疸日久通用良方

梔子仁一兩　茵陳五兩　海金沙一兩　木通一兩　赤茯苓一兩　滑石一兩水飛　黄連一兩酒炒　當歸二兩　○右共為末，荷葉煎湯，打糊為丸，如桐子大，每服六十丸，茵陳湯送下。

皂礬丸　治傷力黄疸，年久身黄者。

皂礬用揀淨，下砂礶内，醋煮十数滚，候乾，再用青布包住，放火内煅過通紅，聽用，淨末四兩　蒼朮米泔浸去皮炒四兩　陳皮四兩　厚朴二兩姜汁炒　甘草炙一兩　針砂五錢　○右共為細末，以熟紅棗去核皮，搗爛為丸，如梧桐子大，每服六七十丸，燒酒早晚送下。

大温中丸　治黄疸黄胖与黄腫，又可借為制肝燥脾之用。

青礬一兩　黃連　陳皮　青皮　厚朴　苦參　蒼朮
白朮　莪朮　三稜各五錢　香附一兩半　甘草二錢○右為末
嚴酒打糊為丸、如梧桐子大、每空心鹽湯送下七八十丸、如脾
虛者須以人參、白朮、白芍、陳皮煎湯送下、

茵陳梔黃湯　治發黃疸
茵陳六兩　梔子十四枚　大黃二兩○右共為六劑、水煎服、

附黃胖奇方　凡遇黃胖之症、須用紅棗一斤去核、鷄肫皮四兩
焙乾為末、皂礬一兩共為末、用嚴醋一碗煮飛羅麵為丸、如菉
豆大、每服五十丸、食遠酒送下、

一方治黃疸、取小麥苗搗爛絞汁、每用一碗、晝夜飲三四次、三四

日即愈、

一方治遍身都黃、用生茅根一把、切細猪肉一斤、煮作羹食、又羅蔔子為末。白湯下、

一方治眼白変黃、用栗根四両酒煎服、一生忌食鵝、

一方治黑疸、括蔞根一斤、搗汁頓服、小便黃水止、

一方治燥疸、手足肩背如米起白色、刮之汁出、皮膚發熱、用蕪菁子炒熟、搗爛絹包敷之、

水腫

脉宜浮大。不宜沉細。

水腫之疾。人因脾胃虛損、濕熱蘊盛、閉滲道。不得宣通、水隨氣

流行注於經絡之中。泛溢於皮膚之内。四肢百骸無處不到。一身浮腫。皮薄而光按之隨手而起。咳嗽喘滿不得臥。小便不利。治法先實脾土。土实能擁防腎水。其腫自消。先服痺類禹功散下之。甚則三花神佑。凡大下之水去腫消。致平胃合五苓去桂加滑石。調胃燥湿使脾得健運開其滲道。決其邪水利其小便則体用兼該。標本兩盡病自愈矣。素問曰。開鬼門。潔淨府。此之謂也。開鬼門發汗也。潔淨府。利水也。

○水腫主方

蒼术米泔製　白术　厚朴姜汁炒　茯苓帶皮　猪苓　澤泻

香附　砂仁　枳壳　大伏皮　木香各等分　○右剉劑。燈心圑水煎磨木香調服○氣急加桑白皮蘇子葶藶去白朮○發熱加炒梔黄連去香附○瀉加炒芍去枳殻○小水不通加木通滑石去白朮○悪寒手足厥冷脈沉細加官桂少許○腰心上腫宜發汗加藿香或十神湯參蘇飲俱可用○腰心下腫宜利小便加牛膝黄栢滑石去香附○胸腹飽悶加蘿苢子去白朮○病後虛腫不服水土者加五加皮地骨皮青皮去香附枳殻

凡腫病視其虛実若初病元氣未傷速當下之以去其邪久則恐正氣傷而邪氣固殆不可為矣下後即當理脾進食斷厚味遠淫樂爕養數年庶免再復

水腫脈多沉病陽水兼陽證脈必沉數病陰水兼陰證脈必沉遲

煩渴小便赤色大便閉此為陽水不煩
渴大便溏小便少不赤澀此為陰水也、

十皮五子飲　治一切水腫单腹脹蠱脹氣虛中滿神効、

茯苓皮　草果皮　五加皮　大腹皮　甘草皮　牡丹皮　地骨皮　生姜皮　木通皮　木瓜皮　大腹子　車前子　葶藶子　兎絲子　紫蘇子○右共咀片水二鍾煎至八分服之如要斷根者將十五味藥等分為細末各一錢五分雄猪肝一箇不下水者先將温水煮一滚用竹尖鑚孔數箇入藥在內、蒸熟切片搗蒜蘸食之不過一二箇永不再發、

疎鑿飲子　治留滯不行水氣徧身浮腫喘呼氣急胸滿口乾煩渴不寧大小便不利、

澤瀉　商陸　赤小豆　羌活　大腹皮　木通　茯苓皮各一錢　檳榔　秦艽　椒目　防已各八分○右水二鍾、姜五片、煎八分、食遠服○發熱加柴胡、山梔○胸膈痞滿、加白术、枳實○喘咳甚者、加葶藶、蘿蔔子、○有痰、加半夏、陳皮○喉痺作痛、加桔梗、射干、○小便秘者、加肉桂、○大便燥結、加枳壳、桃仁、○足腫、加木瓜、防已、

木香散　治一切身腫、小便赤澁、大便滑泄、

葶藶炒一錢　澤瀉一錢　赤茯一錢　猪苓一錢　木香一錢　木通一錢
通草一錢　白术炒一錢五分　甘草炙四分　桂枝六分　滑石二錢
蒼术炒二錢半○右水二鍾、姜一片、煎八分、温服、不拘時候、

梹榔散　治脚膝浮腫，大便不利，喘急氣往上奔。

木香一兩　梹榔一兩　桂枝二錢半　紫蘇　陳皮五錢　黑牽牛炒五錢、赤茯五錢　木通五錢　郁李仁七錢○右共為極細末，每服一錢、桑白皮湯送下、至重加至每服二錢為止、

麻黃石羔湯　治滿身浮腫，惡風，腰以上腫者。

麻黃四錢　石羔五錢　生姜三錢　大棗二枚　甘草三錢○右水二鍾煎一鍾，溫服、

三花神佑丸　治水腫腰以下腫者

芫花醋炒透　甘遂不蛀者水煮三炷香取出炒乾用　大戟水煮透炒巳上各五錢　黑牽牛炒半生半熟二兩　大黃蒸過一兩　輕粉一錢○右共為末，以水糊為丸

如菉豆大每服十九一日做二次用量人虚實加减白湯送下忌熱物甘草

分氣補心湯　治心氣欝結發為四肢浮腫上氣喘急

香附炒一钱　白茯一钱　甘草炙五分　大伏皮炒一钱　桔梗一錢
木香七分　木通一錢　川芎一錢　前胡一錢　青皮去穣一錢
枳殼麸炒一钱　白朮炒八分　細辛七分　○右水二鍾姜三片棗一枚煎至八分温服

通幽湯　治腫脹又大便澁難喉肉閉塞食与氣不下降

甘草炙四分　紅花三分　生地一錢五分　熟地一錢五分　升麻一錢
桃仁一錢五分　當歸一錢五分　檳榔七分　○右水一鍾半姜一片煎

一鍾溫服大便閉加大黄錢半、

磨積丸　治男婦積滯浮腫

厚朴去皮姜汁炒　白姜　砂仁　胡椒　青皮去穰　蒼术炒各五錢

○右共一處醋煮焙乾為末酒糊為丸、如桐子大每服十丸、日午臨卧時各一服香附湯下或陳皮湯下、

消腫丸　治一切浮腫之症

花青皮　木香　澤瀉各三錢　連麴　益智仁　三稜各二錢

莪术二錢　桑白皮四錢　黑牽牛　花椒目　胡椒各二錢

巴豆肉八個去油　乾漆　甘遂各二錢　沉香三錢○右研末醋糊為丸如梧桐子大每五更送下三錢、○消頭葱白湯下、○消背

肚陳皮湯下、○消足下元桑白皮射干湯下每服三朝週而復始照前消盡一身為度忌生冷房事百日鹽但消腫後即服緊皮丸開鹽散、

緊皮丸 腫消后即服

乾漆二錢 枳殼四兩 蓽澄茄、三錢 蒼朮 烏藥 香附 木香 三稜 莪朮 紅豆蔻 砂仁 茯苓 草果各一兩 ○右為末醋糊為丸

開鹽散 服盡此藥方可吃鹽

大鯽魚一個開肚將鹽塞滿濕紙包黃泥固濟炭火煨焦存性取出去鹽為末再以豬苓茯苓射干為末與魚等分米飲為丸

如梧子大每次五個服盡為度、

附水腫单方　凡遇此症用紅甜葶藶一味為末大棗肉為丸一服即消

一方治水腫以冬瓜白煮食或赤商陸根搗爛貼臍上小便自出即愈、

一方治水腫用山梔仁炒為末米飲下胃脘熱病在上帶皮用、

一方治水腫用好白礬刮末每服二分酒下服至一兩神効、

一方治单浮腫不問大人小兒遍身浮腫眼目無縫者用牛刮浪根皮佛桑花根皮（即千葉白木槿花根皮此藥宝山最多福建尤多）〇右二味各等分用鴨蛋一個同煎水服二三次即消、

不治證　大便滑泄唇黑缺盤平臍突足背平肉硬手掌平無紋男自下腫上女自上腫下不治

鼓脹

脈宜浮大洪弦而數

鼓脹之疾因七情內傷六淫外侵飲食不節房勞虚損脾土受傷轉輸之官失職胃受穀氣不能運化陽不上升陰不下降遂成天地不交之否清濁混淆隧道壅塞鬱積之久遂成熱証熱久生濕濕熱相生遂成鼓脹中空外堅有似於鼓其病膠固難治宜補脾養肺金以制肝木使脾無邪賊之慮滋腎水以制心火使肺金得清化之令却鹽醬以防賊邪斷妄想以保母氣疾自

愈矣。先服前三花神佑丸之類，以開導水邪。後服寬脾除濕分消之劑，不可拘執一偏。與水腫門藥酌量可用也。

○鼓脹主方

陳皮 茯苓各一錢 川芎 白芍藥酒炒各八分 蒼朮米泔浸炒 澤瀉 黃連薑汁炒 半夏薑汁炒 木通各八分 甘草炙三分 猪苓六分 大腹皮黃湯洗炙六分 ○右剉劑，生薑皮煎服。○手按之有凹不起者屬虛，加扁豆八分，白朮、當歸各五分，厚朴薑製三分，木香另研三分。○按之隨手凸而起者屬實，加酒蒸大黃、枳實各一錢。○先脹而后喘者，治在脾，加扁豆五分，大麥芽炒八分，枳實八分，厚朴薑汁炒四分，木香另磨三分。○先喘而后脹者，治在肺，去黃連，加黃芩酒炒八分，麥門冬去心

六分厚朴姜汁炒四分木香另磨三分○有热當清金加黃芩酒炒八分麥門冬
去心六分厚朴姜製三分○氣下陷加升麻二分柴胡去芦五分○氣不運加
木香另磨三分厚朴姜汁炒二分○朝寬暮急屬血虛加當歸身三分紅
花酒洗少許○暮寬朝急屬氣虛加人參二分白术一錢厚朴二分
○朝暮俱急者氣血兩虛加人參白术當歸各五分○氣急者加
沉香蘿蔔子○脇痛面黑是氣鼓加青皮○脇滿小腸脹痛身
上有血絲縷是血蠱加當歸紅花牡丹皮○噯氣作酸飽悶腹
脹是食蠱加山查蘿蔔子神麯麥芽○惡寒手足厥冷瀉清水
是水脹加官桂○腹如蜘蛛手足瘦者加人參八分白术一錢
當歸四分厚朴姜汁炒四分

木香順氣散　治濁氣在上胸膈脹滿。

木香一錢　赤茯一錢　厚朴一錢炒　青皮一錢　益智一錢
陳皮去白　澤瀉各八分　製半夏七分　乾姜七分炒黑　當歸一錢、
升麻一錢三分　柴胡一錢二分　蒼朮八分　草蔻仁八分○右水二鍾、
姜三片、煎八分溫服、

中滿分消丸　治上中下脹滿。

黃芩五錢　黃連五錢炒　枳實一兩炒　製半夏五錢　姜黃一錢　白朮二炒
錢人參二錢　甘草二錢炙　猪苓二錢　乾姜二錢　白茯二錢　砂仁二錢
厚朴一兩炒　知母三錢　澤瀉三錢　陳皮三錢○右共為細末蒸餅
滚水泡開為丸如小豆大晒乾每服百丸白湯送下、

大正氣散　治脹滿又為風寒暑濕侵擾。

厚朴炒一錢　藿香一錢　半夏製一錢　陳皮一錢　白茯一錢

白朮炒一錢　檳榔八分　桂皮八分　枳殼炒八分　乾姜炒八分　黑甘草炙三分

○右水一鍾半姜三片煎一鍾熱服

中滿分消湯　治蠱脹下後用之甚穩。

白朮　白茯苓　澤瀉　猪苓　黃連　黃芩　梔子　甘草

蘿蔔子　滑石　檳榔　厚朴　陳皮　紫蘇子　香附

青皮○姜三片煎服。

四製枳殼丸　治蠱脹不思飲食。

商枳殼四兩一兩用乾漆炒一兩用小茴香炒一兩用蘿蔔子炒一兩用蒼朮炒去四味不用○右為末

將原炒四味用水二鍾煎汁煎一鍾去渣打麪糊為丸每服五十丸米湯下。

調中健脾丸　治單腹脹及脾虛腫滿膈中閉塞胃脘作疼並皆神効此藥不傷元氣服有大益

白术一兩黄土水拌炒　人參二兩　白芍藥二兩半火煨　黄芪二兩蜜炙

陳皮三兩鹽水拌炒　半夏三兩湯炮七次　蒼术二兩米泔浸一宿炒　茯苓二兩

香附三兩童便浸一宿　澤瀉二兩半炒　紫蘇子一兩半炒　黄連二兩半吳茰水浸一宿炒去茰不用

蘿蔔子一兩半炒　薏苡仁三兩炒　山查肉三兩炒　草荳仁一兩半酒拌炒

五加皮二兩炒　沉香六錢另研不見火　瓜蔞煅一兩

煅瓜蔞法○附　用大瓜蔞二箇鏤一孔每入川椒三錢多年糞礁

二錢、敲米粒大、俱納入瓜蔞內、外以綿紙糊完、再用細絲紮蓋、泥封、裹完固、晒乾、入火內煅通紅為度、取出、擇去泥與黑皮、一併入藥、○右共為細末、煎薄荷大腹皮湯、打黃米糊為丸、如梧桐子大、每服百丸、日進三次、白湯下、

皂膏丸　治蠱脹

大皂角三斤　猪牙皂角二兩　巴豆二兩　檳榔二兩　大黃一兩　木香五錢○右剉碎、先將大皂角以水一桶、熬至半桶、去渣、後將諸藥入內、再熬成膏、以此膏為末作丸、如黃豆大、每服一丸、一日加一丸、至七丸止、黃酒送下、氣蠱木香湯下、

三香愈蠱丸　治男婦小兒水蠱氣鼓血蠱諸般蠱疾

木香一錢 丁香八分 胡椒八分 黑牽牛半二錢 皂角半一錢 甘遂
大黄各一錢 芫花五分 檳榔二錢 陳皮去白三錢 苦葶藶三錢 澤瀉三錢
○右為細末，醋糊為丸，如菉豆大，每服看人虛實，加減，壯者二
錢，虛者五分，初服姜湯下，五更空心，二次服陳皮湯下，三次桑
白皮湯下，要忌口，惟好食精猪肉。

三消蠱腫丸

人參五分 杏仁五分 花椒五分 土狗焙乾三五箇 商陸七分 京墨七分
木香一錢 沉香一錢 芫花七錢 大戟七錢 甘遂七錢 橘紅一兩
○右共為細末，醋打糊為丸，湯使于後，一消頭，生姜、桑白皮、商
湯下。二消胸膈，蘿葡子炒過煎湯下。三消腳膝，木瓜、生姜

湯送下、

附蠱脹單方　凡遇此症、服藥不効、可用商陸水粉各一兩、土狗七箇共搗爛、子午時敷百羅穴、及肚臍眼内、即出水如泉、後隨時進藥、○百羅穴在大椎下、

一方治脹、以獨蒜煨熟去皮、綿裹塞糞門内、冷則易之、

一方治蠱脹渴悶、用馬鞭草切細、不見火晒乾、或酒或水煎服、六月雷鳴時採尤妙、

痰　脈宜沉伏弦滑

痰者。病名也。人之氣血壯盛。津液流通。何痰之有。惟夫邪熱所感。

七情所傷。脾動濕而生痰。以致氣逆液濁。薰蒸成聚。變而為痰。或吐而上出。或流注胸膈。或聚于腸胃。或流注於經絡。四肢百骸無處不到。其發而為病也。咳嗽喘滿。惡心嘔吐。痞滿壅塞。眩運嘈雜。怔忡驚悸。泄瀉顛狂。手足麻木。背心常如一點冰冷。頭目眉稜酸痛。皆痰之所為也。治法以清熱為上。行氣為先。如熱痰則清之。風痰則降之。寒痰則散之。濕痰則燥之。老痰則軟之。食痰則消導之。鬱痰則破之。在上者吐之。在下者下之。中氣虛者以固之。若攻之太甚。則脾氣虛。而痰愈盛。可不謹哉。

○治痰主方

陳皮去白 半夏湯泡 白苓 甘草 生姜○右方揔治一身之

痰如要下行加引下藥要上行加引上藥○若素有火而生痰
者此為熱痰加黃芩黃連桔梗貝母花粉玄參連翹山梔知母
竹瀝童便姜汁○若因中風生痰此為風痰加南星枳實白附
子天麻猪牙皂之類氣虛者更加竹瀝氣實者加荊瀝俱引姜
汁○若因外感風寒而生痰者此為寒痰加麻黃杏仁防風荊
芥黃芩寒痰痞塞胸中倍加半夏○若因內外受濕而生痰此
為濕痰身躰多倦加蒼朮香附枳殼黃芩○若因內傷飲食餘
積不化而生痰者此食積痰加神麯麥芽山查黃連枳實○若
因精血虧少不能制火熱極似水凝結涎冷此為冷痰實非冷
也加蒼朮川芎香附黃芩桔梗○血虛有痰者加天門冬知母

瓜蔞仁、香附、米、竹瀝、姜汁。○滯血者，更加黄芩、白芍、桑白皮。○氣虚有痰者，加人參、白术。○内傷挾痰，加人參、黄芪、白术之類，以姜汁傳送。○有痰上痛，加川芎、白芷。○有痰下痛，加黄柏、牛膝。○頭項痛，加威灵仙。○火痰加炒連、竹瀝、貝母、半夏。○咳嗽氣逆，發痰呃，加砂仁。○酒痰加炒黄連、砂仁、乾葛、烏梅、桔梗、貝母、半夏。○痰氣致項背骨節疼痛者，去半夏，加桔梗、枳實、瓜蔞、海石、連翹、香附、黄芩。○痰喘氣急，加蘇子、木香、白芥、瓜蔞、枳实、枯芩、竹瀝、姜汁。○飲酒嘔噦吐痰，加砂仁、烏梅。○老痰熱鬱在裏，吐咯難出，或成塊者，加瓜蔞仁、香附、五倍子、竹瀝、姜汁。○須痰喉中有物，咯不出，嚥不下，此痰結也，宜瓜蔞仁、杏仁、海石、桔梗、連、喬、香附、佐朴硝、姜汁、煉蜜和丸、噙服、〇停水加檳榔、痰在脇、加白芥子、〇痰在四肢、加竹瀝、〇痰在經絡、用此探吐、〇痰在腸胃、枳實、甘遂、大黄、朴硝、巴豆下之、〇痰在皮裏膜外、加白芥子、竹瀝、姜汁、〇若因脾胃虛損、不能運化精微而生痰涎、似桐油狀、切不可用攻痰之劑、宜倍加白术、麥芽之類、〇若因痰在膈上、元氣實而脈浮者、宜吐、膠固稠粘者、亦宜吐、吐中就有發散之義、宜用川芎、防風、桔梗、芽茶、生姜、韲汁之類、或瓜蒂散、但吐時先以布帛勒腰、於無風處行之、

枳實二陳湯　消痞化痰甚捷

半夏姜汁拌透晒乾　陳皮鹽水微浸去白　白茯苓各二錢　桔梗炒去苗

枳實炒各一錢○右用姜三片水煎食遠服或九亦可、

瓜蒂散　吐痰要藥

瓜蒂炒　赤小荳等分○右末香豉一合水二鍾煮作希粥、去渣取三分之一和末一錢頓服不吐少加得快吐乃止、

加味四物湯　治因房勞過度成虛痰之症、

大當歸　川芎　白芍　地黄　馬兜鈴　瓜蔞仁　五味子

阿膠　貝母　知母○右剉劑水煎入竹瀝姜汁同服、

祛痰九　能清痰降火甚速酒客尤宜

旋復花去梗葉淨末一兩　南星五錢姜製　半夏五錢姜製○右先以南星半夏二味水浸夏二日秋三日冬五日取出晒乾共為細末九、月

梹半黄瓜蔞六枚淡竹瀝一杯匀和三味共入石臼搗極爛為薄餅先用黄蒿鋪匣内二寸厚將餅安於蒿上仍用蒿覆地下哈薄三七日取出晒乾此瓜蔞麯入臼搗為細末與後開藥合用

白朮炒　白茯苓去皮各一兩　黄芩酒炒　黄連姜汁炒　香附童便浸炒　甘草節半生半炙各五錢　枳實麩炒五錢　礬　五倍子各一錢　陳皮鹽水浸一半去白一半不去白一兩

○右為末與前瓜蔞麯末和匀用淡生姜汁打糊為丸如梧桐子大每服四五十丸早晚各進一服白湯下

○右此方出醫家必用古今痰方見効捷者無右於此服久且能徤脾胃試有奇驗痰火為害危極者擂爛從鼻灌之無不愈者

節齋化痰丸　治飲酒之人火氣炎上老痰結于喉嚨之間如梅核狀咯不能出嚥不能下

天門冬去心　黃芩酒炒　海粉另研　橘紅去白各一兩　連翹五錢　桔梗去芦　香附米杵研淡盐水浸炒各半兩　青黛另研一錢　芒硝另研二錢　瓜蔞仁取肉另研一兩○右為極細末煉蜜入生姜汁以調和藥杵極匀丸如小龍眼大嚼化一丸或嚼爛清湯細嚥之或丸如黍米大淡姜湯送下五六十丸如為丸不便用四物湯加瓜蔞仁海石黃芩桔梗甘草連翹少佐以朴硝之類煎服

清氣化痰丸　治因飲食厚味漸至積痰壅塞經絡輒眩運卒倒偏枯不随等症

橘紅去白一斤 枳殼麩炒八兩 黄芩酒洗八兩 半夏麯炒八兩 赤茯苓八兩 生甘草五兩 山梔仁炒八兩 滑石八兩 天花粉八兩 連翹五兩 桔梗五兩 薄荷葉四兩 荊芥穗五兩 當歸尾酒洗八兩 ○右為末白水滴丸菉豆大食遠白湯茶清任服、

竹瀝導痰丸 治痰壅塞四肢沉困更消食健脾清火化痰老之極宜用之、

橘紅去白一斤 枳殼麩炒八兩 黄芩酒洗八兩 白茯苓四兩 半夏麯八兩炒 生甘草四兩 蘿蔔子炒四兩 貝母四兩 天花粉五兩 桔梗四兩 當歸酒洗四兩 竹瀝汁一碗 ○右為末竹葉湯和竹瀝同滴為丸、菉豆大食遠白湯送下百丸、

沉香滚痰丸　治一切宿滞及風熱之痰，諸般怪証，痰火顛狂，胡言乱語，称神説鬼，甚有神効。

黄芩一斤，酒洗炒干　荘大黄一斤，酒蒸九次　沉香一两二錢，不見火　礞石三两，用焰硝三两以火煅如金色，去硝

○右為末，清水滴丸菉豆大，硃砂為衣，每服一錢，臨臥服，或白湯或茶送下。次早當下痰，如無，至夜再服。

養神丹　治讀書人勞心過度，神氣不爽，常吐清痰。

人参一两　當歸一两　茯神一两，去木　大熟地一两　玄参六錢　遠志去心，八錢　桔梗六錢　五味子一两　石菖蒲以童便浸三宿，焙乾，一两　杜仲去絲炒，一两二錢　天門冬一两，去心　麥門冬一两，去心　百部一两　栢子仁去油，一两　百合一两　枸杞子一两二錢

○右共為末，蜜丸如菉豆大，硃砂為衣

每日空心服五十丸、燈心棗湯送下、

川山甲散　治氣痰右手作痛

川山甲炒三分　桔梗四分　梔子四分　防風六分　半夏六分薑製

枳殼炒四分　花粉九分　貝母一錢　黃芩七分　甘草三分　生地七分○

右水一鍾半、姜三片、煎一鍾、食遠溫服、手以蘿蔔葉煎湯洗、

蘇子二冬湯　治痰流入背心如氷冷或流肌膚日夜疼痛不可忍者

蘇子六分　天門冬去心　麥門冬去心　山梔仁炒　黃連炒　白朮

白茯　黃芪各七分　海粉一錢　柴胡七分　貝母五分去心　天花粉三分

青黛三分　枳實炒三分　川山甲三分蛤粉炒　陳皮五分　半夏七分

白芥子六分 蘿蔔子九分 桔梗四分○右水二鍾膠棗二枚姜一片煎至一鍾食後温服、

助氣乾姜湯　治中氣不足津液不能運化上行吐痰涎如白沫

乾姜炒黑三分　甘草炙三分　陳皮三分　白茯三分　麥門冬去心一錢　當歸一錢　草豆蔻三分　黄連炒二分　蒼术炒六分　山查六分　白芍四分○右水一鍾半姜一片棗一枚煎一鍾温服、

返魂湯　治痰積日久口鼻聞燒酒之香乃神氣散化魂魄離亂急用此湯、

麥門冬去心一錢　蓮肉一錢五分　當歸一錢　白芍四分　甘草一分、熟地一錢　遠志去心八分　杜仲炒去絲八分○右水一鍾入男胎乳汁

辛鍾煎一鍾空心温服

附痰證單方　凡遇痰症一時煎藥不便可用白礬溶出水及石羔末以滚白水送下化痰如神

一方治痰症用酸梅草不拘多少陰乾為末遇患用醋調將筆塗舌根痰涎流出又塗又流三四次愈

一方治痰裹心胸吐法用萊子一粒糯米七粒同炒去糯米將萊子研末吹入鼻中痰吐出不止豆腐菜如蜜少許食之即止

内科全書四卷終

太醫院手授經驗百效內科全書卷之五

金谿龔居中應圓父編輯
潭陽劉孔敦若樸父訂刊

喘

脉滑靜而手足温者易愈脉浮濇身冷難治

喘者氣為火所鬱而痰在肺胃之間名非一端如痰喘者凡喘動便有痰聲火喘者乍進乍退得食則減陰虛喘者自小腹下火起而上氣虛喘者呼吸急促而無痰聲胃虛喘者抬肩擷項喘而不休大率胃中有邪火膈上有稠痰邪火上攻肺氣不清火氣鬱遏發而為喘用清金降火之劑行氣化痰之藥喘遂止宜

火遂降何喘之有若以燥熱之藥治喘以火濟火各將誰歸

○喘主方

陳皮去白一錢　甘草五分　白茯苓一錢　半夏湯泡一錢　枳殼炒八分

桔梗去芦八分○右剉剂姜煎服○哮喘者加杏仁去皮尖研一錢麻黃去節六分乾葛六分○喘嗽遇冬則發此寒包熱也去半夏白茯苓加麻黃防風黃芩木通紫蘇杏仁各等分○陰虛者去半夏加四物貝母去心一錢瓜蔞仁去殼杵一錢黃芩酒炒一錢○氣虛者加人參去芦八分蘇子炒杵六分北五味六粒阿膠麩炒一錢○血虛者加當歸川芎芍藥芩連知母黃柏○痰喘者加黃芩黃連桑白皮石羔知母○痰盛者加杏仁天花粉連翹○胃虛者加人參白术黃芪蜜炙各一錢○脈用

阿膠宜分虛實若久病發喘必是肺虛故用阿膠人參五味之類補之若新病氣喘而實者宜用三拗湯瀉之方見咳嗽

取痰清喘湯　治喘哮及治風寒鬱于肺夜嗽者

麻黃不去節根　杏仁不去皮尖　甘草生減半　知母　貝母各一錢○右用姜三片水煎服有热加黄芩一錢

神秘湯　治上氣喘急不得臥者

橘皮　桔梗　紫蘇　五味　人參各等分○右㕮咀水煎食後

杏蘇飲　治上氣喘嗽浮腫

紫蘇葉二兩　五味子　大腹皮　烏梅肉　肥杏仁各五錢

廣陳皮　牙桔梗　麻黃去節　桑白皮　炒阿膠各七錢半

甘草各一兩 ○右剉劑生姜同煎食後溫服、

定喘湯 治一切喘嗽、

白果二十一枚去殼炒黃色 麻黃二錢 蘇子二錢 甘草一錢 款冬花三錢

杏仁錢半 桑白皮三錢 黃芩錢半 半夏三錢 ○右白水煎服、

四磨飲 治七情鬱結上氣喘急者、

沉香 烏藥 枳殼 檳榔各等分 ○右用白滾湯各磨湯內飲之

九寶飲 治老人小兒素有喘急、遇寒暄不常發則連綿不已、咳嗽吼喘夜不得臥者、

蘇子 沉香 薄荷 陳皮 麻黃 桂心 桑皮 杏仁

大腹皮 甘草各等分 ○右㕮咀姜三片烏梅一個、仝煎溫服、

葶藶五皮湯　治上氣喘咳面目浮腫、

陳皮　大伏皮　桑皮　生姜皮　茯苓皮　葶藶（隔格炒各等分）◯

右㕮咀水煎臨臥服

石膏青黛湯　治哮喘氣急。胸膈痞滿、有升無降。

石羔七分　可黛七分　大黄一錢　厚朴五分　玄參七分　柴胡七分

枳實（炒六分）　檳榔六分　貝母八分　蘇子八分　枝子七分　花粉八分

黄連九分◯右水一鍾半、姜一片、煎一鍾、食遠服、

哮喘斷根方

天門冬（去心二兩）　麥門冬（去心二兩）　杏仁（去支心五錢）　瓜蔞仁（五錢去油）

胡桃仁五錢◯用水熬成膏、碗盛、又用蜜半斤、真麻油四兩先

将十兩生姜取汁、同麻油熬、次入蜜熬熟、和前藥膏共成一處熬成膏、將礶盛貯出火氣、每用白滚湯調三五茶匙、空心服此藥膏、亦可治火痰痹如神、

玉液丸　治風痰、化痰涎利咽喉、清頭目除咳嗽止煩熱、

寒水石燒令赤出火毒水飛過三十兩　半夏姜汁浸洗爲末一兩　白礬枯過十兩○右共爲末、麵糊爲丸梧桐子大、每服三十丸、食後淡姜湯下、

火候冊　治多年哮喘如神

猪肺一個　白砒一兩四錢爲末、入肺内包煨存性、要肺并藥烏金紙炭色爲度、色若不黑、恐毒傷人、全要火候工夫、不可兒戲

淡豆豉二兩　生石羔一兩　熟石羔一兩　生礬一兩　熟礬一兩　枳

殼（炒一兩）前胡（一兩）青皮（一兩）○右共為細末，醋打麵為丸如菉豆大，每服二十丸，火酒温送下，或茶亦可，小人十五丸，年久重極三十丸立効。

附喘單方　凡諸喘不止，須用楸目研極細末一二錢，生姜湯調下止之。或用蘿蔔子蒸熟、皂角燒灰等分為末，生姜煉蜜丸如豆大，服五七十，嚥化止之。

一方治老人久喘，新秋患痢數日，欬逆，其脈踈大，其形瘦弱，用黄栢炒褐色為末，粥丸，以參术煎湯下。

又方治久喘，用皂角燒灰、蘿蔔子二兩蒸熟為末，每服二錢，蜜水調下。

又方治久喘用杏仁去皮尖童便浸一日一换半月取出焙乾搗爛每用枣大一丸以薄荷一葉蜜一匙水煎服

一方治齁痰用陝枣七枚烏梅七個俱將肉剥下入信二分百草霜一分同搗令極匀如菉豆大每服五丸至十丸量人大小用之茶清下當發時日進一服除根

哮

哮者痰喘氣鼓之名也此病多感於幼稚之時呼吸急促客犯鹽醋滲透氣脘津液不清鬱積成痰窒塞道路不得舒暢所以作鼓也故名曰哮丹谿專主於痰多用吐法愚以施於初起之時

禀受壯者可行而愈恐久者或不能取効也雖用吐法暫得一時之快後来依然如舊矣必須淡食薄味行氣消痰庶可見効

○哮主方

陳皮一錢去白 甘草五分 白苓一錢 半夏製錢二 枳壳炒分入 桔梗七分 貝母一錢 海粉一錢 細辛二分 香附鹽水炒五分 ○右剉姜水煎服

○如哮吼十数年不愈宜竹瀝化痰丸久久服之奏効方見痰門

五虎二陳湯 治哮吼喘急痰盛

麻黃 杏仁各一錢 石羔二錢 陳皮一錢 半夏一錢汁炒 姜茯苓一錢去皮 人参八分 細茶一撮 沉香 木香各五分水磨另入 ○右剉劑生姜三片葱白三根水煎服

三白丸　治諸般咳嗽吼氣

白大半夏一兩生用　白砒三錢　白礬三錢　雄黃通明三錢　巴豆仁去油三錢○右將白礬鎔化、入砒末在礬内焙乾、取出擂爛、再炒成砂、同前藥為細末、麵糊為丸、如粟米大、大人服十九、小兒三五丸、咳嗽茶下、吼氣桑白皮湯送下、

附哮單方　凡遇哮証、用雞蛋一個、畧敲殼損、膜不損、浸尿缸内三四日夜、取出煮熟吃、神効、

一法用細葉馬蹄香一握、姜一小片、杵碎、用米飲湯調和、絞去渣溫服、用鵝翎探吐、

一方以訶子為末、白芥子蒸熟、搗丸服之、

一方治哮喘遇厚味發者用蘿蔔子淘净蒸熟晒乾為末姜汁浸蒸餅為細丸每服三十粒津下

一方用豆豉二錢白礬火煅二錢人言二分火煅為末飯為丸如菉豆大每晚茶吞三五個神效無比但宜淡食薄味切戒葷腥热毒之物

嘔吐 附惡心

脈宜滑数微胃強而乾嘔脾強而吐食

有聲有物謂之嘔吐有聲無物謂之噦皆火氣焰上之故也有痰膈中焦食不得下而嘔吐者有氣逆而嘔吐者有寒氣鬱於胃口而嘔吐者有食下反出而嘔吐者有久病胃弱聞穀氣而嘔

噦者。内經曰：諸逆嘔酸，暴注下迫，皆屬於火。以降火為先，化痰為次。悪心者，欲吐不吐，欲嘔不嘔，心中兀然而煩，乃是熱氣侵胃，非心經之病，皆胃口之病也。宜以運脾和胃為主，清熱為上，熱散胃和，何悪心之有。

○嘔吐主方

陳皮（一錢） 茯苓（一錢） 半夏（一錢，姜炒） 香附（八分，鹽水炒） 藿香（七分） 甘草（三分） 神麯（八分，炒） 生姜（五片）○若因痰膈中焦而嘔吐者，脉當沉滑，加貝母（八分，去心） 枳殻（八分，炒） 桔梗（八分，去芦） 蒼术（八分，泔浸炒） 川芎（八分）名當探吐以提其氣。○若因胃中有熱而嘔吐者，脉當洪實，加黄連 梔子（各八分，俱姜汁炒） 砂仁（八分） 或只加芩連，去香附、藿香、神曲。○

若因怒氣相干而嘔吐者脈當弦濇加川芎芍藥酒炒各八分吳茱萸六分川黃連酒炒八分倍生姜○若因久病胃弱而嘔吐者脈當弦緩加扁豆炒杵八分山查子一錢紅豆六分白朮四分○若因飲食過傷而嘔吐者脈當氣口緊盛加川芎八分大麥芽炒八分山查肉一錢砂仁八分或可探吐之○若飲酒之人早晨作嘔者脈當洪滑加乾葛八分吳茱萸六分蒼朮泔炒八分澤瀉六分○若因夏月感暑熱作嘔者宜用六和湯方見霍亂門○若因痰熱惡心加黃連炒枝子炒白朮黃芩去香附霍香神麯○若時常惡心口吐清水心胃作痛食則止飢則痛此胃中有虫去香附霍香加苦楝根史君子煎服○若因胃虛而嘔吐惡心者去香

附藿香神麯加人參白术生姜汁○若胃熱嘔吐煩渴去香附藿香神麯加黄連山梔竹茹人參白芍麥門冬烏梅炒米○若胃寒嘔吐清水冷涎去香附神麯加人參白术乾姜丁香砂仁官桂烏梅○若嘔吐發熱去藿香神麯加柴胡黄芩人參竹茹

生姜橘皮湯　治乾嘔噦或致手足厥冷

橘皮四兩　生姜半斤○右㕮咀水七盞煮至三盞去滓逐旋温服

藿香安胃散　治胃氣虚弱不能飲食時時嘔吐惡心者

藿香　人參　陳皮各一錢　丁香五分○右剉作一服水一盞半煎至七分服

四君佐使湯　治久病胃弱聞穀氣則惡心而嘔聞藥氣亦嘔者

人參去芦 白朮炒 茯苓各一錢 甘草二分 橘紅 藿香各五分

砂仁四分 神麯炒錢 陳倉米一撮 ○ 右取順流水二盞，加伏龍肝研細攪渾，候澄清去滓，加姜棗煎，稍冷服，遂納而不吐。

附嘔吐單方　凡遇嘔吐，一時無藥，用雞卵一枚，以滾水浸，候內热吞下即止。如不止，再煮糖心雞卵一枚，加姜汁一二匙，和勻服。又寒入胃嘔吐不止者，用生姜、韭菜搗汁，閗热酒服即止。若吐虫而嘔者，只用黑鉛炒成灰，与檳榔末等分，米飲調下如神。

一方治因暑因热而嘔吐者，削竹上青皮一團，藍靛一匙，水一鍾煎冷服。

膈噎翻胃

氣虛脈緩而無力血虛脈数而無力痰脈沉伏而大氣滯脈沉而濇

膈噎翻胃之症病源不一有因思慮過度而動脾火者有因忿怒太甚而動肝火者有因久食煎炒而生胃火者有因淫慾忘返而起腎火者蓋火氣炎上薰蒸津液成痰初則痰火未結咽膈乾燥飲食不得順利為膈為噎久則痰火已結于胃之上脘飲食雖進停滯膈間須臾而出謂之嘔吐至於胃之下脘不開飲食雖進良久而出謂之反胃治宜各從其類而施切不可妄用香燥之藥及厚滋味蓋香能散氣燥能耗血厚滋味能助火而生痰也慎之慎之

○主方

白术一錢 陳皮八分 甘草炙五分 半夏湯泡姜汁炒八分 白茯苓一錢

川芎六分 山查子一錢 大麥芽炒杵八分 ○血虛者左脈數而無力

滯濇者加當歸四分 白芍藥酒炒六分 紅花酒洗五重 ○氣虛者右脈大

而無力加人參去芦八分 ○氣血兩虛者口中多出沫加當歸川芎

白芍人參○熱者六脈洪數而緊加黃連酒炒八分 童便一盞 枝子

一錢○寒者六脈沉微而遲加人參乾姜各一錢 白豆蔻仁丁香

沉香各七分○痰者寸關脈沉或滑加貝母八分 桔梗六分 竹瀝

一盞姜汁少許○氣結滯者寸關脈沉而濇加香附米童便浸炒六分

柴胡去芦六分 青橘葉四片 紅花酒洗二重 沉香降氣散可用○有飲酒

人痰火在胃者加瓜蔞去殼八分乾葛六分甘蔗汁一盞竹瀝一盞姜汁少許○有積血者當消息去之加桃仁去皮尖研一錢○右並用童便韭汁牛羊乳竹瀝姜汁共半鍾入前藥半鍾和匀服一日服一次久必獲奇効○若因夏秋間得噎証胃脘痛食不下或食下良久後出大便燥結人黑瘦甚其脈右寸弦滑而洪關后脈沉小左三部俱沉弦尺帯芤此中氣不足木來侮土上焦濕热鬱結成痰下焦血少故大便燥結陰火上衝吸門故食不下治宜二陳八物湯又間服潤腸丸丹溪墜痰丸一二月必愈

王道無憂散 治翻胃膈噎

當歸 白芍 川芎 赤芍 生地各八分 白术炒 砂仁 白茯

各一錢香附　枳實麩炒　赤苓　烏藥　陳皮　半夏姜汁炒
二分藿香　檳榔　猪苓　木通　黄栢炒人乳　天門冬去心　知母乳人
蒸黄芩炒　麥門冬各八分　粉草三分　○右剉劑水煎温服、

四物陳术飲　治因食過咽膈壅塞大便燥結脈澁形瘦面黑者

當歸　川芎　芍藥　地黄　陳皮　白术　○右剉劑濃煎入
桃仁十三粒再煎數沸飲之更以諸般血助其藥服久必便潤
而安、

膈氣散　治胸膈痞滿停痰氣逆脇脹悪心

青皮去穰一錢　官桂五分　甘草四分　三稜醋炒一錢　乾姜炒黑七分　厚朴炒一
錢　木香五分　檳榔一錢　蓬术八分　莪术四分　益智一錢　陳皮一錢

枳壳（炒一錢） 肉蔻（五分）〇右水二鍾，姜三片，枣一枚，煎八分，温服。

和中湯　治胸膈結聚，不能通暢，以致惡心。

熟半夏（一錢） 陳皮（一錢） 厚朴（炒一錢） 檳榔（一錢） 枳壳（麸炒一錢） 木香（一錢） 白术（炒八分） 甘草（炒三分）〇右水二鍾，姜三片，煎至八分，温服。

五膈散　治五膈胸痞悶，諸結聚，脇腸脹滿，痰逆惡心。

半夏（姜製一錢） 乾姜（炒黑八分） 甘草（炙三分） 丁香（六分） 木香（七分） 白术（炒七分） 神麯（炒一錢） 胆南星（一錢） 大附子（八分） 青皮（去穰一錢） 枳壳（麸炒一錢） 草豆蔻（八分） 麥芽（炒五分）〇右水二鍾，姜三片，煎八分，不拘時候温服。

十聖開中湯　治膈噎連藥不下，此湯立開。

當歸　橘紅　山枝仁童便炒黑　枸杞子　石菖蒲　山查各一錢
紅花六分　赤茯一錢　檳榔一錢　香附炒一錢　○右水一鍾半，煎至
六分，以猪牙皂莢去皮肉取筋，燈上燒灰存性，用七厘先放舌
尖上，即以藥湯送下，立開。

通關神効酒　治轉食不分虛實上中下皆可服之

沉香五錢　木香一兩　丁香一兩　母丁香七錢　白蔻一兩　草果一兩
去皮砂仁一兩為末　雞肫皮十箇為末　紅棗半斤　乾葡萄半斤　蜂蜜半斤
核桃肉半斤去細皮　○右用好燒酒二十斤，將藥用生絹袋盛
之，入於罎內，竹葉扎頭，封固罎口，扎七孔眼，入鍋水淹罎半腰，
卯時煮到酉時，取出埋土七日，或十四日、三七更好，取出每空

心服二三小杯、

養血助胃丸 此方嘔吐翻胃、愈後收功保後、

當歸酒洗一兩 川芎一兩 白芍鹽酒炒一兩二錢 熟地姜汁浸炒八錢 人參三錢 扁豆姜汁炒六錢 白朮土炒一兩三錢 白茯苓六錢 山藥炒一兩 蓮肉去皮心一兩 甘草炙三錢 ○右爲末、姜汁打神麯糊爲丸如梧子大、每服六七十丸、空心白滾水送下、

附膈噎翻胃單方 凡遇膈噎氣用自死大鯽魚、剖去腸、留鱗用大蒜去皮、薄切片、填于魚腹内、合着、用濕帋包定、次用麻縛之、又用黄泥厚厚固濟、日晒微微、炭火慢慢煨熟、取出去鱗刺骨、用平胃散杵丸如梧桐子大、日晒乾、瓶收、勿令洩氣、每空心米

飲送下三十丸○又噎食用碓嘴上細糠蜜丸如彈子大每用一丸噙化津液嚥下○又翻胃初起用大生半夏二個生姜一塊同搗擰汁略入滚水半盞調開再入醋一二滴呑下即止

一方治因酒色患反胃面白形瘦此精血俱耗也宜取新牛乳晝夜飲五七次間以甘蔗汁飲少許半月了餘必便潤而安

一方治膈食用猫胞一箇新瓦焙乾存性不可枯焦為末每一錢加射香五厘每服五分燒酒下但取猫胞必于初生時即取遲則猫自食之

不治證

羊高者不治氣血衰也糞如羊屎者不治大腸無血也口吐白

深者不治。氣血俱斃也。

嘈雜

夫嘈雜之症，似飢不飢，似痛無痛，有懊憹不寧之狀是也。皆由痰因火動，食鬱有熱也。治宜消痰降火，調胃化滯，壯其本元。又當節慾忌口，無不安也。

〇嘈雜至方

南星　半夏　石羔各五分　橘紅一錢　黄芩酒炒七分　黄連姜汁炒　枝子姜汁炒各一錢　白术一錢五分　知母五分　蒼术　白芍各五分　〇右劑姜煎服，以神麯糊丸，服亦可。〇因痰因火，因食鬱及眩暈者俱依本方○但心血少者加當歸地黄人參茯苓麥門冬各八分烏梅肉一箇辰砂末二分去石羔苓連○嘈雜悶乱惡心發熱頭痛者加茯苓神麯山查川芎麥芽香附藿香去石羔白术○肥人作鐇雜者去南星石羔黄芩知母白芍加茯苓撫芎俱姜汁炒過

三聖白术散　止鐇雜先用及治心嘈索食

白术一兩　黄連五錢　陳皮一兩　神麯為丸五十丸姜湯下

化滯理胃湯　止嘈雜次用

陳皮　香附　黄連炒　山查炒　黄芩　半夏　茯苓　甘草

白术　川芎　蒼术米泔浸○右姜三片煎服

加味二陳湯　治嘈雜或吞酸、
陳皮　半夏　茯苓　枳實炒　黃連炒　神麯　蒼朮　川芎　香附　柴胡各一錢○右剉劑生姜三片水煎服、

南星芩連飲　治痰火嘈雜
南星要胆者一錢　天花粉一錢　黃連姜汁拌炒一錢　黃芩酒炒一錢　山梔仁炒黑一錢　黃柏鹽水炒一錢　蒼朮炒一錢二分　香附炒一錢　熟半夏五分　陳皮去白一錢　白茯一錢○右姜三片煎至八分溫服、

附嘈雜單方　凡遇久鬱嘈雜之症宜用香附黃連二味爲末、神麯糊丸每白湯送下、七十丸、火服神効、

吞酸吐酸

脉多沉數，有時而大。

吞酸之症，酸水刺心也。乃濕熱鬱積於肝而出于肺胃之間，飲食入胃，被濕熱鬱遏，阻滯其氣，不得傳化，故作酸也。如穀肉在器，被熱氣蒸遏，而易為酸也。吐酸之症，吐出酸水也。由平昔津液隨上升之氣鬱積之久，濕中生熱，遂從火化，作酸水而吐出。其有積久不能自涌，伏于上膈，咯不得出，咽不得下。肌表又被風寒，外束而內熱愈甚，而酸味刺心。若外得溫煖，開發腠理，津液得行，其酸必愈。宜用平胃除濕開鬱行氣而已，甚則一吐而安。

○主方

陳皮一錢 蒼朮泔浸炒八分 白茯苓 半夏湯泡各一錢 山梔仁姜炒 黄連姜炒 黄芩酒炒 神麯炒各一錢 甘草六分 吴茱萸八分 香附米童便浸炒八分 〇吐酸者加山查子杵一錢 白扁豆炒杵八分 木香另磨三分 〇挾食者加山查肉一錢 大麥芽炒杵一錢 砂仁研八分 〇食鬱有痰者加南星炮一錢 〇如胃家不清作熱吐酸肝経氣滯噯氣去神麯香附加厚朴炒 大腹皮各一錢

人參安胃散 治吞酸吐酸或宿食不化

藿香一錢 陳皮一錢 丁香七分 甘草三分 人參五分 〇右水二鍾姜三片煎至八分熱服

藿香治中湯 治脾胃受寒停滯飲食作酸惡心

藿香八分 青皮八分 陳皮一錢 白术炒一錢 乾姜炒黑一錢 熟半夏七分
白茯一錢 甘草三分 ○右水二鍾姜三片煎八分熱服、
加味二陳湯 治痰飲為患嘔吐頭眩心悸或因食生冷脾胃不
和以致吐酸、
丁香二錢 熟半夏二錢 陳皮三錢 白茯三錢 甘草一錢 ○右水
二鍾生姜五片煎至八分食後熱服、
三因麯术丸 治中脘宿食留飲酸揩心痛口吐青水、
神麯炒三錢 蒼术米泔浸三宿乾炒一錢半 陳皮一錢 ○右共為末生姜汁煮
神麯糊為丸如桐子大每服七十丸姜湯食後送下、
加未平胃散 治呑酸吐酸或宿食不化俱効、

厚朴 蒼术製 陳皮 大麥芽炒 甘草 神麴炒 黄連炒
梔子炒 酸甚加茱萸一撮 川芎 香附 姜三片煎服、

二术飲 治吐清水、

蒼术 白术俱壁土炒 白苓 陳皮 滑石炒 ○右剉剂姜煎服

茱萸丸 治酸順其性而折之、

吴茱萸去梗湯泡浸半日 陳皮去白 黄芩壁土炒各半两 黄連土炒一两
蒼术米泔浸七錢五分 ○右為細末神麴糊丸如菉豆大每服二三十丸津液嚥下、

附吞酸吐酸单方 凡遇此症須用黄連茱萸二味煎服即愈、
一方治胸膈不利作酸用山查香附陳皮麥芽水煎服、

噯氣

人於飲食不能中節，或失飢傷飽，或失志氣鬱，積之日久，鬱火內生。鬱之日久，痰生胃中，邪火熾盛，升降不通，津液衰少，胃氣不清，熱氣上攻，心中悶脹，所以隨上升之氣而噯氣，氣出則寬舒矣。故丹溪曰：胃中有火有痰，誠哉言也。宜用化痰清熱行氣破鬱之藥，選而用之。

○噯氣至方

南星　半夏　香附　軟石羔　栀子　黃連○右剉劑煎服。○或為丸散服之，名可。○胃中鬱火，膈上稠痰，飲食鬱成而噯氣者，依本方。○若氣盛實噯，及食罷噯轉腐氣甚，則物亦噯轉，此傷食濕熱所致也，加陳皮、蒼术、神曲、麥芽、白卷。○若胃寒噯氣者，去石羔、枝連，加乾姜、木香、茴香、益智仁、陳皮、厚朴、沉香。

破鬱丹　治婦人噯氣胸緊，連十餘声者。

香附米四兩醋煮　枝子仁四兩酒炒　黃連姜汁炒　枳實麥麩炒各二兩　檳榔　廣木香　青皮　瓜蔞仁　蘇子各一兩　○右為末，水丸梧子大，清茶送下三十丸。

白氣丸　治不因飲食常噯，日久屬虛者。

草蔻　沉香　橘皮　人參各五錢　益智　檀香　大腹子各一兩　○右為末，飯為丸。不因飲食常噯，日未甚久者，用六君子湯

加沉香為君厚朴蘇子吳茰為臣煎服、

欬逆　脈宜浮緩忌弦急。

丹谿所謂欬逆者氣逆也。氣自臍下直冲上出於口而作聲之名也。人之陰陽依胃為養。胃土傷損則木侮之。陰為火所乘。不得內守。木挾相火。故直冲清道而上。乃陰虛之甚也。有痰有氣虛有陰火。宜分辨而治之。

○欬逆主方

蓮子去心七個　白扁豆一錢　連翹六分　香附米鹽水浸炒八分　陳皮一錢　甘草炙六分　川芎　白芍藥酒炒各八分　○痰者加半夏姜炒八分　白茯苓

八分貝母去心八分○氣虛者加人參去芦八分白朮去芦一錢白茯苓八分○陰火者加黃連酒炒八分黃栢酒炒八分滑石研一錢○若痢欬逆者加滑石研一錢桃仁去皮研一錢枳殼八分○久痢欬逆者加黃連姜炒一錢木香另磨三分枳殼炒八分○飲食後欬逆者加山查一錢大麥芽炒一錢茯苓一錢、

凡傷寒發呃有四證。不可不辯。有中氣不足。脈虛微氣不相續而發呃者。宜用補中益氣湯。加生脈散。方見暑門黃栢以治虛火。或少加附子服之立愈。○有傷寒症陽明內實。失下而發呃者宜大承氣湯下之而愈。○有傷寒症渴而飲水大過。成水結胸而又發呃者。宜小陷胸湯。或用小青龍湯去麻黃。加附子。治水寒相搏發呃大妙。○有傳經傷寒熱症。醫者誤用姜桂等熱藥。助起火邪。痰火相搏。而為欬逆。者宜用黄連解毒白虎湯。方見傷寒及竹瀝之類治之。○有傷寒餘熱未解。氣虚發呃者。宜用陳皮竹茹人參甘草生姜煎服。

丁香柿蒂湯 治胃寒欬逆

丁香 柿蒂 良姜 官桂 半夏 陳皮 茴香 藿香
厚朴 砂仁 乳香為末 甘草 木香另研 沉香另研 右剉

剉。生姜煎。磨沉香木香。調乳香末同服。○如手足冷。脈沉細即附子乾姜。去良姜官桂。

桂苓白术丸 消痰止欬逆。散痞塞。開堅結。瀉闘。進飲食。調[illegible]

楝桂　乾生姜各二錢半　茯苓　半夏各一兩　白术　陳皮　澤瀉　黄連　黄栢各五錢　○右為末，水丸如小豆大，每生姜湯送下二三十丸，服効如神。

附欬逆单方　凡遇欬逆欲死，用半夏一两二錢半，生姜一两，以水二盞煎八分，去滓，分作二服，神効。

瘿瘤

瘿有五種：曰石瘿、氣瘿、筋瘿、血瘿、肉瘿，生在項下，粗而且大。因氣惱積注于胸膈之間，結滞而不散，憂悶而成，不得舒暢，所以上攻于項。急用順氣化滞之藥散之。有因生于山㵎之中，而食水土者，不在此類也。

○癭氣主方

海藻洗　龍胆草　海蛤　通草　昆布洗　礬石　松蘿各七錢
麥麯一兩　半夏湯泡七次　貝母去心各三錢　○右為末，每服二錢，酒調服。五癭通治，但忌甘草、鯽魚、鷄肉、五辛、五果等物。

海帶丸　治癭氣久不愈者。

海帶　貝母　青皮　陳皮各等分　○右為末，煉蜜為丸，如彈子大，每服一丸，食後噙化。

八海散　治男婦諸般氣影大如毬者。

海馬五對，火煅醋淬　海蛤五錢，同上製　海帶五錢　海布五錢　海藻五錢海燕五對，火煆醋淬　海硝五錢　海桐皮五錢　○右為細末，臨眠仰臥將一分噙化，七日取効，忌生冷葷茶。

附瘰癧單方

一方用山羊角米泔浸　當歸均合為丸，頻服神効，如初起者，只用單蜘蛛糯酒服亦妙。

一方治小瘡，先用甘草煎膏，筆蘸塗瘡四圍，乾而復塗，凡三次，後用大戟、芫花、甘遂等分為末，好醋調，另筆塗其中，不得近甘草處。次日縮小，又如法塗之，自然焦縮。

一方治皮膚頭面瘰癧，大者如拳，小者如粟，或軟或硬，不痛不癢，用天南星生者一枚，細研稠粘，用醋五七滴，為膏，如無生者，用乾者為末，醋調如膏，先將針刺患處，令氣可透，却以此膏隨瘡大小貼之。

結核

結核者，結滯而不散也。氣血凝聚，結於項下，或在於臂，或在於胸側脇，而高起，不疼不痛，不紅不腫，名為痰核也。宜以消痰行氣之藥，而核自消散。

○結核主方

陳皮　半夏　茯苓　連翹　甘草　生姜○右剉劑煎服○

如核在項者，加大黄、柴胡、桔梗。○核在臂者，加川芎、皂角刺、防

風黄芩酒炒 蒼术○項臂俱有者並加煎服。

散核飲　治項下或手足起核如神

桔梗　枳壳　青皮　赤芍　連喬　半夏　陳皮　赤苓

防風　歸尾　天花粉　前胡　獨活　玄参○右剉劑十服

即散○或用蠟礬丸亦妙

四神丸　治耳後項各一塊

姜蚕炒　酒大黄　青黛　牛胆南星○右為末蜜丸噙化、

附結核单方

一方用紫背天葵草研酒飯後服、○如頸核瘰癧蓄、痈焉丞伏一

味頭生酒同煎食遠去渣服、醉随眠床上、患左則側左、患右則

側右把手撚核上睡醒方起

一方治頭面週身痰核用半夏以姜汁磨漿擦之

驚悸怔忡

寸動而弱或寸緊胃浮或寸微而滑

驚者恐怖之謂悸者惕跳之謂怔忡者心中不安惕惕然如人將捕之者是也皆由憂愁思慮則傷心心主血血虚則神不足而怔忡驚悸之病作矣宜安神丸定志丸○有怒氣傷于肝肝藏血肝傷則損血血少則心無所養而前症作矣宜理心脾養血安神為主○又有膏粱之人過食厚味鬱積痰飲于胸膈俾清氣不得升發名為是症者宜温膽湯導痰開鬱為主○又有因

事失志。或遇怪異危險。驚响惕上不安者。宜歸脾湯。○若瘦人血少。用四物湯下安神丸。肥人多痰。用温膽湯。下安神丸。去歸地。血虚之脉浮濇濡弱。痰鬱之脉緊細而沉。血虚則補養。痰鬱則疏利。治方詳之。

開鬱散　治痰鬱怔忡

陳皮　半夏　白苓　甘草　川芎　香附　枳殼　蒼术

連喬　木通　腹皮○右剉劑。白水煎服。

定心湯　治心氣不足。怔忡常懷憂慮。血衰氣少。精神恍惚。夢中失精。

官桂二兩半　半夏二兩薑製　人參　白茯　甘草炙　當歸

龍齒另研 桔梗炒 遠志去心 黄芪蜜炙 茯神去木各一兩半 ○右搗一處爲粗末每貼用末一兩水二鍾姜三片枣一枚粳米百粒不拘時煎服

育神散 治理心氣不寧怔忡健忘及憂驚恐如墮險地小便白濁等症

人參五分 白术一錢 白茯一錢 甘草炙四分 當歸酒浸一錢 乾姜炮七分 茯神一錢 防風八分 遠志去心一錢 龍齒煅過一錢 紫菀茸七分 桂心四分 赤石脂煅八分 赤芍藥一錢 ○右水二鍾姜三片枣一枚煎至八分食後温服

益榮湯 治思慮過度耗傷心血心帝無輔怔忡恍惚及多不寐

甘草五分　人参八分　當歸　栢子仁　酸棗仁　紫石英

黄芪蜜炒　白芍　麥門冬去心　小草　木香　白茯各一錢○

右水二鍾，姜三片，棗二枚，煎至一鍾，温服。

平補鎮心丸　治心血不足，時或怔忡，夜多異夢，如墮層崖。常服安心益腎，養榮衛。

酸棗仁　車前子　五味子　白茯神　茯苓　天麻　桂枝

麥門冬去心　人参　大淮熟地　遠志　甘草　山藥

龍齒煅　朱砂水飛，各一兩，上○右共為細末，煉蜜為丸，如桐子大，每服五十丸，食遠温酒或米飲送下。

安神丸　治血虚怔忡驚悸。

黄連五錢 硃砂四錢 生地 歸身 甘草各二錢 ○右為末湯浸蒸餅丸如黍米大每服十五丸食後津下○一方無歸地

定志丸 治心虛怔忡驚悸

人参一兩 茯苓 遠志 石菖蒲 麥門冬 茯神各七錢 牛黄一錢○右為末蜜丸梧子大硃砂為衣每用二三十丸食後白湯送下

溫膽湯 治心膽怯怔忡易驚

二陳湯加枳實竹茹水煎服

導痰湯 治痰鬱怔忡

二陳湯加麥門枳殼人参桔梗竹茹黄連山梔姜煎

金箔丸　治憂愁思慮、傷心驚悸、

歸身　遠志　生地　茯神各五錢　石菖蒲　黄連各二錢五分

牛黄另研一錢　硃砂另研二錢　金箔十五片　○右前六味為末、入牛黄、硃

砂和匀、用猪心血丸如黍米大、金箔為衣、每服五十丸、空心白

湯下

加味八物湯　治憂思過度、氣血虚損、

八物湯加麥門冬、五味、遠志、酸仁煎服

茯神散　治驚悸心疼

茯神　遠志　人参　酸棗仁　黄芪　通草　桔梗　甘草

麥門冬　姜　○右水煎服

益氣安神湯　治七情六淫相感而心虛夜多夢寐睡臥不寧恍惚驚怖痰瘈

當歸（一錢二分）　茯神（去皮木二錢）　黃連（八分）　麥門冬（去心）　酸棗仁（炒）
遠志（去心）　人參　黃芪（蜜炙）　胆星　淡竹葉（各一錢）　小草（六分）
生地黃（一錢）　○右剉一劑生姜一片棗一枚煎服

養血清火湯　治心慌神乱煩燥不寧

當歸（一錢）　川芎（七分）　白芍（酒炒）　生地黃（酒洗）　黃連（酒炒各一錢）
片芩（去朽八分）　梔子（炒八分）　酸棗仁（炒）　遠志（去心）　麥門冬（去心各一錢）
辰砂（五分另研調服）　甘草（三分）　○右剉一劑生姜三片水煎服

附單方

一方除驚補血産后驚悸、用猪心煮食

一方心病初热驚悸、用猪心血、同青黛硃砂丸服

一方治心有虚損驚悸、用猪腎同參歸煮食

一方治心虚作痛驚悸、恐慼用六畜心煮食、

一方治怔忡、用人參當歸末猪腎煮食、

健忘

徒忘者。陡然而忘其返也。為事有始無終。言語不知首尾。皆因思慮過度。劳傷心脾。痰停心下。邪火使然。心氣不足。轉展不安。治法大抵与怔忡驚悸頗同。須兼理心脾。神凝意定。其病自除矣。

○健忘主方

白茯神 遠志肉 清河參各八分 不油白术一錢 酸棗仁去殼畧炒 石菖蒲 川黃連酒炒 川貝母去心 麥門冬去心各八分 當歸身酒洗四分 紅花酒洗少許 炙甘草五分 員眼肉十個 蓮子肉去心七分 ○右剉劑煎服○時復振跳加沉香去紅花○中風後健忘加丹參天門冬熟地黃硃砂去白术黃連貝母

歸脾湯 治思慮過度損傷心血健忘怔忡不寐短氣自汗坐臥不安此藥解鬱結養心健脾生血

白术 白茯神 黃芪 當歸各一錢 木香三分 員眼肉三枚 人參八分 甘草炙三分 酸棗仁炒研一錢二分○右用姜一片棗一枚水

煎食遠服○膈脹痞滿，加陳皮、枳實○有痰，加半夏、麥芽○煩渴，加麥門冬○盜汗，加當歸、黄栢○嘔吐惡心，加生姜五片○心悸，加小草○五心熱，加地骨皮○潮熱，加柴胡○小水不利，加蓮子、石葦○大便秘結，加桃仁、麻仁○心煩，加山梔仁○耳聾，加石菖蒲、木通○頭痛，加川芎、白芷○惡寒，加桂枝、防風○腰疼，加杜仲、小茴香○脇下脹疼，加青皮、柴胡○鼻衂，加丹皮、

加减定志丸　治痰迷心膈，心氣不足，驚悸怔忡，恍惚健忘等症

白茯苓三兩　人參一兩　遠志肉　石菖蒲各二兩　鬱金五錢　琥珀一錢○右為末，煉蜜為丸梧子大，硃砂為衣，每三十丸，米湯送下。

附徤忘单方　凡遇徤忘午節、採取菖蒲炒為末、每空心温酒調下二錢、久服自愈、

一方、治人多忘事、用遠志石菖蒲、每日煎服極妙、

癇

脈浮大洪弦。

癇疾。忽然而倒。不省人事。手足搐搦。吽吼吐涎。良久而復醒者。是也。病先身熱在表者為陽癇。屬六腑易治。病先身冷。在裏者為陰癇。屬五臟難治。小兒多有此疾。癇雖有五等。馬牛羊猪犬之分而治法不必分也。宜以清熱行痰為主。除風利驚為次。或通聖散。瀉青丸。安神丸。擇而服之。若不愈。以瓜蒂散吐去胸中寒

癡后服前項等藥。小兒亦用此法

○癇畫方

陳皮一錢半 夏一錢 白茯神一錢 南星炮一錢 枳殼炒六分 甘草五分

黃連酒炒一錢 瓜蔞仁去殼一錢 杵遠志去心八分 麥門冬去心八分 牛黃另研六分

入藥○右剉一劑，生姜三片，水一鍾，煎至半鍾，入竹瀝一蠡，姜汁

少許，和服。

五癇丸 治癲癇發作，不問新久，並宜服之。

全蝎去毒炒二錢 皂角四邊槌碎米半升將汁与白凡同熬乾 半夏湯泡七次三兩 南星

炮一兩 白附子五錢炮 烏蛇一兩酒浸一夕去骨焙乾 雄黃另研二錢半 白礬

一兩 朱砂二錢半另研 蜈蚣半條去頭足 射香三錢另研 白殭蠶一兩半炒去絲

○右為末姜汁煮麪糊為丸如梧桐子大二三十丸姜湯下

瀉清丸　治癇病

龍胆草　梔子仁　煨大黄　川羌活　軟防風各五錢　川芎六錢

○右煉蜜為丸每服一丸竹葉薄荷湯下

安神丸　治諸癇

黄連一錢五分　硃砂一錢水飛　生地黄酒洗　歸身酒洗　甘草炙各五分

○右湯浸蒸餅為丸如黍米大每服十五丸津液下

斷癇丹　治癇既愈而后復作

黄芪　鈎藤　細辛　甘草各五錢　蛇退三寸　蟬退四個　牛黄一分

○右為末棗肉為丸大人梧子大小兒麻子大每服二十丸人

參煎湯送下、

顛狂　滑大可治、沉細難治、

重陰為顛。重陽為狂。雖經之言也。劉河澗謂素問云。多喜為顛。多怒為狂。五志所發皆為火熱。心熱甚則多喜。心實制金。不能平木。則肝實而多怒也。又肝盛而復生火。則干及陽明。而為妄言也。此原病式本素問所論。以明顛狂為熱症。而重陰之說。實非也。愚意此疾。先宜解毒承氣湯。下五六行。其后以涼膈散合解毒湯蕩滌胸中之餘熱。或安神丸以鎮其心經。有痰。前藥內合二陳。以豁其痰氣。痰消火降神安。而顛狂之疾。自可愈。而不無作矣。

○顛狂主方

白茯神一錢　遠志六分去心　半夏一錢湯泡　貝母一錢去心　天花粉八分　山枝仁八分酒炒　黄芩八分酒炒　歸身三分　甘草六分　牛黄另磨三分　辰砂三分研入藥汁

○右剉一劑，姜三片，水煎，入荆瀝一盞，自然姜汁少許，和服。火盛，加童便一盞。

茯神湯　治婦人心虚，與鬼交通，妄有見聞，言語雜乱。

茯神一兩半　茯苓　人參　石菖蒲各二兩　赤小豆五錢　○右㕮咀，每服八錢，水一盞半，煎至八分，通口食前服。

牛黄瀉心散　治心經邪熱，狂語，精神不爽。

膽子研 牛黃研 硃砂各研一錢 大黃生六兩 一〇右研為末，每服三錢，生姜湯、蜜水調下。

追風祛痰丸 治痰迷心竅，顛狂妄語。

防風 天麻 姜蚕炒去絲 白附子煨各一兩 全蝎去毒炒 木香生各五錢 南星三兩 皂角炒一兩 白礬枯半兩 半夏湯泡七次為末六兩，用生姜汁作麴一半，用皂角漿作曲一半，白凡水浸一半，皂角漿浸各一久 硃砂七錢半另為衣 〇右為末，姜汁糊為丸，如梧桐子大，硃砂為衣，每服七八十丸，食遠臨臥，用淡姜湯或薄荷湯送下。

附顛狂單方 凡遇顛痙，用硃砂、甘遂各一錢為末，將豬心一斷破開，以末藥入內，飯上蒸熟，熱酒送下，以醉為度，如發狂嚙齒

上屋者用牛黄一錢硃砂五錢蒼术四两煉蜜為丸金箔為衣服之自愈

一方治狂妄上屋呼駡等症以病者两手大拇指細麻繩縛定大艾炷置於其中两介甲两指角内俱要各灸七壮一處不着効不

一方治風顛用明礬一两細茶五錢為末蜜丸茶下

火證　脉不宜細数

火相者有君火相火君火者心火也心為君主之官配於五行守位而不動相火者輔助之火也生于虚無寄于肝腎之間聽命而行凡動皆是相火五臓皆有火相火易起五火相扇動矣又

曰相火乃元氣之賊，無時而不煎熬其陰，〃虛則病，陰絕則死。陰虛火動者難治。凡人發熱咳嗽，吐痰血者，午後至夜發熱，面頰唇紅，小便澁者，便是陰虛火動也。大抵治宜明輕重虛實之分。而輕者降之，重則從其性而折之。實火宜瀉，虛火宜補，陰虛火動，又宜滋陰降火，庶免虛〃實〃之禍也。

火證主方

防風　當歸　白芍　柴胡　黄芩　人參　大黄　甘草各一錢　滑石六錢　○右㕮咀，每服至五錢，水一大盞，生姜三片，同煎至七分，去渣溫服。按此方用大黄瀉陽明之濕熱，從大便出，用滑石降三焦之妄火，從小便出，用黄芩以涼膈，柴胡以解肌，防風以清頭目。用人參甘草以補氣。當歸芍藥以補血。瀉心肝之陽補脾腎之陰。而無辛香燥之謬。大治風熱燥熱濕挾虛火之良劑也。若别症另用後方、○若脉沉而實大者。實火也。其症内外皆熱。煩渴便赤。口生瘡。丹溪曰。實火可瀉。宜用黄連解毒湯。方見傷寒○若脉數無力者。虛火也。丹溪曰。虛火可補。宜用補中益氣湯。加黄栢知母。方見内傷若人壯氣實。火盛顛狂者。其脉實而數。可用正治。硝黄冰水之類。○若虛火盛狂者。以生姜湯與之。若投以冰水之類。正治立死、○飲酒人發熱難治。不飲酒人因飲酒發熱。亦難治、

升陽散火湯　治男婦四肢發熱。筋骨間熱。表熱如火燎於肌膚

網之絡手，此病多因血虛而得，或脾胃過食冷物，鬱遏陽氣於脾土之中，並治此火鬱之義也。

升麻　防風各五分　葛根　羌活　獨活各七分　柴胡　白芍藥一錢　人參去芦　黄芪生用，各七分　甘草四分，半生半炙　○右用生姜棗水煎服，忌生冷寒物。此虛火宜補宜散。

滋陰降火湯　治陰虛火動起於九泉，此補陰之劑也。

當歸一錢　川芎五分　白芍藥薄荷汁炒　黄芩各七分　生地黄姜汁炒　黄柏蜜水炒　知母酒炒，各八分　麥門冬八分　柴胡七分　熟地黄八分　○右用姜三片，棗一枚，水煎服。別以附子為末，唾津調貼湧泉穴。○氣虛加人參、黄芪各八分。○欬嗽加阿膠、杏仁各七分，五味子三分。○[illegible]

血加牡丹皮八分藕節自然汁三匙犀角末五分○此與前補陰散大同小異詳輕重參用○玄明粉秋石皆降火甚速宜類用之童便亦好方並見前

黃連湯　治心火左寸脉洪數或舌上生瘡或腫燥裂或舌尖出血或舌硬出血等症

黃連　山梔　生地　麥冬　歸尾　芍藥　薄荷　犀角

甘草○各等分清水煎服

柴胡湯　治肝火左関脉洪數或脇痛或氣逆左邊起者

柴胡　芍藥　川芎　膽草　當歸　青皮　山梔　連翹

甘草○各等分白水煎服

黄芩湯　治肺火右寸脉洪数或咳血吐血衂血咽喉腫痛乾燥生瘡或鼻孔乾燥腫痛。

黄芩　桔梗　山栀　芍藥　桑皮　麥門冬　荆芥　薄荷　連翘　甘草○各等分白水煎服

芍藥湯　治脾火右関脉洪数或消穀易飢或胃熱口臭煩渴或唇生瘡等症。

芍藥　栀子　黄連　石膏　連翘　薄荷　甘草各等分白水煎服

滋水制火飲　治腎經虚火炎上。下元虚弱。尺脉弱。而寸関亦不旺或齒痛口舌痛。久服為妙。

人参　當歸　熟地　白术　五味　石枣肉　巴戟　故紙

茯苓　仙茅　遠志　狗杞　兎絲　鹿角膠　酸棗仁
天冬○用山藥酒糊為丸、

四物二皮飲　治陰分潮熱在日晡之時○
當歸身　大川芎　杭白芍　淮地黄　地骨皮　牡丹皮○
右剉劑煎服入童便同服○若血虚發熱、去牡丹皮加柴胡防風○如婦人骨蒸潮熱以逍遥散加地骨皮牡丹皮、二味尤效、

参芪湯　治氣虚潮熱○
人参一錢五分　黄芪三錢　甘草一錢五分　甚者加熟附子五分、右温能除大熱之劑、水煎温服

加味左金丸　治人多鬱怒以致肝火狂盛脇痛或連腹腰○

黄連乙斤姜拌炒　吴茰三两湯泡去苦水　青皮一两醋炒　木香一两　檳榔四两　川芎二两

○右為末，滴水為丸，如梧桐子大，食遠以姜湯送下七八十丸，神効。

上清丸　治因劳運厚味，火性炎上等症。

薄荷葉五两　荊芥穗五两　當歸尾五两酒洗　苦桔梗八两　川芎四两　玄参八两洗　片黄芩八两酒炒　生甘草五两　陳皮八两湯洗塩　大黄八两　枳殻八两麸炒

○右為末，白水滴丸菉豆大，每服一錢或錢半。

涼膈散　治大人小兒臟腑積熱，口舌生瘡，痰實不利，煩燥多渴，腸胃秘澁，便溺不利，一切風熱病皆治之。

大黄　連翹　黄芩　薄荷　枝子　朴硝　甘草(卷一)

○右

加玄參、名人參、敗毒散。脾虛不能食，去石膏，加白术。

附火症单方　凡遇痰火童子癆，用人中白，須天露者，不拘多少，炭火煅過，用布包，放在青靛缸内浸七日，取起晒乾為末，每服三錢，蜜湯送下，十日即愈。

血症

脉宜沉細而芤，忽浮大者死。又云：見血身熱脉大者難治，血症後下悪痢者易得愈也。

吐血者，血從上出，陽盛陰虛，有升無降，血不下行，隨火而上出。嘔血者，嘔出全是血。咳血者，嗽動便有血，或與痰相伴。咯血者，隨咳而出，皆是血疙瘩。衄血者，血從鼻出是也。名雖不同，均為熱症。故經曰：火載血上，錯經妄行。陽氣拂欝於上，所以血出也。法當以清熱降火之劑。以下其逆熱之氣。其後以行經和血之藥。以散其上行之火。若虛勞吐咯血者。以滋陰降火。藥以清肺。主如小便血出熱結于小腸。移於膀胱。而為血淋。涼血降火利小便為主。大便下血。熱結于大腸。隨糞而出。為之臟毒。又當清火除濕涼血。以解臟毒。清其源而塞其流耳。但身熱脉大者難治。血證復下悪痢者易愈。

血症主方

生地黄二錢　牡丹皮　當歸　芎藭　白芍　麥門冬去心　黄芩酒炒　山梔子炒黑各一錢　○右剉劑水煎。臨服入童便一盞。藕汁一盞。温服。或磨犀角水。閒服。○若陰虛火動。血熱妄行。吐衄嘔咳咯唾等血加紫參丹參○若虚損勞咯血者加柴胡知母地骨皮桑白皮○若溺血去芎藭加滑石燈心竹葉蒲黄金煎服○或加四苓湯去門冬丹皮○大便下血加黄連黄栢枳殼槐子白术茯苓去牡丹皮或加槐角地榆○若因患虚損每日大便下血二三碗身甚黄瘦加藕節汁一合紅花蒲黄各一錢白芷升麻槐花各五分去丹皮黄芩枝子○若因積熱下血者加黄連炒八分升麻三分蒼术泔炒六分連翹三分黄栢炒六分桃仁六分去牡丹皮麥門冬○若因濕熱傷血者加蒼术泔炒八分白术六分陳皮八分蓁艽二分○若因惱怒下血者加柴胡六分升麻三分黄連炒八分蓁艽三分及香附米塩水炒四分去麥

門冬、黄芩、○若因吐衂不盡下血者，加桃仁去皮尖一錢、去麥門冬○若因風邪下陷者，加柴胡八分、升麻三分、蔓荊三分，去丹皮、門冬○若因虚而下血者，加乾姜炒、升麻、阿膠炒各五分、去門冬、牡丹皮、枝芩、

加味犀角地黄湯　治火載血上，錯經妄行，吐嘔、血衄、血脉乱者

犀角鎊　黑山枝仁炒黑韮菜根自然汁吃透　生地黄　牡丹皮　芍藥　麥門冬各等分　○右每服五錢，水一鍾半，煎七分服、

歸桃承氣湯　治諸血暴作，錯經妄行者

當歸　桃仁　厚朴　枳實　大黄○右剉大劑，煎服，得二三次，再以四物湯加黄芩、連、栢、炒枝、生地、麥門冬煎服，必愈

消怒止血飲　治因怒氣嘔血、

黄芩　黄連　黄芪　地骨皮　生地黄　熟地　白芍

柴胡○右剉劑水煎服、

三七止血飲　因鬱怒勞倦忽然吐紅數口十餘日未服藥自後每日必吐數口胗其六脉頗旺胸膈嘗緊時或作痛此鬱火鬱痰盛者。

片芩　黄連　花粉俱用酒拌蒸晒干各七分　貝母六分　前胡水洗　當歸酒洗　玄參

連翹去心蒂研碎　側栢葉炒　天門冬蜜蒸各五分　黄栢酒炒　知母各六分　麥冬

童便香附　牡丹皮酒洗　生地黄酒洗　白芍酒蒸晒各七分　陳枳殼炒七分、

山楂仁慢火炒黑六分　白桔梗三分　甘草三分　生姜一片○水煎食遠服、三至三十劑必安倘自後遇勞觸發亦以此藥服一二劑有効○若清年人禀氣怯弱忽患吐血每日或二十餘口病勢頗熾治宜用三七止血飲去連喬枳殼枝子三味煎服一二十劑而愈

製炒清凉飲　治因多飲燒酒咳嗽吐痰有血每日早起即吐痰血一二十口

麥門冬去心八分　側栢葉炒六分　貝母去心　知母　黄栢俱用鹽酒炒各用八分

山枝仁炒黑六分各　牡丹皮去骨酒洗　黄連酒洗炒　前胡　玄参去蘆各五分

天花粉酒蒸八分　片黄芩酒炒八分　生地酒洗八分　香附童便制七分　白桔梗五分

天冬去心蜜拌蒸六分　陳枳實炒五分　生甘草四分○生姜一片同煎每日温服又每日用雪梨絞一甌飯上頓温服過兩旬必愈

止血飲　治清年人患痰咳吐血時或遍身發熱、、退四肢冷[illegible]氷瘦削將危者、

懷地黄酒浸晒干用六分又姜汁拌砂碣炒熟用六分　牡丹皮去梗酒洗八分　麥門冬去心八分

生甘草二分　大白芍生用四分酒炒用六分　黄栢去皮　知母去毛俱用青塩炒各七分

天門冬去心皮蜜拌蒸晒干五分　貝母六分　白花粉人乳拌蒸晒干八分　當歸身酒洗六分○

右水二碗煎至七分食遠將飢時服每一劑各入法製髮灰五分調服、、二十餘劑而血止熱退再用十四味滋陰丸一料而全安

製髮灰法　用壯年無病男女梳下亂髮温水肥皂洗油垢極淨、又用清水洗淨肥皂氣將髮放入新瓦罐內、以塞滿緊實為度

用尾蓋量礶口大小蓋定，用塩泥封口，又將塩泥徧圖礶，回圖日中晒干，然後用木炭爝紅圖礶一大半，煅一炷香久，去火候冷，取出其灰成塊，仍研碎篩過入藥。此髮灰止吐血、咳血等症俱効，不特止衄血也。若衄血暴發流不止者，用童便三酒盃、好酒一酒盃和勻，調細髮灰一錢，服立止。曾有流鼻血盈盆，單用此而止者多矣。

十四味滋陰丸

井枸杞三兩　白茯苓三兩　北五味二兩　懷牛膝去芦，二兩　麥門冬　片黄柏　炒知母俱用青塩炒　大白芍酒炒　覆盆子去蒂，酒蒸　酸棗仁揀淨，炒熟　杜仲去粗皮，姜汁和酒拌温炒，去糸，各二兩　懷地黄姜汁拌炒過，三兩　天門冬去心皮，蜜拌蒸晒干，二兩　牡丹皮

去梗酒洗一兩五錢〇共磨為極細末另用懷山藥三兩碾末入好酒打糊為丸如梧桐子大每空心温酒下二錢五分

化痰滋陰飲　治咳嗽吐痰其中有線紅而不止者

天花粉酒蒸　片芩酒炒　麥冬各八分　側栢葉炒五分　天門冬七分　當歸身七分

知母製俱同前　大白芍酒蒸各六分　牡丹皮酒洗五分　玄參去芦水洗五分　紫菀水洗五分

生地酒洗七分　貝母六分　前胡水洗五分　陳皮去白二分　生姜一片　龍眼肉三个〇服

三十餘劑而咳止吐痰亦無紅後或忽然大便下血此血在下為順不可遽止俟過十餘日用新製臓連丸服數次而便血立止

新製臓連丸　用川黄連為細末酒拌潤入猪大臓内兩頭縛定韮菜蓋之蒸爛搗匀晒乾或焙乾仍為末每黄連末乙兩入側

栢葉炒當歸末各二錢和匀米糊為丸如梧桐子大空心温酒下二錢五分或滚水下亦可

滋潤帶補湯　治年久鼻衄之症

當歸身酒洗懷生地水洗淨曬干酒浸一時生用五分炒熟用五分井草生用二分炒熟用二分麥門冬去心八分杭白芍酒浸軟剉片生用四分蒸熟曬干用四分製何首烏六分天門冬蜜蒸六分牡丹皮去骨酒洗五分酒炒花粉七分酒炒黄栢六分片黄芩酒炒六分香附米童便炒六分酒炒黄連三分知母蜜蒸五分龍眼肉三个川芎三分○水煎每劑煎二次每次煎熟去查後調法製髮灰五分食遠服或三四十劑或五六十劑致病愈則止○如素善衄症鼻中無故出血用枝子燒存性五錢髮灰五錢百草霜五錢白鷄冠花存

性五錢共為末酒調下

滋陰抑陽湯　治陰虛火動血熱妄行吐衄嘔咳咯唾等症

生地黄忌鐵　紫参　丹参　當歸　芎藭　牡丹皮　白芍各一錢

枝子炒黑一錢　黄芩酒炒一錢　麥冬去心一錢五分　○右剉劑水煎臨服入童便一盃温服或磨犀角汁同服

人参貝母湯　治咽嗌作痒血腥氣欬痰帶血絲人瘦力倦

人参一錢　川歸一錢　白芍一錢　杏仁去皮尖八分　貝母去心一錢半　白茯苓一錢

陳皮八分　桔梗六分　玄参七分　麥門冬去心一錢　○水一鍾半薤菜白三段煎一鍾温服

大阿膠丸　治肺虛客熱欬嗽咽乾勞傷肺胃吐血嘔血者

麥門冬去心 栢子仁 茯神去心 茯苓 阿膠炒 五味 熟地黄
百部根 杜仲炒各一兩 遠志 人參各二錢五分 ○右為末煉蜜為丸
如彈子大每服一丸噙化

加減四物湯 治痰中血絲是肺經實火

生地八分 當歸六分 白芍五分 陳皮去白五分 紅花七分 丹皮七分 ○水一鍾重
便半鍾煎至一鍾去渣空心溫服

青連飲 治憂思傷脾怒氣傷肺肺血積熱心血離宮血從口鼻
中出

青皮去 黄連酒炒各七分 赤芍五分 生地五分 丹皮五分 柴胡 桃仁各七分
鬱金四分 當歸一錢 紅花七分 梔子炒七分 黄芩八分 ○水一鍾入乳半鍾

童便半鍾煎至一鍾温服

玄霜膏　治吐血虛嗽

烏梅煎濃汁四兩　姜汁一兩　蘿蔔汁四兩　雪梨汁四兩　柿霜四兩　款冬花二兩　紫菀二兩俱為末已上藥製下听用○另用白茯苓十兩取净末半斤用人乳三斤將茯苓末浸入取出晒干又浸又晒乳盡為度却将前冬花紫菀末柿霜白糖并各汁再加蜜糖四兩和匀入砂鍋内慢火煎熬成膏丸如彈子大每服一丸臨卧時噙化一丸薄荷嗽口半月即効如神

太平丸　治男婦咳咯血不止者

麥門冬去心　天門冬去心　款冬花去梗蜜炒　知母去毛蜜炒　杏仁去皮尖各用五錢

貝母去心五錢 胡黃連 薄荷葉 當歸 阿膠炒 白桔梗各一兩
生地黃一兩 蒲黃 京墨各五錢炒 白硼砂三錢 射香三分 沉香五錢 靈砂五錢
○各如製法煉蜜爲丸，如小指大，每用一丸噙化，薄荷湯下。

斷紅丹 治男婦吐血便血不止者。
側栢葉焙干 人參一兩焙干 百合五錢 ○右爲細末，每服三錢，旋入飛羅白麵三錢，打和，用新汲井花水調如稀糊，嚥吃，血如湧泉不過三服，後進茯苓補心湯。

當歸和血散 治腸澼下血，濕毒下血。
槐花 青皮各六錢 歸身 升麻各二錢 荆芥穗 熟地黃各六錢 白术六分 川芎四分 ○右爲末，每食前清米飲調下二三錢[illegible]

有血单用石榴皮為末煎茄子湯調一錢服糞後下血单用艾葉煎湯、以生姜汁三合和服○如大便下血不拘糞前糞後用烏梅四兩白芷一兩百草霜五錢各存性為末早米糊丸如梧桐子大每空心米湯送下百丸

升麻蒲黄飲　治先積熱日久後犯房劳太過大便下血

當歸一錢　蒲黄五分炒　熟地九分　黄栢九分炒　知母八分炒　甘草三分　白芍三分　升麻三分　紅花三分　丹皮六分　枝子七分炒　阿膠七分炒　○右水一鍾半煎至一鍾空心温服

槐角地榆湯　治食煎炒厚味積熱太過大腸瀉血

槐角一錢　地榆一錢　當歸一錢　生地一錢　柴胡八分　枝子仁　黄連各八分

條芩一錢 阿膠炒一錢 ○右水一鍾半煎至一鍾食遠溫服

生地黃飲 治溺血屬熱盛下焦痛者為血淋不痛者為溺血

生地黃四錢 小薊 滑石 通草 蒲黃炒 藕節 當歸一 山梔

淡竹葉 甘草用稍各五分 ○右用水煎空心服并治血淋或用生

地黃汁生姜汁各一合相合服亦妙○小兒溺血用甘草升麻

煎湯調六一散空心服立効

養血歸源湯 治吐衄咳唾諸血失後虛羸昏倦精神怯弱

人參 黃芪蜜炒成 白芨 百合 牡丹皮 鹿角膠 當歸各一錢

阿膠蛤粉炒成珠一錢 生地二錢 熟地二錢 炙甘草五分 ○右剉劑藕節五個

同煎臨時入童便一盞藕汁二盃候溫徐徐緩服○若大吐血

後昏倦脉細微者。以人参四五錢煎湯服之、醒後再不可服恐動火故也、

附失血单方　凡遇諸失血、用壯血餘燒灰存性、每服一錢米飲調下立効、䶊着以少許吹入鼻中妙、或茅草根側栢葉煎湯常服止血極効、○若吐血不止、用乾姜炒黒臘月裝入牛膽内至春取出為末每用方寸匕、童便調下立効此從治也、或青栢葉一握、乾姜二片阿膠一挺、炙水二升、煎一升、另絞藕汁、或童便一盞、去查服、

一方治恚怒嘔血、煩滿少氣、胸脇疼痛、青栢為末、米飲下二三匕、

一方治熱極嘔血用黄蘗蜜炙為末麥門冬湯下、

一方治男婦嘔血不止者、用葫蘆乾殼舊敗筆毫各等分燒灰存性、每老酒調服一錢

一方治咯血用柳絮、焙研為末、每一錢、米飲下、

一方治舌上無故出血、如線不止者、宜用槐花炒末干摻之、

一方治卒暴吐血用、藕節荷蒂、各七分、蜜少許擣爛、水煎溫服、

一方心熱吐血、用蓮心七個糯米二十七粒末之酒服

一方吐血胸膈刺痛、川大黃一兩為末、每一錢以地黃汁一合、水煎服

一方吐血損肺、煉成鍾乳粉、每三錢、糯米湯調下立止

五卷終

太醫院手授經驗百効內科全書卷之六

金谿龔居中應圓父編輯
潭陽劉孔敦若樸父訂刊

痔漏

痔漏之源。皆因飲食過度。色慾妄行。以致濕熱內生。充於臟腑之中。溢於經絡之內。墜乎谷道之左右。衝突而為痔。久而成漏。痔輕而漏重。痔實而漏虛。熱甚則痛。熱微則痒。皆火熱攻擊之所為也。內經曰。諸痛痒瘡瘍。皆屬心火。宜以清熱降火為主。涼血解毒為上。若以燥熱之藥。則終身而不愈。悲哉。

痔漏主方　并治腸風臟毒

用大雄雞一隻。罩地板上。不與食。伺其飢甚。別移於净地上。用猪胰四兩。切碎。漸喂雞。待其放屎漸收下。如此二三日。候鷄屎積至四兩。晒乾。加入後藥。

透明礬四兩　千葉雌黃　雄黃各六錢　膽礬五錢　朴硝二兩　〇右各另研為粗末。用砂鍋須要寬高。貯藥之餘。上有半節空者。先以雞糞一兩、在鍋底。次以明礬一兩。次以膽礬。次以雌黃。次以朴硝。次以雄黃、後盡以明礬在內、次加鷄糞在上。然後以新碗蓋鍋頂。簇炭火煅青煙盡為度、候冷取出。入石碾研為極細麵、再加乳香没藥各五錢、各研極細和勻、以小口磁罐收貯、用時唾津調勻於手心、以新笔蘸點患處日三五次、夜二次、先以羊毛筆蘸温湯洗净、軟絹拭乾、然後點藥、庶得藥力透肉、點後黄水瀝出不止最妙、雖多不妨、三日後其痔自乾枯剥落、倘硬煎湯頻洗、自脱肛、自紅軟收上、忌毒物酒色一月、即除根矣、内服後方、

加味臟連丸　治飲酒食炙熱毒下墜、為腸風臟毒、痔漏下血

用雄猪大臟一副、去兩頭各七寸、用黄連去毛净末一斤、槐花净末四兩、裝入臟内、令滿、用繩札兩頭口上、用小麥數十粒放甑上蒸三時、以臟黑取看小麥極爛為度、入石臼搗如泥、丸如菉豆大、每服百丸、空心薄酒下、按此方藥價廉、而功極大、膏粱酒色人尤妙、

膽槐丹　治一切痔漏。

十月上巳日，取槐角子，揀肥嫩結實者，用新黄瓦盆二箇，如法固濟埋於背陰墻下，約二三尺深，預先尋黑牛膽五六枚，臘月八日取出，裝在膽内，高懸陰乾，至次年清明日取出，新磁罐收貯，空心滚白湯下，一日一粒，二日二粒，以漸加至十五日，服十五粒止，以後一日減一粒，至三十日復減至一粒止，如此周而復始，其效如神。

治遠痔瘺仙方

岩泉石一分　雄黄五分　硇砂五分　乳香　沒藥　歸尾　芫花各一錢三分　白丁香一錢三分　巴豆去油五分　蟾酥三分　輕粉二分　甘草一錢　真礬崗的雋三分

黄蠟三錢 川烏 草烏 門前掛蜘蛛四五枚、連紙包放在瓶内
黑鉛三分、都放瓶内、用水三碗、煎成一碗、去渣、将絲線二三錢
放瓶将紙封固、再煎一二鐘、将線取出、一日一浸、〻乾了又浸
七日為度、用蜘蛛絲打合絲線、聽用、有口授、

附痔瘡單方

用豬懸蹄甲、為末、陳米湯調二錢、空心服、或用荊芥、防風、朴硝
煎湯洗之、次用熊膽、片腦、和匀、塗之尤妙、
一方、治痔瘡穀道中虫痒不止、以水銀、棗肉各一両、搗匀、撚如棗
形、薄片裹、納穀道、次日虫出、
一方、治痔漏疼不可忍、用地骨皮、根皮、硝煎湯、薫蒸、温洗、大効

一方治痔痛用田螺一個挑開入片腦一分過一宿，先以冬瓜藤煎湯洗淨，方取螺中水搽之

一方治痔以鵝膽汁點之，或蔥涎入蜜熬之

脱肛

脱肛者。大腸有熱，瀉痢日久，積氣下墜。用力夫過。努出大腸。皆火熱之氣所為也。雖是火熱。而有氣血虛實之分。氣虛者補氣血。虛者補血。氣血俱虛者加升提之藥

脱肛主方

半邊蓮　荆芥　細辛　苦參、芒硝　蓮葉同煎水燻洗、々後將鮮蓮葉

托上内服槐角地榆赤芍歸尾荆芥連翹黄連赤苓皂莢升麻之類

加味四君湯　治氣虚脱肛

人參　白术　茯苓　黄芪　升麻　枳殻　條芩　川芎
甘草

加味四物湯　治血虚脱肛

當歸　川芎　白芍　黄連　黄栢　熟地黄　生地黄
枳殻

加味八物湯　治氣血兩虚而脱肛

當歸　川芎　白芍　地黄　人參　白术　茯苓　黄芩

黄連 升麻 柴胡 甘草○右三方、俱等分剉劑隨症加减再用文蛤子為末托上、一次未收、三五次即收、此內外兼治之治也

附脫肛单方 用屋簷前蜘蛛大者一個、去頭足焙、研為末以生桑葉盛之托肛頭上薰半刻即進去、神効

一方治積痢脫肛用枳實石上磨令滑鑽着柄蜜塗火炙令、煖更易熨肛、取縮即止

一方治瀉痢脫肛用槐花為末、食前米湯調一盞頻頻服之

一方治脫肛不止取、豆腐一塊微、入雄黄末炙熱蓋之、即愈

一方治小兒泄瀉脫肛以赤石脂灶心土為末敷之

淋閉 附不禁

淋閉之症其種有五或因房劳陰火動也或因忿怒氣火動也或因醇酒厚味湿熱火動也積熱既久熱結下焦所以小便淋閉欲去不去不去又来而痛不可忍初則熱淋血淋久則煎熬水液渾濁如膏如沙如石宜以清熱降火之藥以瀉其下焦之邪熱熱退則小便自利經所謂病在下者上取之王注曰熱攻於上不利於下熱盛於上則以辛温散之苦以利之若小便失禁不覺而出膀胱有熱邪火妄動水不得寧故不能禁而頻頻来也年老之人小便多者膀胱血少陽火偏妄補血清熱而已不

治無効。

淋閉主方

當歸　滑石　生地黄　牛膝　赤苓　山梔　枳殼　黄栢

知母　萹蓄　麥門冬去心　木通　甘草減半　○右剉一劑、燈草一團水煎、空心服、○血淋、加蒲黄茅根汁、○膏淋、加萆薢○氣淋加青皮○勞淋、加人參、○熱淋、加黄連、○肉淋、加連翹、○石淋加石葦、○尿淋加車前、○死血淋、加桃仁、牡丹皮玄胡索琥珀、去黄栢、知母○老人氣虛作淋、加人參黄芪升麻、少許、去黄栢知母萹蓄滑石、

車前子散　治諸淋、小便痛不可忍

車前子生五錢 淡竹葉 赤茯苓 荆芥穗 新灯草各二錢 ○右

剉二劑、水煎服

海金沙散 治小便淋瀝及下焦湿熱癃閉不通、

海金沙研 木通 滑石 通草 瞿麥穗各五錢 杏仁皮尖去麸炒一兩

○右㕮咀、每服一两、燈心二十莖、水煎温服○如兼小腹痛不

可忍、去海金沙、杏仁、加黑牽牛三錢

茯苓湯 治心腎不足、精神恍惚、小便淋瀝不禁

赤茯苓 白茯苓 各等分、為末、水澄過、生地黄同酒擣汁熬

膏為丸、鹽酒下

雞腸散 治小便不禁、五十已上人是虚寒、少壯人是湿熱

肉桂一錢半　龍骨一錢半煅過　紅鷄腸一副去糞燒枯存性　淮熟地二錢　桑螵蛸

益智仁末一錢〇右水一鍾半，煎一鍾，空心熱服

附淋閉不禁單方　凡遇諸淋急痛，用海金沙七錢，滑石五錢，右為末，每服二錢，煎木通、門冬、車前草湯，入蜜少許送下。如膀胱有熱，小便不通，用朴硝研為末，每空心，以茴香湯調下二錢。如老年虛弱人小便不通，須用琥珀為末，每空心服一錢，以人參、茯苓煎湯送下。如遺尿失禁，用雄鷄膍胵一具，并腸洗淨，及猪肺二味，燒灰為末，每空心酒調服

白濁

脉驗於尺，結芤動緊

濁者尿前尿後凝面澄下如膿相似此蓋心血虧相火旺所以中焦湿熱淫氣不清濁氣滲入膀胱則為之白濁譬如井中取水至清一烹之為白湯則澄之有脚豈非湿熱渾濁者乎故土燥水濁土堅水清治法宜抑火養心安脾實腎則水火相交其流自清矣

白濁主方

柴胡　黄芩　半夏　牡蠣火煅童便塩淬　石蓮子去殻　甘草○右為末每酒調空心服○如濁七八日或半月日加酒炒黄柏知母○日久小便後遺濁加牛膝當歸白芍黄芪塩水炒萆薢枝子仁○骨蒸加地骨皮○有寒加官桂○腰痛加蘇木木瓜兵榔○

但服此藥，先宜表之。遇春冬用香藿散加車錢、升麻、乾葛、木通、瞿麥、麻黄表之；遇夏秋用茹苓湯，仍加車錢、木通、升麻、瞿麥、乾葛，俱以姜葱煎，隨量入燒酒和藥服，以醉為度，俟汗透如流，即用此主方，服之即愈

水火分清飲　治遺精白濁

茯苓　芡實肉　益智取仁炒　山藥　土石蓮　萆薢　甘草〇右用姜一片同煎服〇尿色赤，加麥門冬、澤瀉、黄芩〇小便頻數多，加烏藥、石菖蒲

滋腎飲　治白濁初起半月者，極効

川萆薢去皮　麥門冬去心　遠志去心　黄栢酒浸　兎絲子酒炒　五味子酒炒〇右

各等分剉作劑、竹葉三箇燈草七根、大黄少許水煎、空心服

清火二連飲　治遺精、夢泄赤白濁

黄連　生地黄酒洗麥門冬　當歸酒洗各一錢　茯苓一錢二分　酸棗仁八分　遠志七分　石蓮肉一錢二分　人參八分初起不用　甘草半生半炙五分　○右用水煎、空心服、或加知栢龍骨、牡蠣、萆薢、或再加兔絲子

血分飲　治濕熱干血分赤濁之症

阿膠炒二錢　猪苓　澤瀉　赤茯苓　滑石各一錢　車前五分　○右水煎空心服

氣分飲　治濕痰干氣分白濁之症形肥味厚者多宜

陳皮一錢　半夏七分　白茯苓五分　甘草四分　蒼朮製六分　升麻　柴胡各四分

白术（七分）如用升動胃氣藥覺胸滿作脹此必素有痰也加神曲香附以瀉其滿蕪用青黛樗白皮蛤粉炒黄栢炒乾姜滑石以神麯糊為丸神効除根

清心蓮子飲　治小便白濁或有沙漠夜夢走泄遺瀝澁痛或赤或白上盛下虚心火炎上口苦咽干發熱煩燥等症

麥門冬（去心）　黄芩（蜜炒）　黄芪（蜜炒）　地骨皮　車錢子　石蓮肉（去心，各一錢）　白茯苓（一錢）　人参　廿草（各五分）　○右剉劑水煎食前服有熱加柴胡薄荷

山藥桂皮湯　治白濁不止名曰淫精日久腎虚無力午後微熱

山藥（炒七分）　桂皮（三分）　枸杞（四分）　黄栢（五分）　知母（五分）　地骨皮（五分）　白芍（炒五分）

熟地一錢 甘草五分炙 當歸一錢 ○右水一鍾半、姜一片、煎至一鍾空心温服、連進十貼全愈、

膚子車前飲　治白濁、玉脛會疼痛、小便黄熱症、

地膚子三分 車前子七分 黄柏炒 知母各八分 生地一錢 瞿麥五分 白芍五分 赤茯苓七分 海金沙炒五分 木通六分 甘草二分炙 當歸九分 ○右水一鍾半、煎至一鍾空心温服、

枸杞知母湯　治小便如米湯色、下消不足、

枸杞五分 知母七分 杜仲炒五分 柴胡五分 白茯七分 升麻三分 香附子童便炒 甘草各三分、當歸一錢 白芍四分 熟地一錢 桂皮三分 黄柏三分人乳炙 ○右水一鍾半姜一片、燈心三十條、煎一鍾早服、

淡竹葉湯　治五淋白濁通用。

車前子　淡竹葉　荊芥穗　赤茯苓　燈心各二錢〇右水二鍾煎一鍾，空心温服。

分清飲　治白濁小便後多。

益智一宿酒浸　石菖蒲童便浸　赤茯苓　烏藥　萆薢各一錢　甘草四分〇右共爲末，每服二錢，空心鹽湯調下。

芡實丸　治思慮傷心，疲勞傷腎，心腎不交，精元不固，面無顔色，驚悸健忘，夜夢不寧，小便赤澁，遺精白濁，足脛酸疼，耳聾目昏，口乾脚弱者。

芡實肉二兩　蓮鬚　茯神去木　五味子　肉蓯蓉　熟地黄各一兩

龍骨（火煅研）　韭子（各五錢）　枸杞子（一兩）　石棗肉（二兩）　紫石英（火煅研五錢）　牛膝

肉（二兩）○右為末，酒煑山藥糊丸，如梧桐子大，每七十，淡塩湯下。

十味附子湯　治假陰虛白濁不固。

當歸　栢子仁　黄栢（塩水炒）　厚朴　知母（塩水炒各一錢）　麥門冬（炒二錢）

熟地（一錢）　乾山藥（一錢）　茯神（猪心血炒）　熟附子（三片）○右水二鍾，棗一枚，燈

心五十根，煎一鍾，空心服。

濁症单方　用茅珠根，研生酒一碗服。如濁症小便數且痛，自覺

陰頭氣墜如腫，陳屋茅煎水，入枯凡少許，先薰後洗。如漏精白

濁小便數多，白苓、山藥（礬水煑過）等分為末，每飲調二三錢服。

○若初發白濁小便疼痛，用牛刮澡根取皮一兩，海金砂五錢

共為細末每無灰酒空心送下一錢

夜夢遺精

人身之精氣靜則安位動則妄行何以言之左腎所藏者精也真水也右腎所藏者氣也相火也人心愛欲之甚動其相火所以夜夢婦女而遺精遺之日久氣血俱虛身體瘦弱虛火益甚所以滑精出而不覺心火一動相火翕然而動所以激搏真水而疎泄也切不可驟用燥熱澁精之藥以火濟火只宜詳其證而施治之

夢遺主方

當歸　川芎　黄栢　知母各酒浸　白术各八分　熟地黄一錢　白芍一錢
甘草六分○右剉劑水煎服○如因房慾損傷精血而夢遺脉見
浮濇者加小草茱萸肉准山藥蓮鬚各八分枸杞子一錢○若
因思想而夢遺脉見沉濇加遠志蓮肉棗仁茯神各六分○若
因厚味而精滑脉見滑而有力者加酒炒黄連蛤粉神麴各八
分蒼术泔炒六分升麻二分仍須斷酒厚味○若因虛損身體
潮熱夜多夢遺者加人參茯苓麥門冬前胡五味龜板地骨皮
銀柴胡

治遺精方

覆盆子一兩五錢去梗　石蓮子一兩五錢　白龍骨五錢煉存性　兎絲子二兩酒浸三宿煮乾

絲子乾爲度 芡實二兩去殼 沙苑蒺藜三兩如茄子相似微炒黑色 白蓮鬚一兩五錢 〇右用金櫻糖為丸，如梧桐子大，每服一百丸，鹽湯送下。

固精丸 治夢遺

川黄栢一斤要選肉厚皮薄者，去皮，劈成條子，將水酒浸稍透，取起咀成片，用牡礪半斤，要青色不枯者，火燒一紅，取起為細末，與黄栢各均作四次，柔火炒茶褐色，不可焦，篩去牡礪，獨用黄栢為末，煉蜜為丸，如梧桐子大，要丸得大而圓，取其易下，不停胃中，空心用鹽滚水服下三錢，服後手摩胸膈，徐行一二百步，即食水煑飯壓之，使墜下速入腎經，免停滯也。服時切忌房室，譬猶築壩未固，水即衝之，壩豈能成，更宜戒暴怒，少勞頓，忌食椒蒜辛熱之物。如藥未服之先自覺精欲泄。必待其泄去。方可服藥。不然穀道作痛。蓋精已離舍。服藥中道而止。故此作痛。數日内其火降下。小便反黄。數日後。小便即清。是其驗矣。如心有妄想不寧。則用硃砂為衣。如無不必用也。

治精滑夢洩方

人參（去蘆）　沙苑蒺藜（炒）　甘州枸杞子（去蒂）　遠志（去心）　天元一氣（已上各一兩）

芡實（去殼一兩）　山茱萸肉（二兩）

製天元一氣法　取頭生男河車一具。米泔水浸洗極淨。用大腳魚一箇。煮死。去其内肉。以河車入之。四圍厚紙封固。微火烘乾。外魚烹食。取内河車入藥。蜜丸梧桐子大。子丑時。滚湯下一百丸。

猪肚丸　治夢遺減食，面白，此方久服身肥食進，而夢遺自止。

苦參（三兩）　白术（五兩）　牡蠣（煅，四兩）　為末，用雄猪肚一具，洗淨，砂鍋煮爛，石臼搗和藥，乾則入汁，丸小豆大，每四十九丸，米湯送下，日三服。

心腎丸　治水火不能既濟，心下怔忡，夜多盜汗，便赤遺精。

牛膝肉（酒洗）　熟地黃（忌鉄）　兔絲子（酒蒸）　白茯神（去木）　淮山藥　當歸（各二兩）　肉蓯蓉　肥遠志（去心）　五味子　鹿茸（去毛，酥炙）　黃芪（蜜炙）　人參（各一兩）　龍骨（煅，五錢）　○右為末，淡鹽湯，另以山藥末，糊丸梧桐子大，每七十，空心淡鹽湯下，即止。

金櫻煎丸　治夢遺精滑，及小便後遺瀝，或赤白濁。

芡實粉（四兩）　白蓮花鬚（未開者佳，二兩）　白茯苓（去皮，二兩）　龍骨（煅，五錢）　秋石（真者，一兩）

○右藥為末聽用外採經霜後金櫻子不拘多少去子并刺石臼內搗爛入砂鍋內用水煎不得斷火煎約水耗半取出澄濾過仍煎似稀餳和藥末為丸如梧桐子大每服七八十丸空心鹽湯下餘膏每用一匙空心熱酒調服其功不可具述

兎絲子丸　治夢遺精滑腰腎不足疼痛

兎絲子五兩　山藥　蓮肉三兩　白茯苓二兩五錢　○一方加五味子一兩

○右為細末酒糊丸如梧桐子大每服二錢白湯空心下

金鎖匙丹　治男婦精滑遺泄不止夢與鬼交久瀉久痢並皆治之

茯苓　茯神各二錢　遠志　龍骨各一錢　左顧牡蠣煅四錢　○右為末醋糊為丸如梧桐子大每服五十丸空心鹽湯下○脾胃虛弱

胸膈痞滿加人參、白术、枳實、陳皮。○如氣虛下陷加升麻、柴胡、黄芪、人參。○口乾煩渴加麥門冬、五味子。○血少脉數加當歸。○心神恍惚加硃砂為衣。○小腹痛加益智仁、小茴香。○早晨瀉多加肉豆蔻、木香。○腰腿瘦加杜仲、牛膝、枸杞。○虛脫遲効加芡實粉、金櫻膏為丸。

九龍保真湯　治玉門不禁，脫陽漏精。

金櫻子皮　石蓮肉　蓮花鬚　枸杞子　當歸　芡實粉

淮熟地黄　白茯苓各一兩　龍骨五錢　○右為細末，煉蜜為丸，每空心盐湯送下。○如服此不愈，再用芡實肉四兩、人參一兩、白苓四兩、蓮肉去皮心二斤、糯米一升，炒赤，每朝米飲調服。

滋陰百補固精治病膏

先用香油一觔四兩入蒼耳草一兩熬數滾再下

谷精草五錢 天門冬 麥門冬 蛇床子 遠志去心 兎絲子

生地黄 熟地黄 肉豆蔻 虎骨 續斷 鹿茸 紫稍花

各一兩熬得藥黑色又下 木鱉子去殼 肉蓯蓉 大附子 官桂各六錢

少熬待藥俱焦黑枯濾去藥將油又熬滾方下黄丹八兩栢油

二兩用槐條不住手攪滴水成珠方將後藥爲細末投入

硫黄 赤石脂煅過 龍骨煅 木香各二錢 陽起石四錢 乳香 沒藥

丁香 沉香各四錢 射香一錢 下盡攪均又下黄蠟六錢傾在礶

內封固好井水中浸七日每個膏藥用紅段一方藥三錢貼在

臍上、每用二個貼在两腰眼、只用一錢一個貼男子精冷寒陽不舉、夢泄遺精小腸疝氣等、貼在丹田臍下、女人血崩赤白帶下、経水不調、臟寒、貼臍上下、

附夢遺單方　凡夜夢鬼交精洩、巴戟天一味煎服、如虛滑遺精白茯苓二兩、砂仁五錢、爲末、入塩二錢、精羊肉批開摻藥炙食以酒送下、

眩運

脉宜浮緊散、

眩運者、目花黑而頭旋轉也、丹溪謂痰在上、火在下、火炎上而動其痰也、經曰諸風掉眩、皆屬肝木、盖木中有火、得風則熖、火中

有痰得風則運所以旋轉也治宜消痰退熱熱退則運自正痰消則頭自清矣

眩運主方

陳皮　白茯苓　半夏湯泡　黃芩酒炒　黃連酒炒　白朮　天麻各一錢

蒼朮泔炒八分　羌活三分　川芎六分　甘草五分○左手脉數熱多者倍黃連加山梔仁酒炒八分、脉芤濇有死血加桃仁去皮尖杵一錢紅花少許○右手脉實有痰積加南星湯泡八分香附鹽水炒八分、挾風去蒼朮芩連加防風荊芥秦艽白附子各八分○挾寒去芩連二朮加干姜肉桂附子各八分○因七情去芩連蒼朮加丁香砂仁各六分○如停水心悸加猪苓澤瀉肉桂○如久病之人氣血虛而脉大者痰濁不降、倍白术、加枳實炒六分、○去血過多而眩運者去芩連蒼术羌滑、加大麥芽炒杵一錢枳實炒一錢、倍白术、○傷飲食作運者、去芩連加山查肉一錢半大麥芽炒杵一錢枳殼炒八分、砂仁杵八分、○如胸中宿痰眼暈手麻髮脫健忘眩暈者用此主方探吐之吐後再服清上辛凉之劑

清陽除眩湯　治因虛痰火炎上而眩運者

旋覆花八分 天麻八分 半夏製 陳皮　白术　白茯苓各一錢 梹榔八分 人參六分 甘草四分 ○右用姜三片水煎、食遠服、

加味四君湯　治肥白人頭眩暈氣虛濕痰

人参　白术　茯苓　天麻　半夏　陳皮　白芷　黄芪蜜炒
桔梗　當歸　川芎　甘草〇右剉劑，姜棗煎服。如痰盛而挾
氣虛者，去白芷、桔梗、當歸，少加炮附子，煎，入竹瀝、姜汁服。

加味四物湯　治瘦人頭眩運，血虛有痰火。
當歸　川芎　白芍　地黄　陳皮　片芩　天麻　茯苓
山枝　人参　甘草〇右剉劑，姜煎，少入竹瀝、童便同服。

獨活散　消風化痰，治頭目眩暈。
細辛去葉　防風去蘆　藁本去土　旋覆花　蔓荊子　川芎　獨活各一
石膏研　甘草炙，各五錢〇右為末，水一鍾，姜三片，每服二錢，煎至六
分，食後熱服。

芎术湯　治冒雨中濕眩運嘔逆頭重不食

川芎　白术　半夏各一兩　甘草炙五錢　○右㕮咀，每服四錢，姜一片，水一鍾煎半鍾溫服。

黑神丹　治男子婦人頭目眩暈，暗風不時舉發，并頭疼皆効。

廣木香三錢　沒藥煅　沉香　乳香煅　藿香酒洗晒乾各三錢　川椒去子五錢　白檀香二錢　白茯苓五錢　人參一兩去芦　麻黄五錢去節　大黄五錢酒蒸透　防風一兩　生地黄一兩　熟地黄一兩　金釵石斛一兩　青皮五錢去穰　陳皮五錢　天麻一兩酒浸　全蝎三錢酒洗去尾焙乾　甘草二錢炙　○右共為末，煉蜜為丸，如彈子大，每服一丸，不拘時茶酒任下。

清頭鈎藤散　治肝厥頭運

鈎藤　陳皮　半夏　麥門冬　茯苓　茯神　人參　防風
甘菊各五錢　石膏一兩〇右為粗末每服四錢加姜三片水盞半煎服

附眩運單方　凡遇風痰上攻眩運者用白芷一味為末食後沸湯調服如眩運不可當者以酒炒大黄為末茶湯調服

一方治頭旋眼眩用乾姜為末每服五分熱酒調下立効

一方急救痰暈用姜汁半小酒盞好真糖一二匙服時入塩少許再入白滚水共一處化下

頭痛

脉宜弦浮而滑忌短濇

頭為諸陽之首貴乎清静不可有邪氣以薰蒸之兄人有内火鬱

熱陽氣上攻毛孔常踈風寒易入外寒內熱閉逆而為痛有痰火上攻而作痛者有血虛而作痛者有感風寒而作痛者痛之甚者火多也宜降火清金為主則火消而痛自止也

頭痛主方

陳皮　半夏　川芎　白苓　白芷○右剉劑姜煎飯後熱服

○太陽頭痛惡風寒脉浮緊加羌活麻黄或十神湯主之○少陽頭痛往來寒熱脉弦細加柴胡黄芩○陽明頭痛自汗發熱惡寒脉浮緩長實加升麻乾葛石膏○太陰頭痛體重有痰或腹痛脉沉緩加南星蒼术○少陰頭痛寒厥脉沉細加附子細辛○厥陰頭痛吐沫厥冷脉浮緩加吳茰或吳茱萸湯○偏頭

風在左加當歸、白芍、羌活、荊芥、防風、芩連○偏頭風在右加酒炒芩連、蔓荊子○左右頭俱痛治宜調中益氣湯○肥人頭痛加蒼朮、南星、羌活○若體虛肥人加細辛、白芍、羌活、桔梗、人參、荊芥、白朮○瘦人頭痛加當歸、芍藥、酒炒芩栢、天麻、蔓荊、或加當歸、生地、細辛、羌活、酒芩、桔梗○巔頂痛加槁本、升麻、防風○頭項項背俱痛加羌活、吴茰○眉稜骨痛去川芎加羌活、酒芩、甘草○患傷寒頭痛似瘧加柴胡、黃芩、人參、草果、紫蘇、青皮

清火止痛飲　治諸般頭痛

片黃芩酒浸炒一錢半　蒼朮　防風　白芷　羌活各一錢　細辛六分○右用姜三片水煎食略遠服○左痛屬風與血虛加川芎、當歸、各

一錢半、荆芥、薄荷各八分○右痛屬痰加半夏一錢半、茯苓陳皮各一錢甘草生三分○瘦人多熱倍用酒芩、少佐石膏、肥人多是湿痰加川芎、南星半夏各一錢倍蒼术、○痰厥頭痛非半夏不能除頭旋眼黑風虚内作非天麻不能除並宜倍用

當歸補血湯　治頭痛偏左

當歸　白芍　川芎　荆芥　稿本　柴胡　防風　香附
蔓荆　甘草

黄茋益氣湯　治頭痛偏右

川芎　當歸　人参　稿本　白术　陳皮　半夏　升麻
黄栢　細辛　甘草

調中益氣湯　治左右頭俱痛、
人參　當歸　黄芪　黄栢　柴胡　川芎　蒼朮　陳皮
細辛　蔓荆　升麻　甘草
半夏白朮天麻湯　治痰厥頭痛，眼黑頭旋，悪心煩悶，氣促上喘，心神顛倒，目不敢開，如在風雲中，及頭痛如破，身重如山，四肢厥冷，不得安卧。
黄栢一分　酒洗　乾姜三分　澤瀉　茯苓　天麻　黄芪　人參各五分
神麯一錢　白朮一錢　蒼朮五分　半夏　麥蘖麯　陳皮各一錢五分　〇右
㕮咀，每服五錢，水煎，食前熱服而愈
清空膏　治偏正頭痛，年深不愈，及濕熱上壅，損目及腦痛不止

者惟血虛頭痛者不治

川芎五錢 柴胡五錢 黃連炒 防風 羌活 甘草炙各一兩 條芩三兩一半酒製一半炒 ○右為細末，每服二錢，熱盞入茶少許，湯調如膏，臨卧抹口內，少用白滾湯下。○如苦頭痛，加細辛二分。○如痰厥頭痛，去羌、防、芎、草，加半夏一兩半。○如偏正頭痛，服之不愈，減羌、防、芎，加柴胡一倍。○項巔痛，加稿本，去川芎。

芎芷散 治遠年近日偏正頭風痛，諸藥不効，收功如神。

白芷 川芎各三錢 ○右共為細末，黃牛腦子一箇，擦藥末，磁器內加酒頓熱，乘熱和酒食之，盡量一醉，睡後酒醒，其疾如失。

吹鼻散 治偏正頭風，以此藥鼻中吹之，火眼亦可。

火硝四兩 黃丹五兩 石羔五兩 沒藥 乳香 天麻各二錢 黎蘆 細辛
雄黃各三分 川芎三錢 皂角 甘草 麥門冬 天門冬各六錢 ○右
為末吹時須令病人含水一口、

順氣和中湯 治氣虛頭疼

黃芪一錢二分蜜炙 人參一錢 白朮五分 陳皮三分 當歸五分 白芍五分 甘草三分
升麻 蔓荊子 柴胡 川芎 細辛各二分 ○右水二鍾煎一
鍾溫服○其一切新久偏正頭疼風毒上攻眩運心煩項背拘
急面上若虫行瘙痒俱宜風門龍蛇換骨丹服之如神、

石膏散 治熱燥上中二焦實火頭痛

石膏五錢 川芎五錢 生大黃 熟大黃各三錢 ○右水二鍾竹葉三十

燈心三十，煎一鍾，食後服。

防風散　治偏正頭風，一切諸風，一通治之如神

膽南星一兩　姜蚕直者四十四枚　川烏去皮尖炮一兩　防風一兩○右四味共為細末，每服一錢半，米飲下

治頭風痛

細辛　川芎　石膏　皂角末各五分　雄黃七分　焰硝七分○右共為末，口中含水，右邊疼吹右鼻，左邊疼吹左鼻，効驗如神

治偏正頭風

當歸酒洗三錢　川芎三錢　人參七分　藁本三錢　黃芪蜜炙三錢　甘草五分　山梔仁二錢　枸杞三錢　牛蒡子者　龍膽草酒洗三錢　柴胡五分　黃芩一錢五分　升麻八分　枳實一錢五分

生地三錢酒洗薄荷一錢甘菊一錢防風五分○右十七味用水五鍾煑酒一鍾煎二鍾半飽服第二次水二鍾半酒不用煎一鍾半第三次水二鍾煎一鍾俱飽服只吃一劑全好

一粒金搐鼻方　治偏正頭風

蓽撥不拘多少細研用公猪膽汁拌勻再入膽內懸陰干　玄胡　稿本　白芷　川芎各分○右為末入製蓽撥末用無根水丸每用一粒以長流水化開噹鼻以銅錢二三文口咬定出涎為度

選奇方　治眉稜骨痛不可忍大效

羌活　防風　甘草夏生冬炙各三錢　酒芩一錢冬月不用有熱者用之○右每服三錢水煎食遠服

通氣防風散　治肩背痛不可回顧脊痛項强腰似折項似拔也

是太陽經氣鬱不通行也以本經藥散之

羌活　獨活各一錢　稿本　防風　甘草各五分　蔓荊子三錢　川芎三錢

○右剉片水煎半空通口服

都梁丸　治風攻項背頭目昏眩以及腦痛婦人胎前產後頭風

頭痛並宜

香白芷揀白色大塊者洗淨晒乾○右為末煉蜜和丸如彈子大每服一丸

食後荊芥湯點茶細嚼下

附頭痛单方　凡頭風經年不愈者灸顱會百會前項上星等穴

即痊或用蘄艾燒烟薰之亦妙如雷頭風發悶懨懨用羊屎搗

爛篩過為末、酒調熱服神效
一方治諸風上攻頭目痛如斧劈者、用川烏為末、燒烟薰碗內、以熱茶刺烟服神効、
一方治頭風痛百藥不効、取水銀置手心中、用口水研死、擦頭痛處、仍用青衣大襟接水銀落下者、仍如前死之、擦上最効、
一方治偏頭痛、取生蘿蔔汁一小鍾、仰臥注之鼻、左痛注左、右痛注右、左右痛俱注、
一方治八般頭風、用魚鰾膠燒灰、每服三錢、臨睡葱酒下、
一方治頭風極驗、用附子一枚、生去皮臍、以菉豆一合、同入銚子內煮豆熟為度、去附子服豆、即時主愈、每個附子可煮五服、後

為末服之

一方治腦頂空痛用馬牙硝研細和酥油為餅安鼻上即愈

一方治頭痛連睛用石膏鼠粘子炒為末或茶或酒下

眼目

眼目為五臟之精華雖有五輪八廓之不同皆宗脉之所聚其白仁屬肺金肉輪屬脾土赤脉屬心火黑水神光屬腎水烏輪屬肝木目不因火則不痛何以言之白仁變赤火乘肺也肉輪赤腫火乘脾也黑水神光被翳火乘肝與腎也赤脉貫目火自甚也故曰善醫目者一句可了治火而已年少之人水在上火在下

其目則明。年老之人火在上。水不足。其目則昏。暴赤者散其風熱。花瞎者。補其腎水。至於攀睛瘀努。翳膜赤爛。彌年不愈。失其調理。過服辛熱之藥。點其氷片之類。外用千姜點目。則血散而熱退自愈矣。若徒一時快樂。悔之何及

眼疾主方

當歸　川芎　黄芩　生地　赤芍　白芍　梔仁　薄荷
黄連　蔓荊各八分　柴胡　菊花各七分　○右剉劑。燈心七根。蓮子五個同煎服。○如腎經有火。加知母黄栢。○如有翳膜。加木賊白蒺藜。○退赤。加大黄。○除昏。加夜明砂。水洗去土五分。○止淚。加蒼术、木賊、香附。○止痛。加防風白芷

四物三黄湯　治目赤暴發雲翳赤腫痛不可忍

當歸　川芎　芍藥　生地黄各一錢　羌活　防風　黄芩各八分

黄連　膽草　甘菊花各八分　玄參　薄荷各五分○右用水一鍾

半，煎八分，食後通口服

石膏羌活散　治久患兩目不見光明，遠年近日内外氣障風熱

上攻昏暗，拳毛倒捷，一切眼疾，並宜服之

羌活治腦熱頭風　密蒙花治羞明怕日　木賊退翳障　白芷清利頭目　甘菊花明目去風

蘇子起拳毛　細辛起倒捷　川芎治頭風　蒼术行氣開鬱　石膏去胃熱　甘草和諸藥

荊芥治目中生瘡　片黄芩退肺火　藁本治偏正頭風，各等分○右為末，每服一錢，

至二錢，食後臨卧用蜜水一盞調下，或清茶亦可，日進三服，十

日漸明二十日大驗此方治數十人俱効後人加當歸枸杞子
枝子仁連翹柴胡薄荷防風桔梗天麻各等分為小丸服亦効

防風清熱飲　治肥人眼痛乃是風熱

防風　羌活　荆芥　酒芩○右水煎服

養血清熱湯　治瘦人眼痛乃是血少兼熱

當歸　玄參　川芎　菊花　防風　荆芥　酒生地○右水
煎服久昏暗者亦以當歸熟地黄為君防風并菊花之類佐之

萬選方　治眼生翳瘴

牛蒡子　蔓荆子　蒺藜　石膏　枝子　歸尾　石决明
木賊草　黄柏皮　赤芍　細辛　前胡　莪术　荆芥穗

甘草○初服用大黄，痛加羌活，或加些雄黄○右為末，散煎服。

祛風清火飲　治風火眼及暴赤昏翳等證

蔓荊子　白蒺藜　連翹　黄連　防風　川芎　甘菊花　龍膽草　車前草　蟬退　黄芩　甘草　木賊○右剉一劑，加生姜三片，葱一莖，水煎服，首貼加大黄二三片。外用赤芍、荊芥穗、當歸稍、川黄連各等分，剉細入碗内，以滚水泡，仍將一碗合上，毋令泄氣，俟温熱洗眼。

金花明目丸　治火炎上，目先眵而漸紅腫痛，服洗心、洗肝、發散、清浮之劑不效者

川黄連酒炒　黄芩酒炒　山梔子連殼搗炒　白菊花　川黄蘗鹽水炒褐色○右

苛分為末清水滴丸菉豆大食遠百沸湯吞百丸甚者日二服

還睛妙丸　治色眼及虛眼

楮實子(二兩)　覆盆子(一兩)　枸杞子(一兩)　防風(五錢)　荊芥(五錢)　川芎(一兩)　當歸(一兩)　淨連翹(五錢)　車前子(五錢)　密蒙花(二兩)　白蒺藜(炒一兩)　生地黃　熟地黃　人參　甘草　青鹽(各五錢)　木通　白芷　山藥(各一兩)　○右為細末煉蜜為丸如梧桐大每服六十丸家菊煎湯半空心下

地芝丸　治不能遠視反能近視此除火風熱

生地黃　天門冬(各四兩)　枳殼(炒)　甘菊花(各二兩)　○右為末煉蜜為丸酒茶任下

定志丸　治不能近視反能遠視

人參　遠志甘草水泡去骨　白茯神去木各一兩　石菖蒲二兩　○右為細末，煉蜜為丸，朱砂為衣，每服二十丸，臨臥白湯下。

明目益腎還睛丸　治人中年之後眼目昏花，腎水不足，滋潤者。

當歸身酒洗四兩　天門冬去心　麥門冬去心　生地黃酒洗　百部酒洗　懷山藥炒　川杜仲酒炒　川牛膝酒洗　甘菊花各二兩　陳皮二兩洗　川黃柏四兩用鹽炒　白芍藥一兩醋炒　知母八兩鹽湯炒　黃芪三兩酒炒　○右為末，煉蜜丸如梧桐子大，早晚白湯吞百丸。

加味羊肝丸　治一切目疾翳膜內外障

白乳羊肝一具以竹刀剖開去膜蒸熟搗如泥　黃連一兩　甘菊花　防風去蘆　薄荷去梗　羌活　當歸　荊芥去梗淨　生地黃各五錢　川芎三錢　○右為末，羊肝

泥和為丸如丸不就加少酒糊丸如梧桐子大每服六七十丸食後漿水下臨卧茶清下減半

育神夜光丸　明目去翳障神効

兎絲子酒洗去土再以酒浸經宿煑爛搗成餅晒乾聽用　牛膝去蘆酒洗懷慶者佳　甘菊花去梗葉全

懷熟地黃酒洗同生地黃煑爛二味同入石臼內搗如泥　懷生地黃酒洗　當歸酒浸洗全用烘乾

遠志以甘草水煮去心　甘州枸杞子去梗　地骨皮去木洗淨　○右除地黃外共為末以地黃膏和勻煉蜜為丸如梧桐子大每服六十丸空心塩湯食後溫酒臨卧茶清送下

明目紫金膏　點時熱火眼氣眼如神

黃連　黃芩　黃蘗　山梔子　野菊花　蔓荊子　玄參

連翹　防風　薄荷葉　六月雪　九里明　荊芥　大黃
芒硝　羊膽乙個　草决明　當歸尾　生地黃　猪膽二個　熊膽五錢
谷精草　天門冬　女貞實　扁栢枝　甘草稍　白硼砂乙兩
青魚膽二個　氷片一錢　○右除膽硼在外咀藥二十四味，用大鍋井花水一斗煮一炷香，以淨磁器盛成湯，查再入熱水又煎一炷香，傾湯於一處，再入熱水煎，共四次，其查無味去之，用前湯煎熬過三分之二，以蜜絹濾淨，再用淨砂鍋熬成膏，方入膽汁熬和如飴，用小磁器礶分收之，或即以硼砂和勻亦可，或臨用加硼片亦可。時熱火眼、氣眼，井水調點三五次，應手而愈。

撥雲膏　點風熱翳障赤腫痒爛苛眼

上等黃丹用水飛過九次以去鹹味定下粗滓只取浮于上面者烘干三錢　膽礬一分　硼砂五分
製熟爐甘石煎黃連汁湯研而飛過三錢　乳香　沒藥二味各三分銅器内炒去油研　氷片
射香各五分　海螵蛸二分滚湯淡去外皮煮　○右藥皆研極細，口内試嚼以無砂為妙，用上好蜂蜜沸湯中，隂煉滴水成珠，入藥和勻，磁礶盛之，不時點用。

八寶膏　點諸般翳障虛熱之眼

硼砂二錢石製　珍珠二分豆製　乳香二分半　血竭　辰砂各一分　琥珀塩乘製一分
射香半分　漂消　沒藥各二分　甘石三黃湯煅過水飛二錢　玄明粉二錢　雄黃半分
○右共為極細末聽用

三花散　專治男婦熱眼紅腫如桃，不能開者，神効

玄明粉五錢牙硝一錢雄黄五厘氷片五厘射香三厘○右為細末收貯聽用或用大硼砂一錢氷片一分為末點入目至冷如水矣自不疼痛

洗眼方　去熱明目

當歸　黄芩　黄連各一錢　銅緑　皮硝　白礬各七分　○右藥以絹袋盛煎湯洗目

掃雲湯　專治男婦眼目迎風流淚者神効

銅青半分末　白礬稱過一分末　燈草一分　銅錢一個　○将井花水和蒸幾次將水蘸洗數次神効

光明子　專治男婦諸般瘋熱眼目疼痛爛弦瘢痒者神効

五倍子生一錢 雄黄三分 銅録 膽礬 牙硝各三分 ○右為極細末
麪糊為丸不拘大小手合于定入眼俟磨一二次其瘋蟲即死
其痒即止神効

二龍奪珠散 專治男婦小兒眼生白翳遮睛冄因痰積吹之神効
苦丁香四枚即瓜蒂 硃砂三分 狸射五分 片腦五重 輕粉三重 ○右為細末右
有吹左左有吹右吹入鼻中不過五七次即去神効

附眼疾單方 凡遇火眼用川黄連五分白礬末一分半用生姜
一大塊中空一孔藏連及礬于内合着將紙包水湿煨過取出
黄連置小盞内用生地黄汁同蒸濾過點眼立効如雲翳障膜
只用白礬將上好米醋煮過為極細末久點自除如眼昏暗用

真桑白皮烧灰淋漉澄清一月洗二三次必明

一方治火眼及眼昏用王瓜去穰以皮硝裝入內醃一宿待其硝吐出點洗眼目極明

一方治火眼取艾烧令烟起以碗盖之候烟上碗成煤拭下用温水調化洗之即愈更入黄連甚妙

一方治暴赤眼痛以枸杞子汁點之立効

一方治眼睛無故突出一二寸者以新汲水灌漬睛中數易水睛自入

一方治眼弦赤爛用杏仁一粒去皮尖研如泥銅綠如菉豆大一塊為末以乳調匀重湯煮之搽忌發物

一方治諸物落眼中不出取好墨清水研以銅筯點之即出或吹皂角末取嚏亦妙
一方治雀目用鯉魚膽及腦敷之燥痛即明
一方治眼瞖用蜂房細辛芎分濃煎含之即愈
一方治天絲入眼以乳汁點之即妙
一方治冷淚用五倍子打碎洗淨焙乾爲極細末點水出處除根

耳聾耳鳴

耳聾者多屬於火也有忿怒過甚而動少陽膽火從左耳聾也有色欲過度而動膀胱相火從右耳聾也有飲醇酒厚味過度而

動陽明胃火。從左右俱聾也。又有耳鳴者。或如擂鼓。或如蟬鳴。人皆以為腎虛。殊不知痰火上攻。充於耳中。鼓其聽戶。隨其熱之微甚而作聲也。火微則鳴微。火甚則閉塞。必審其平昔素有痰火。而以清熱降火之藥治之。若是腎虛而鳴者。其鳴不甚。其人必多慾。當見勞怯等症。須詳辨之。

聾鳴主方

木通去皮 麥門冬去心 茯苓 前胡 黃芩酒炒 川芎 菊花各八分 甘草 生地黃各一錢 赤芍七分 升麻六分 ○腎虛鳴者。其鳴不甚。加川歸、玄參、枸杞子各八分、黃柏、知母各酒炒六分、○大病後聾鳴。餘熱未盡。因虛而聾也。加玄參八分、連翹、川歸、黃柏酒炒、知母酒炒、各六分。○痰因火動者，加貝母去心一錢、天花粉八分、青黛六分。○耳痛及出膿汁者，加石膏一錢、天花粉一錢、防風六分。○因鬱而聾者，通聖散內大黃酒煨，再用酒炒三次，後入諸藥，通用酒炒。○因酒過耳鳴者，亦用大劑通聖散，加枳殼、柴胡、大黃、甘草、南星、桔梗、青皮、荊芥。○因肺火盛，腎氣虛，而耳鳴者，用四物湯四錢、黃栢三錢，童便煎，空心服。

加味涼膈散　治耳濕痛腫。

大黃酒炒　黃芩酒浸　防風　荊芥　羌活　朴硝各二兩　連翹四兩　甘草二兩　枝仁　薄荷各一兩　○右為末，加竹葉些、小水煎服。○如體薄下者，去大黃、芒硝，加白芷、桔梗、柴胡、枳殼、赤芍、川芎、當歸

蔓荆子散　治上熱耳出膿汁。
蔓荆子　赤芍藥　升麻　赤苓　甘草炙　菊花　桑白皮
生地黄　前胡　木通○右每㕮三錢，加姜枣煎服。
龍膽湯　治因忿怒太甚，動膽火，左耳聾者。
龍膽　乾姜　木香　膽星　陳皮　梔子　黄連　黄芩
香附　當歸　青黛
滋陰湯　治因色慾過多，動相火，右耳聾者。
地黄　茯苓　山藥　澤瀉　知母　黄柏　川芎　當歸
白芍　遠志　菖蒲　丹皮　山茱萸
犀角飲子　治因風熱上壅，兩耳聾閉，外内痛，膿水流出。

石菖蒲　犀角　玄參　木通　赤芍　粉草　赤小豆各等分
甘菊等分 姜煎服〇如左甚加蔓荆生地，右甚加桑皮麥門冬，

治腎虛耳聾訣
用花椒一斤同苧蘇四兩艾一兩裝枕晝夜枕之極妙內服

腎丸
木香　川椒去子炒去汗　巴戟去心　川芎　杜仲麸炒去絲各三錢　當歸五錢
乳香煅五錢〇共為末酒糊為丸，如菉豆大，每服二十丸空心溫
酒送下，一料藥完見效，

上清散　治氣虛耳中風响
當歸一錢　白芍四分　甘草二分　熟地一錢　麥門冬去心一錢　黃栢八分　知母七分

香附三分 陳皮四分 白茯六分 ○右水一鍾煎一鍾溫服。

蓯容丸 治因房劳過度耳聾耳鳴者

兎絲子 肉蓯容 鹿茸 全蝎 羗活 石菖蒲 大附子 石龍芮 山茱萸 石斛 磁石 射干 射香一字 ○右煉蜜為丸空心酒下。

當歸龍會丸 治耳鳴耳聾

當歸 龍膽草 枝子 黄連 黄芩 青皮各一兩 大黄五錢 蘆薈 青黛各五錢 木香二錢半 柴胡五錢 ○右為末神麯糊為丸每六十九姜湯下。

磁石羊腎丸 治諸般耳聾補虛開欝行氣散風去溫

磁石三兩火煅醋淬七次用葱子一合木通三兩以水同煎一晝夜去葱子木通不用取淨二兩 川椒去目

川芎 白朮 肉棗去核 防風 茯苓 細辛 山藥 遠志去骨

川烏泡 木香 當歸 黃芩 鹿茸酒浸宿炒各一兩 熟地二兩 菖蒲一兩半

肉桂六錢半 ○右為末，用羊腎兩對，去皮膜，以酒煮爛，研細，以好酒糊丸如梧桐子大，每五十丸，空心溫酒下，鹽湯亦可。

通竅筒 治耳中似風水聲，或如鐘鼓聲。

川椒 巴豆肉二味同去油 菖蒲 松脂各五分 ○右為末，以蠟溶為上，候冷，捲筒塞耳，一日一換。

通靈丸 治耳聾。

松香五錢 巴豆二十粒為末 ○右將松香溶化，入巴豆末和勻，葱汁為

九如棗核大綿褁塞耳左聾塞右右聾塞左兩耳聾次第塞之

如暴聾者只外用丼遂為九塞耳内服丼草湯妙

附耳疾单方　治耳聾用大菖蒲葉揉軟塞之

一方治耳聾以茱萸烏尖大黄為末署湧泉足心

一方治聤耳膿出用桑螵蛸一箇炙射香二分為末滲之

一方治耳痒出膿用白枯礬五銭射香五厘胭脂胚三分陳皮灰五分共為末先用棉枝子纒去膿另用綿褁藥作九塞耳内

一方治諸虫入耳中香油灌入即出或驢牛乳雞冠血皆妙

一方治湅耳用橄欖核燒灰青油調敷

一方治耳聾用蓖麻子四十九粒棗肉十枚入人乳搗膏石上晒

乾丸如梧桐子大、綿裹塞耳中、

一方治耳爛、用貝母研末乾摻、俱効、

一方治大人小兒耳内生瘡、或刺傷出膿痛、只以人家花臺生的虎耳草、又名金絲荷葉、尋來搗取自然汁、以茶匙滴入耳中數次、立効、不可輕用别藥、

鼻病

鼻爲肺竅氣出入處、貴清凈。不可有壅滞者也。其間有不聞香臭者。有遇寒月壅塞者。有感風寒而塞者。不時舉發。人便以爲肺寒。而用解表温散之藥。殊不知肺經素有火邪。火鬱之甚。喜見

熱而惡見寒故遇寒便塞遇感便發也治宜清金降火為主而佐以通氣之藥自愈矣又有飲酒過多鼻面紫黑酒熱薰蒸血凝不行宜以化血為主又有鼻流濁涕不止膽移熱於腦則為辛頞名曰鼻淵宜以辛凉之劑鼻中生瘜肉肺氣盛而生此物以瓜蒂末吹之即落若曾生梅瘡者宜以瘡門究之大抵鼻竅屬肺溫和氣清風熱氣濁也

鼻病主方

桑白皮　桔梗　黄連　黄芩　羌活　防風　白芷　細辛　廣陳皮　甘草○右剉劑白水煎食後服○若偶感風寒鼻塞聲重流涕噴嚏者治宜九味羌活湯參蘇飲之類方見傷寒門

○肺伏火邪鬱甚，則喜熱惡寒，每遇感冒而鼻塞等症便發，加荊芥、連翹。○若不外感而四時鼻塞干燥，不聞香臭者，宜清氣化痰丸（方見痰門）。○若鼻齆清涕不止，治宜陳皮、半夏、白苓、芎歸、細辛、白芷、防風、羌活、桔梗，姜煎，入薄荷少許，食後服。○若膽移熱於腦，流淚濁臭，治宜防風通聖散加薄荷、黄連，外用蒼耳根苗子燒灰，醋調塗鼻內（方見中風門）。○若鼻息肉，名鼻痔，乃肺氣盛，用瓜蒂、枯礬研細末，脂綿裹塞鼻，數日自消，兼服防風通聖散佳（方見中風門）。○若鼻痛，乃風邪入鼻，與正氣相搏，鼻道不通而作痛也，治宜藿香正氣散（方見中風門）。○若鼻膈隱痛，乃痰火衝肺也，加半夏、白苓、枝子、麥門之類，去細辛、防風、羌活。

禦寒湯　治寒邪傷於皮毛，令人鼻塞，咳嗽上喘者。

黄芪一錢　黄栢　黄連　羌活各二分　人参　升麻　陳皮各五分

甘草炙　款冬花　佛耳草　防風各三分　蒼术七分　〇右水煎熱服

搢損通聖散　治肺氣不清，鼻塞不利。

鼠粘子　桑白皮　桔梗　紫苑　荊芥穗各三兩　甘草生二〇

右㕮咀，生姜五片，同煎，食後温服。

麗澤通氣湯　治火鬱清道，鼻不聞香臭者。

羌活　獨活　蒼术　防風　升麻各三錢　葛根三錢　甘草炙　川椒

麻黄留節用催　白芷各一錢　〇右剉，剤用生姜三片，棗二枚，葱白三寸，煎服，忌冷物風寒。

防風湯　治鼻淵濁涕不止。

防風 二兩半　黄芩　人參　甘草　川芎　麥門冬 去心各一兩半 ○右為末，每服二錢，沸湯調，食後服。

辛夷散　治肺虛為四氣所干，鼻内壅塞，涕出不已，或氣息不通，或不聞香臭。

辛夷仁　川芎　木通　防風　甘草　細辛　藁本　升麻　香白芷 各等分 ○右為末，每服三錢，茶清調下。

蒼耳丸　治鼻流濁涕不止，名曰濁淵。

蒼耳子 一錢五分　辛夷 去梗五錢　白芷 一兩　薄荷葉 五錢 ○右為末，水丸彈子大每丸一錢，每服二丸，食後葱茶湯下。

加味四物湯　治血熱入肺，鼻赤，準頭紅，名曰酒皶鼻。

當歸　川芎　芍藥　地黄　紅花　黄芩酒炒　陳皮　茯苓　甘草各等分　○右用水二鍾，姜三片，煎八分，滴好酒數點於內，調炒五靈脂末同服。氣弱者加黄芪。又丸方用苦參淨末四兩，當歸淨末二兩，和勻，酒糊丸，如梧桐子大，每服七八十丸，食後熱茶下。一方盡立効。或外枇杷葉，去毛炙焦為末，枝子仁洗去穰炒黑，苦參倍用，井花水調敷，一日一換。

石膏酒　治肺風酒皶赤鼻如神。

石膏半斤　地龍二十條　共搗爛，糯米粽子為丸，作十丸，每丸用酒半

斤將丸燒紅十餘次淬酒內十餘次去藥取酒飲之以後藥搽之大楓子肉去油白芷末好硫磺真輕粉各等分為末每臨睡以唾津塗抹擦上

附鼻證單方　治鼻內窒塞不通不得休息用菖蒲皂角等分為末每用一錢綿裹塞鼻中仰卧片時

一方治酒渣并蒲面紫赤酒刺用青黛槐花杏仁研傅之

一方治鼻中瘜肉用胡荽擣爛塞鼻中一夕自然落出〇若鼻中時時流臭黃水甚者腦亦作痛俗名腦漏有蟲食腦中用絲瓜藤近根三五尺許燒存性為細末酒調服之立愈若鼻中生瘡用辛荑為末入腦射少許綿裹塞鼻

口舌

舌為心竅。熱毒蘊積於心。中焦上虛相火上沖。所以口舌生瘡。咽喉不利。或時腫痛唇上破裂。皆心火之所為也。以降心火之藥下之。則熱散而瘡自愈。

凉心散　治心熱口苦或生瘡。

連翹　黄芩　炒梔子　薄荷　黄連　甘草〇右剉劑水煎服。或单黄連去鬚為末。清水調服更妙。

加味小柴湯　治肝熱口酸而苦者。并怒則口苦。或脇脹或發熱俱可服。

柴胡　黄芩　人参　半夏　甘草　龍膽草　青皮○右剉劑食遠温服○如謀慮不决膽熱而口苦者去龍膽青皮加麥門冬酸棗仁遠志地骨皮○口苦甚者當歸龍薈丸方見耳門

二黄湯　治脾熱口甘或臭。

黄連　黄芩　山梔　石膏　芍藥　白朮　桔梗　陳皮　茯苓　烏梅　甘草○右剉劑水煎服又方用枳殼枇杷葉石斛茵陳天麥門冬生熟地黄黄芩之類。

瀉白散　治肺熱口辣。

桑白皮二錢　地骨皮二錢　甘草一錢○右剉劑水煎服或甘桔湯亦可

滋腎丸　治腎熱口鹹。

黄栢二两用酒拌湿陰干 知母二两酒浸湿陰干 肉桂一錢 ○右三味俱為末，以熱水丸，百沸湯下。

化痰清火飲 治舌下腫結如核，或重舌、木舌及滿口生瘡。

陳皮八分 茯苓一錢 製半夏一錢三分 桔梗五分 黄連一錢酒炒 生地黄酒洗一錢 當歸八分酒洗 竹茹一錢 甘草三分 ○右用生姜三片，水煎，食後服。

清熱如聖散 治舌下腫如核大，取破出黄痰已，病又復發者。

枳壳 荊芥 薄荷各五分 牛旁子 黄連各八分 連翹一錢 柴胡[illegible] 甘草三分 山枝 天花粉各六分 ○右用燈草十根，水煎，食後稍冷服，忌魚、醒、厚味。

瀉黄飲子 治風熱蘊於脾經，唇燥折裂，口舌生瘡。

白芷 升麻 枳壳 黄芩 防風 半夏 石斛 甘草〇

右㕮咀，生姜三片同煎温服。

芎芷香甘丸 治虚火鬱熱，蘊於胸中，乃作口臭。

白芷五分 川芎一錢 丁香三錢 甘草炙一錢〇右蜜丸彈子大，綿裹含化，或单用白芷川芎等分蜜丸含化。

黑参丸 治口舌生瘡，久不愈者。

黑参 天門冬去心 麥門冬去心炒，各一兩〇右為末，煉蜜丸如彈子大，每用一丸，綿裹噙化，嚥津。如口瘡久不愈，服凉藥反甚者，乃虚炎上攻，用理中湯，甚者加附子；陰虚者，四物湯加知柏。

砂水散 治口舌生瘡。

寒水石一錢　朋砂一錢半　黄栢末七分　辰砂七分　氷片半分　兒茶五分○共為極細末，先將口舌嗽洗淨，搽上即愈。

陰陽湯　治口瘡立愈。

黄連　乾薑各等分○共為末，搽上流去涎水，立愈。

滋腎養心丸　專治血少，心火炎上，口生瘡毒。

肉蓯蓉酒浸去鱗　家菊花蕊　枸杞子　生地黄酒浸　白芍各兩○共為末，煉蜜為丸，如桐子大，每服七十丸，滾白湯送下。

香蓮散　治熱甚口舌生瘡。

杏仁去皮尖　黄連炒　黄栢鹽水炒　地骨皮　黄芩　升麻　石膏

玄參　山梔仁炒黑　大黄酒炒一錢　各　甘草五分○水二鍾，姜一片，煎一

鍾温服、

碧青散 治重舌、

皂角刺灰燒 朴硝 黄柏 青黛各一錢 ○共研極細末先用布

水擦口舌以此藥糝舌上下涎出自消、

附口舌單方 如口中瘡赤者乃心熱也用枯礬末摻之或生礬

一塊噙良久水漱又噙○如口中瘡白者乃肺熱也用黄柏蓽

撥共分為末醋調搽水漱口、

一方如口瘡赤白者心肺俱熱也用文蛤末頻糝之夏秋月西瓜

水徐徐飲之猶妙或黄柏五錢青黛錢半甘草一錢為末糝舌

上一宿即好、

一方如口瘡疼痛者用五味子一兩滑石五錢黄栢蜜炒五錢為末干糝瘡上

一方治虚炎口瘡者甘草乾姜和匀細嚼噙之

一方治上熱下寒口舌生瘡者用黄連乾姜等分為末搽上流涎即愈

一方如小兒口瘡不下乳食以白礬湯於脚上浸半日頓寬試効再以黄栢蜜炒殭蚕炒等分為末傳瘡上立下乳而安

一方如唇瘡疼痛用訶子肉五倍子枯礬為末貼唇上瘥

一方如舌腫滿口真蒲黄糝之即消

一方如舌脹出口大麻子取油蘸帋撚子燒烟薰之即愈

一方如蒲口如白麪片相似謂之口糜用江茶粉草為末傅之

一方若舌上血出如線不止用槐花炒為末摻之

一方若小兒走馬牙疳一時腐爛即死治宜用婦人溺桶中白垢火煅一錢銅綠三分射香一分半各研和勻敷上立愈

一方治口臭用枯礬為末射香少許擦牙根上即止

太醫院手授經驗百効內科全書卷之六終

太醫院手授經驗百効內科全書卷之七

金谿龔居中應圓父編輯
潭陽劉孔敦若樸父訂刻

牙齒

左寸關脉洪数或弦而洪，腸胃中風熱盡痛。尺脉洪大而虛者，腎虛主齒動搖踈豁，相火上炎而痛。

夫齒者，腎之標，骨之餘也。足陽明胃之脉貫絡於齒上齦，手陽明大腸之脉貫絡於齒下齦，屬熱，屬胃熱，有風寒，有虫，有濕，須因類而施治可也。

牙齒主方

牡丹皮　黃連酒炒　生地黃　當歸各一錢五分　升麻一錢　○右水一鍾

半煎七分，食後熱服。或為末，作丸亦可，粥汁糊丸。日間食後、夜間臨卧，俱白湯下。○若連顴顋半邊痛者，加防風一錢、白芷一錢、羌活一錢五分、細辛三分。○若牙齦腫脫而血出者，加扁栢葉一錢五分、黄芩酒炒、荊芥、枝子各一錢。○虛損人牙痛者，加知母一錢、黄栢一錢、人參七分、甘草五分。○滿口浮而疼，不能力嚼者，加連翹一錢半、玄參一錢、芍藥一錢。

擦牙止痛散

白姜蚕去嘴足，五條，炒 蝎稍五條，洗净，炒燥 細辛一錢 草烏二錢，米泔水浸，去皮，麩炒焦色

○右為細末，後加氷片一分，研勻，少少搽在痛牙根縫中，其涎開口任流出之。

滋陰舒鬱飲　治陰虚氣鬱，牙出鮮血。

白芍藥　生地黄　川芎　當歸　側柏葉　牛膝　香附　生甘草減半各等分○有用水一鍾半，煎八分，食稍遠服。○如牙縫出血，用草烏、青塩、皂角等分，燒灰存性為末，擦之即止。或塩水漱之亦妙。

祛風虫散　治風虫牙疼痛不止。

芫花　小麥　細辛　川椒　蜂房　食塩各一錢○右用水煎漱之，勿嚥，極妙。

白蒺藜散　治牙痛齦腫，摇動，常擦固齒。

用白蒺藜不拘多少，去刺為粗末，每服五錢，淡漿水半碗，煎七八分，去渣，入炒盐末一撮，帶熱時時漱之。

烏鬚固齒方

七月取旱蓮草，連根一斤，用無灰酒洗净，用青盐四兩，醃三宿，取出，無油鍋內炒存性，時將原汁漸傾入，炒乾為末。每日清晨用一錢刷牙，連涎嚥下。

壯陽固齒散　治牙齒腫搖作痛，甚則酥損如灰成塊而脫者，俗謂灰牙。

旱蓮草一兩　花椒三錢，炒　石膏二兩，煅　青盐二兩，煅　小茴香一兩　白芷五錢　升麻五錢

〇右為末，早挽擦牙，少須漱之，或嚥下尤妙。

滋陰清胃固齒丸　善治牙齒，力能堅齒。

黄栢酒炒 黄連酒炒 山藥 升麻 牡丹皮 知母 當歸 玄參 乾葛各一兩 山查肉二兩 ○右以山查肉濃煎湯，去渣，將清汁煮葛粉為糊，又用糯米飯一盞研爛，和葛粉同又研勻，調上八味淨末為丸，如菉豆大，以飛過硃砂為衣，晒乾，每服三錢，食後白湯送下。

旱蓮散 治邪風齒疾，黑髮烏鬚。

旱蓮草一斤，搗汁 何首烏一斤，切片，用黑豆蒸三次 青塩六兩，水澄過，炒 白芷五錢 黑豆一升 北細辛五錢 石膏八兩，火煅 桑寄生四兩 ○共為末，每日侵晨夜晚擦牙。

七寶散 治一切牙痹。

白硼砂一錢 白礬一錢，火飛枯，共研 青黛三分 輕粉二分 氷片一分 真[illegible]五分雄黃二分〇右為細末，候熟睡去時，輕巧以竹管引藥吹在牙痛處，或雞毛敷之。

人中散　治牙疳腐爛臭惡。

人中白火煅透紅，冷定，擦去煅出毒霜，淨取一錢　銅綠三分　麝半分〇共為極細末，擦上立愈。

附牙齒單方　凡遇風牙、虫牙及牙根腫痛，用地風子三五個，慢火焙為末，以熟清油敷患處，吐出涎，即愈。

一方治牙痛不可忍，取雞屎白燒末，綿裹安痛處，咬牙立愈。

一方治牙根腫痛，用猪牙皂角一挺，于門限上砍作兩截，以好醋一盞[illegible]，趁温漱之。

一方治牙齒動搖用核桃殼一二箇將白礬研細填滿于炭火上煆令存性共研為末不時擦牙立穩

一方治齒間出血以竹葉濃煮加鹽少許噙嗽吐之

喉痺

喉痺之起速然而來或因飲酒過度或因忿怒失常或因房室無節或因過食椒薑素有痰火胃與肝腎忽然火動而發上攻咽喉內外腫痛水漿不下其症可謂急矣急以藥吹之後服涼劑以解熱毒若事在危急用針刺破血出即好

喉痺主方

大南星鮮者二十五箇切片 大半夏鮮者五十箇切片 白礬四兩 防風四兩 桔梗二兩 皂角四兩去核子炒 朴硝四兩 盐四兩 揀七分熟梅子大者一百箇先將硝盐水浸一周時然後將各藥碾碎，入水拌匀却將梅子置於水中其水過梅子三指為度浸至七日取出晒乾，又入水中浸透又晒乾，候藥水盡為度却將梅子入磁罐密封之，如霜衣起更妙，若用時以薄綿裹之噙在口，令津液徐徐嚥下，痰出即愈一梅可治三人，不可輕棄，喉痺一十八種俱効，

牛旁子散　治風熱上攻咽喉腫痛或生癰瘡潰爛。

牛旁子二錢 玄參去蘆 升麻 桔梗去芦 生甘草 犀角鎊 木通各一錢 黄芩一錢 〇右作一服水二鍾煎八分食後服，

加味四物湯　治咽喉乾燥痛。

當歸　川芎　芍藥　地黄　荊芥　桔梗　黄栢　知母○

右剉劑水煎食後服。

青龍膽　治咽喉閉塞腫痛并單雙乳蛾神効

用青魚膽不拘數以好鴨嘴膽礬逐箇裝滿陰乾為末淨用三錢黑牛膽一箇以白硼砂裝入陰乾為末淨用二錢山豆根末一錢右三味和勻加冰片三分點至蛾上或吹入神効如有懸膽牛黄各加三分入内尤妙。

甘石散　治喉痺久不愈神効。

羊腦盧甘石一兩煅紅以三黄湯淬七次取淨粉以童子便拌濕曬乾用　紅粉霜一錢　冰[illegible]這

一丸。瓏子（即蚌子殼，取放罐煅紅，以真安茶汁淬七次，取淨粉二錢）六。○共研極細粉，瓶[illegible]。吹喉納入些少，立愈。

開聲丸　治男婦失音不清。

訶子（五錢）　知母（五錢）　黃栢（一兩，蜜炒）　真阿膠（五錢）　白茯苓（一兩）　當歸（一兩）　人參（三錢）　烏梅（十五個，去核）　天門冬（五錢，鹽炒）　麥門冬（五錢，鹽炒）　黎汁（一碗）　牛乳（一碗）　人雞（一碗）　生地黃（一兩）　熟地黃（一兩）　○右為細末，煉蜜為丸，如黃豆大，每服八十丸，訶子煎湯送下，或蘿蔔煎湯送下。○如製丸不及，用訶子三錢，半生半熟，泡；木通三錢，半生半熟，泡；甘草三錢，半生半炙；桔梗五錢，去頭，剉劑，水煎，將生地黃搗爛，入藥服。

燻法　治咽喉牙關緊閉。

用巴豆去壳以帋包巴豆肉用竹管壓出油在帋就將此帋作為帋撚點燈吹滅以烟燻入鼻中一霎時口鼻流涎牙關開矣○如走馬牙疳用巴豆去皮以綿帋微裹隨左右塞于鼻中立透如左右俱有用二枚塞左右鼻中

附華陀危病方　凡治纏喉風喉閉其症先兩日胸膈氣緊出氣短促驀然咽喉腫痛手足厥冷氣閉不通頃刻難治須用雄黃皂子大明者巴豆十粒三生四熟生者去壳研熟者去壳炒去油存性鬱金一個右三味研細每服半匙茶調細呷如口噤咽塞用小竹管納藥吹喉中須臾吐利即醒如無前藥用川升麻四兩剉碎水四碗煎一碗灌服或吐或不吐即安

消渴

脉宜数大。不宜虚小。

三消之症。總是水涸火炎。陰虚陽盛。火既熾。必上炎。故上消於心。移熱于肺。而為消上者也。其症舌上赤裂。善飲而易渴。宜補肺而生津。中消於脾。移熱於胃。而為消中者也。其症善食易飢。自汗而瘦。小便赤黄。大便硬。宜調中而益胃。下消于腎。移熱于膀胱。而為下消者也。其症煩渴引飲。耳輪焦乾。大便難。小便如膏狀。宜滋腎而強陰。是在醫者。詳而酌之。

三消主方

人参　茯神　知母　麥門冬　五味子　葛根　括蔞根

竹葉　甘草　生地黃○右㕮咀水煎服○一上消大渴飲水不厭煩亂小便數宜用白虎湯加人參○一中消不大渴能食快飢小便數宜用調胃承氣湯○一下消飲不多隨即溺下成膏亦能食快飢強中多死惟中進氣法可治此法三消皆醫訣在固真門

黃連瀉心湯　治上消之症

黃連一錢　黃芩二錢　知母　生地黃各一錢　甘草五分○右㕮咀煎服或用人參白虎湯但飲酒人加生葛汁

二黃飲　治中消之症

黃連　黃芩　山梔　天花粉　麥門冬　石膏　知母

甘草○右剉劑煎服或用調胃承氣亦可

滋陰湯　治下消之症

當歸　川芎　白芍　地黃　知母　五味子　玄參　黃栢

○右剉劑水煎服或六味地黃丸亦可

附三消効方　用黃連天花粉二味為末藕汁人乳汁生地黃汁佐以蜜姜汁為膏和二味末舌上徐徐以白湯少許送下能食者加石膏

一方治中消病用雄猪膽一箇將川黃連末入膽内以滿為度于老米飯上蒸之待飯熟取起去皮將近胆飯搗爛為丸如梧桐子大每食後用滚水服一二錢即愈

燥結

燥結之症。大便乾燥而不通也。有虛。有風。有濕。有火。有津液不足。有寒者。有氣結者。久病腹中有實熱。大便不通。宜用潤腸丸。微利之。不宜峻利。須知在西北。以開結爲主。在東南。以潤燥爲主。

燥結主方

當歸尾　白芍藥　生地黄　枳實　桃仁去皮尖各一錢　生甘草六分
麻子仁去殼二錢　紅花酒洗六分　升麻三分　○右剉一貼。水煎服。如欲下者。加大黄一錢。

東垣導滯通幽湯　治血虛燥澁。大便不通。幽門秘結。用此劑。潤之藥。妊娠忌服。

當歸　生地黄　熟地黄各二錢　桃仁泥一錢　升麻五分　紅花一錢

炙甘草五分　冬葵子　榆白皮各一錢　○右水二鍾，煎八分，去查，調

檳榔末五分，稍熱服。○虚寒腹疼，四肢厥，加人參、良姜。○腹中

有塊，加莪术。○寒熱往来，加柴胡、人參、黄芩。○口乾，加麥門冬、

乾葛。○小便秘澁，加木通、澤瀉；秘甚者，加肉桂。○心氣不足，不

寐者，加酸棗仁、遠志、栢子仁。○虚煩燥，加人參、麥門冬、石膏。○

氣滯血不行，加人參、木香。○頭眩運，加天麻、細辛。○頭痛，加川

芎、白芷。

生血潤燥湯　治血虚氣弱，口乾脣燥，髮燥鬚黄，肌膚白屑，大便

秘結、水少火多、以此方養血而潤之、

當歸　生地黄　熟地黄　紅花　天門冬　桃仁　麥門冬　升麻　栝蔞仁　紫石英　阿膠各等八分○右水二鍾、煎八分、食遠溫服、○肌膚燥烈、加黄芪、桂枝、○口渴、加天花粉、葛根、○心煩、加山枝、五味、栢子仁、○夜不寐、加酸棗仁、玄參、○身熱、加柴胡、黄芩、○齒頰腫痛、加牡丹皮、石膏、○氣弱、加人參、黄芪、○脾虛少食、加白朮、陳皮、頭痛、加川芎、蔓荊子、○耳鳴、加木通、山梔、石菖蒲、○小水不利、加車前、滑石、○腹痛、加芍藥、甘草、○大便秘結、加火麻仁、郁李仁、甚者、加酒炒大黄、

甘草芍藥湯　治諸病攻補不效、愈覺擦躁、宜用此劑以緩之、

甘草 白芍藥 白茯苓各一錢 〇右水鍾半，姜一片，棗一枚，煎七分，溫服。〇口渴乾，加乾葛、麥門冬。〇心血不足，加當歸。〇煩燥不寐，加酸棗仁。〇驚悸，加遠志、蓮子、茯神。〇胸膈滿悶，加枳實、連翹、炮姜。〇頭痛，加天麻、黃芩。〇有痰，加半夏。〇小水澁，加澤瀉、木通。〇有汗，加黃芪。〇嘔吐惡心，加陳皮、藿香。

小麻仁丸 治血燥，大便不通。

麻仁 當歸 桃仁 枳殼 生地黃各一兩 〇右為末，煉蜜丸如梧桐子大，每服五十丸，空心白湯送下。

大麻仁丸 治小便數，而大便閉者。

麻子仁去殼，一兩 白芍五錢 枳實麩炒，五錢 大黃酒浸，七錢 厚朴三錢 杏仁五錢，去皮尖

○共為末煉蜜為丸，每服五十丸，白湯送下。

潤腸丸　治久病腹中有實熱者，脾胃中伏火，大便秘澁，不思飲食，及風結血秘。

桃仁去皮尖　麻仁各一兩　大黄煨　羌活　當歸稍各五錢

○右除二仁另研，餘為末，煉蜜同丸，白湯下。○如風濕，加皂角煨去皮、秦艽。○如脉澁，覺氣短，加郁李仁，俱煉蜜梧子大，每服二三十丸，空心白湯下。○如風熱之人及老年人大便燥結，用搜風順氣丸，方見痛風。

加味四物麻仁湯　治陰結大便不通，脉沉而遲，不能食。

川芎七分　當歸身七分　白芍七分　熟地七分　乾姜炒四分　麻仁七分　附子六分

官桂六分〇右水二鍾煎一鍾去渣候温服若陽結不通者其脉浮而数宜調胃承氣湯主之

附燥結单方　凡諸秘結不通或兼他症又或老弱虛極不可用藥者用蜜入皂角末少許同熬至蜜老熟捻如棗子大以鵞管為骨納入穀道中良久即通如大小便不通用蝸牛三枚連殻為泥再加射香少許貼臍中以手揉按之立通田螺亦可

一方治二便不通閉格不利用連根葱二莖帯土生姜一塊淡豆豉二十二粒盐一撮同研爛捻作餅子烘熱掩臍中以帛條札定久之氣透自通

一方治大便不快用麻子水研汁服之即止

一方治大便燥結常食蜜有効、

六欝

欝脉皆沉甚則伏又甚則歇惟有胃氣可治。

夫欝者。氣之滞也。人身以氣血冲和。而運乎百骸。斯無病矣。若七情内中。六淫外侵。氣道阻滞。結聚不浔發越。升降失常。故欝也。皆氣之使然耳。至如欝久而能成病。或病久而能成欝者有之。内經立有五欝之治。木欝達之。令吐條達也。火欝蔟之。令汗踈散也。土欝奪之。令下無壅滞也。金欝泄之。令滲泄解表利小便也。水欝折之。令抑之制其衝逆也。惟諸火欝不同。當看何經而治之。戴氏又明六欝之證。有氣温熱痰血食也。亦當叅用

六鬱主方

撫芎 陳皮 神麯 山查子各一錢 香附米童便浸炒八分 甘草五分 蒼朮米泔浸炒八分 青橘葉六片

○氣鬱者胸脇痛脉當沉濇倍香附蒼朮撫芎○濕鬱者周身走痛或関節痛遇陰寒則發脉當沉細宜加白芷防風去蘆各六分○熱鬱者目瞀小便赤脉當沉数宜加山枝仁黃連各酒炒八分青黛六分○痰鬱者動則喘寸口脉沉滑加海粉一錢半夏湯泡八分瓜蔞仁去殼八分枳殼炒七分白茯苓八分生姜三片○血鬱者四肢無力能食大便紅脉沉加桃仁去皮尖杵一錢青黛六分紅花酒洗五厘○食鬱者噯酸腹飽不能食左寸脉平和右寸脉緊盛加大麥芽炒

杵八分、山查肉一錢、砂仁杵八分、

六鬱湯　治氣血痰熱食濕六鬱。四時皆可用。

香附子　陳皮　半夏　赤茯苓各一錢　砂仁五分　山梔仁　蒼朮　撫芎各八分　炙甘草五分　○右為一劑，水二鍾，姜三片，棗一枚，煎八分，食遠服，渣再煎。○氣鬱者，加木香、紫蘇。○氣虛者，加人參。○血鬱甚者，加當歸、牡丹皮、桂枝。○痰鬱甚，加瓜蔞、南星、神麯。○女人經秘，加桃仁、紅花、玄胡索。○食鬱甚，加神麯、麥芽、白蔻。○春月加升麻、葛根。○夏月，加木通、姜炒黃連。○秋加旋覆、香茹、荊芥穗。○冬加羌活、防風、細辛、白芷。

開鬱湯　治惱怒思慮，氣滯而鬱。一服即效。

香附（童便浸炒）　貝母（各一錢半）　蒼朮　撫芎　神麯（炒）　山梔（炒）　陳皮（去白）
茯苓　枳殼（去穰麸炒）　蘇梗（各一錢）　甘草（三分）○右用姜一片，水二鍾，煎
一鍾，食遠服。○有痰加半夏、南星各一錢。○有熱加黄芩、黄連
各八分，柴胡一錢。○血鬱加桃仁、紅花各八分。○濕加白术、羌
活各一錢。○氣加木香五分，檳榔八分。食積加山查、神曲，各一
錢，砂仁七分。

火鬱抑遏湯　治四肢五心煩熱。火伏土中，或得之血虚，又或得
之胃虚，多食冷物，抑遏陽氣不得上升。
羌活　葛根　白芍　柴胡　人參（各一錢）　防風（三錢）　甘草（生三分　炙三分）
○右用水鍾半，煎七分，温服。忌生冷寒物

鐵瓮先生交感丹　治一切富官商賈名利失志抑鬱煩惱及婦人七情鬱結師尼寡婦抑鬱不開飲食不思面黄形瘦胸膈痞悶

香附童便浸高一指待七日洗净晒乾搗爛醋炒一斤　白茯神去皮心四兩人乳浸日晒夜露七日七夜〇右二味為末神麯三分煉蜜七分神麯打糊和為丸如彈子大每服一丸不拘時滚白湯化下

加味越鞠丸　常服調脾開鬱思食

香附童便浸炒晒乾四兩　蒼术米泔浸去皮麸炒四兩　撫芎四兩　山梔四兩姜汁炒　白术炒一兩　山查去子净肉二兩　黄芩酒炒一兩五錢　神麯炒四兩　陳皮去白二兩　白术炒一兩半〇右為末水丸如梧桐子大每服六十丸食後白湯下

附鬱氣单方　凡男無室女無夫思慾動火以致胃脘諸痛自汗唇紅頬赤脉亂者用芙蓉花葉搽一朶爛如泥并水調和去渣温服

氣

脉沉是氣濇弱難治

人身之氣一身之主也要在周流順行而無病矣逆則諸病生焉男子宜養其氣以全其神婦人宜平其氣以調其經又云氣症有九其治則一順與降最為要法也惟順則宜補學者辨之

氣症主方　即分心氣飲

木通　半夏姜製　茯苓　官桂各三錢半　桑白皮　青皮　陳皮各五錢

紫蘇二兩桔梗五錢赤芍三錢五分大腹皮五錢甘草二錢○右用生姜三片棗二枚燈心一團水煎溫服○一治諸氣加枳殼檳榔香附○如憂思鬱悶怒氣痞滿加枳殼桔梗木香檳榔香附藿香莪朮○走氣面目浮腫加猪苓澤瀉車前子木瓜葶藶麥門冬○氣塊加莪朮○性急加柴胡○多怒加黄芩○食少加砂仁神麯○咳嗽加桔梗半夏○胸膈緊加枳實香附○三焦不和加烏藥○氣悶加枳殼蘿蔔子氣滯腰疼加木瓜枳殼○上焦熱盛加黄芩○下焦熱盛加山枝○翻胃加沉香磨服○上焦滯氣加黄芩枳殼香附砂仁○中焦滯氣加枳實厚朴三稜莪朮○下焦滯氣加青皮木香檳榔○膈塞腹滿氣倍紫蘇青皮大

腹皮、香附炒、○氣盛少食、加麥芽、砂仁、山查、○氣結胸脇不利、咳嗽、加瓜蔞、桑白皮炒、○鬱氣作痛、加青皮、陳皮去白、玄胡索、木香、○鬱氣胸膈作痛、加香附子、童便浸炒、撫芎、○氣盛久鬱、上下胸間遊走作痛、吞酸刺心嘈雜、加細辛、山枝子、炒黑色、○氣鬱胸中、心下滿悶、加黃連、姜汁炒、神麯炒香、○氣病感寒作喘、加蘇子、麻黃、杏仁去皮尖炒、荊芥穗、○病後氣腫、加大腹皮、五加皮、蘿葍子炒、入、○氣病服諸氣藥不效、用破故芷、引氣歸腎經、即效、○諸氣病、木香不可無、然木香味辛、如氣鬱不達、固宜用之、若陰火衝上而用之、則反助火邪矣、故必用黃栢、知母、而少用以為使、○觧五臟結氣、加山枝子炒黑為末、以姜汁同煎飲其効甚捷○開五臟欝氣加蒼朮半夏山梔香附川芎竹茹枳殻黄連連翹青皮澤瀉○怒氣調肝加柴胡青皮俱用醋炒枳殻桔梗白芍半夏白芥子竹茹木香蘿白子○腰疼氣加木瓜破故帋枳殻○水氣面目浮加猪苓澤瀉車前子木瓜葶藶麥門冬○諸氣痛甚用蘿蔔子甚効○相火上冲氣滞加知栢芩連香附陰虛四物湯加知栢○小腸氣加茴香川楝子○梅核氣加桔梗枳實○枳殻利肺氣多服損胸中至高之氣○青皮瀉肝氣多服損其氣○木香行中下焦氣○陳皮瀉逆氣○紫蘇散表氣○厚朴瀉胃氣○檳榔瀉至高之氣○藿香上行胃氣○沉香降真氣○腦麝散真氣○香附快滞氣

上下分消導氣湯　常患氣惱之人可用。

黄連姜汁炒　川芎　半夏水泡姜汁炒　厚朴姜汁製　茯苓　青皮　香附
澤瀉　瓜蔞仁　桑白皮蜜炙各一兩　枳殼二兩　桔梗二兩　木通　檳榔
炒麥芽各一兩〇右用生姜一片，水煎服，或以神麯糊為丸，每服七八十，空心白湯送下，淡姜湯亦可，名分消丸。

蘇子降氣湯　治氣不升降，痰涎壅塞，氣滿氣痛等症。

當歸去頭　甘草炙　前胡去芦　川厚朴姜汁製各五分　蘇子另研　半夏各一錢　肉桂去皮
廣陳皮去白各七分半〇右用生姜三片，棗一枚，水一鍾半，煎八分，不拘時服。

加味四君子湯　治氣虛症。

人參去芦　白朮去芦　砂仁　茯苓　陳皮　厚朴姜汁炒　當歸　甘草
各等分○右用姜一片棗二枚水煎服○如氣虛多汗加黄芪
○如元氣虛弱肺脉小者只用四君子湯

正氣天香散　治婦人一切諸氣痛或上湊心胸或攻築脇肋腹
中結塊發渴刺痛月水因之而不調或眩暈嘔吐往來寒熱無
問胎前産後一切氣候並治

烏藥一錢半　香附六錢　陳皮　紫蘇　乾姜各六分半○右水一鍾半煎
至一鍾稍熱服

五磨飲子　治七情鬱結等氣或脹痛或走注攻衝

木香　烏角沉香　檳榔　枳實　台烏藥　右各等分以白

酒磨服。

十六味木香流氣飲　治男婦五臟不和，三焦氣壅，心胸痞悶，咽塞不通，腹脇脹滿，嘔吐不食，上氣喘急，咳嗽痰盛，面目浮，四肢腫，小便秘，大便結，憂思太過，陰陽之氣鬱結不散，壅滯成痰，脚氣腫痛，并氣攻肩背脇肋走注痛，並宜服之。

紫蘇葉　當歸　川芎　青皮　烏藥　桔梗　茯苓　半夏　白芍藥　黄芪　枳實各八分　防風　廣木香各五分　甘草三分　陳皮　檳榔各六分

〇右用水二鍾，姜三片，棗一枚，煎一鍾，不拘時温服。

木香流氣飲　治傷寒積聚，腸脇脹滿，脈沉細。

藿香葉　木香　厚朴姜製　青皮去穰　香附童便浸　麥門冬去心，各四分

茾草二分 陳皮去白五分 白芷四分 大腹皮烏豆汁洗 木瓜 人參 丁香皮

蓬莪朮醋炙 半夏姜製各一分 赤茯苓去皮 石菖蒲各半分 草菓仁二分半

紫蘇葉 檳榔 白朮炒 肉桂去皮 木通各三分 沉香四分 ○右水一

盞半、生姜三片、大棗一枚、煎至一盞、去滓溫服、

沉香至珍丸 此丸通利濕氣、凡氣滯而痛者、非此不能除、

沉香研石臼搗碎 丁香 廣木香各二錢 陳皮洗 川黃連 莪朮炕乾

青皮醋炒 巴豆霜[illegible] 檳榔 烏梅肉火炕乾各五錢 ○右将巴豆仁滾湯

泡去心、好醋浸一時煮乾、碾用皮紙、除去油、入藥、々末碾勻、厚

糊丸、春米大、每用五七丸、或九丸、大人十一二丸、溫湯送下、

木香檳榔丸 治氣滯胷膈、沉氣、氣脇便結、積滯若痛、

木香一兩 蒼术炒五錢 香附炒 檳榔 黄連炒 青皮去穣 陳皮去白各一兩 黑丑頭末一兩半 大黄酒蒸二兩 ○共為細末，醋糊為丸，如桐子大，每服二十丸，生姜湯送下。

附氣滞单方　治一切氣痰氣痛，用苦楝子，搥碎，擂酒濾去渣，溫服効。○治氣攻心腹滿悶，以陳皮洗淨，水煎服。

一方治氣結，用郁李仁四十九粒，研細，酒服。

一方治冷氣痛，用羊屎不拘多少，先將水熬滾，方入屎再熬，濾去渣，又入熟猪油，入草果茴香，如打汁湯狀，俟滾，或入豆腐，或打鷄子，入青氣連湯盡服之，或炒塩布包熨揉。

一方治氣痛似刀割，口吐涎，以醋煎滚，入艾葉一把，再煎滚服之。

心痛

脉宜沉細

心痛者、即胃脘痛也、其痛有九種、大抵是有舊積、有痰有火也、腹痛者、食積也、痛而有形氣痛、人多滿悶、冷痛滿面惡寒、〻熱疼痛、往來無定、假若臍上痛、食痛、臍下痛、寒痛、左為氣痛、右為血痛、作瀉為風痛、面上起白點為虫痛、臍出膿水是腸肉有瘡痛、腸如絞細為氣滞痛、〻在一處定住不移、為死血痛、有臍下大痛、人中黑色、面上紅黑點、此寒熱痛也、大抵通則不痛、〻則不通、内經曰、心痛原來有假真、〻心一痛豈容君、面黑手青厥全伏、口有呻吟是死音、

心痛主方

半夏一錢二分 茯苓 陳皮八分 甘草四分炙 川芎一錢 枝子二錢韭根汁炒 蒼朮一錢 黑乾姜五分炒成炭存性 生姜三片○右水煎服，如素有痰火胃脘急痛難忍者，依本方○氣實者，加牡礪粉一錢○有因平日食麵物，而後作痛者，去乾姜，加桃仁一錢半、玄胡索一錢、牡丹皮五分○若心痛日久，鬱火內生，去乾姜，加香附、黄連、厚朴○或因心膈大痛者，加柴胡八分、桔梗五分○以手按而痛止者，乃挟虚，去川芎、蒼朮、枝子。

姜桂湯 治初起胃脘寒痛。

乾姜 良姜 官桂各七分 藿香 蒼朮米泔浸 陳皮 厚朴姜汁炒

甘草炙 木香 茴香炒潤 枳殼麸炒 砂仁 香附炒各等分 ○右剉劑、姜三片、水煎、磨木香服○痛甚、加乳香、○手足厥冷、脈沉伏、加附子、去良姜、

通治飲

治九種心疼、

木通中 赤芍中 麻黄上 五靈脂上○右剉劑、水煎、臨起、下鹽滷一蛤殼、通口服即止、

失笑散

治心氣痛不可忍、及小腸氣痛、

蒲黄炒 五靈脂酒研淘去砂土各等分○先以醋調二錢、煎成膏、入水一鍾煎、食前溫服、

玄㨗丸

治死血留胃脘作痛者、左手脉必澀、

玄胡一兩半 肉桂 滑石 紅花 紅麯各五錢 桃仁五十個 ○右為末，蒸餅糊為丸，每服五十丸，酒下，或桃仁承氣湯下之。又脉堅實，不大便者，亦可下。

仙方沉麝丸 治心痛腹痛氣痛，不可忍，三服除根。

没藥 血竭 沉香 辰砂各五錢另研 麝香三錢另研 木香一兩 ○右各研為細末，和勻，用甘草熬膏為丸，如芡實大，每服三丸，不拘時，薑鹽湯嚼下。婦人產後血氣刺痛極效，若加當歸、琥珀各一兩，乳香五錢，名辰砂聚寶丹，治心腹痛，及婦人血氣腹痛，其效尤速。親見服者，永不再發。

沉香化滯定痛丸 專治胃脘及胸中滿悶，停痰積塊，滯氣壅塞，

不拘遠年、心胃痛服之即効、

沉香三錢 没藥五錢 大黄五錢炒 尾巃子一個火煆紅醋淬一次 莪术三錢 乳香二錢

玄胡索三錢酒炒〇右為細末醋為丸、如菉豆大、每服九丸、壯實者

十一丸滚湯下、行二次、米湯補之即安、

妙香散 治七情抑欝、驚悸作痛、

黄蓍蜜炙一兩 白茯一兩 遠志去心 神麯炒 乾山藥各一兩 桔梗 茯神

蒼术 廣木香 人參 香附子炒 甘草炙各七錢〇共為細末、

每末一兩、入麝半分、每服二錢、温酒送下、

大紅丸 治心腹疼痛

端午獨蒜七頭 黄丹七錢〇共搗為丸、如菉豆大、晒乾、每服七丸、熱

饆酒送下、立愈、

降雪丹　治心疼立愈、

陳石灰一両　明礬三銭　枯礬一銭〇共爲末、姜汁打麵糊爲丸、如桐子大、每服三十丸、燒酒送下、

附心痛單方　用飛礬、飛丹、各等分、溶黄蠟和二末、丸如梧桐子大、姜湯送下、或用樟樹帶土嫩根四両、搗爛窨熱酒臨發時、任量服、

一方治蛔虫攻心如刺、吐清水、用草龍膽一両、去頭切細、以水二盞、煮服一盞、去渣隔宿不食、平旦時、一頓服之、即愈、或以水煮煎汁服、

腹痛 脉宜沉細

腹痛者。内有所傷。外有所感。停飲聚結阻滯不行。鬱積不通。所以作痛。經曰。痛者不通。通者不痛。此之謂也。然痛非一種。有寒有熱。有食積。有濕。有死血。有虫。有火。有絞腸紗。隨症施治。得其病情無有不愈矣

腹痛主方

陳皮 半夏 茯苓 炒枝 炒連 炒芩 香附 川芎
厚朴 蒼术 良姜 甘草〇右生姜三片。水煎服

二姜湯 治寒腹痛。綿綿無增減。脉沉遲者。

乾姜　肉桂　良姜各七分　枳殻麸炒　陳皮　砂仁　厚朴姜汁炒

吴茱萸炒各一錢　香附一錢半　甘草三分　木香五分另研八分○右剉劑姜一片水

煎服○痛不止加玄胡索、回香、乳香、○寒極手足冷加附子、去

茱萸良姜○泄瀉去枳殻

散火湯　治火熱腹痛乍痛乍止脉數者

黄連炒　芍藥炒　栀子炒　枳殻　陳皮　香附　蒼术　撫芎

砂仁　茴香　木香另研　甘草○右剉劑生姜一片水煎服○痛

甚不止加玄胡索、乳香、

香砂平胃散　治食積腹痛痛而瀉瀉後痛减者

香附　砂仁　厚朴姜汁炒　蒼术米泔浸　陳皮　枳殻炒　山查

神麯炒各一錢　官桂　乾姜　甘草各三分　木香另研○右剉一劑生姜三片水煎服

治血湯　治死血痛不移處者

當歸尾　赤芍藥　牡丹皮　板桃仁去皮尖　土烏藥　香附
舊枳殻　玄胡索各一錢　真紅花　薄官桂各五分　大川芎七分
小甘草二分○右剉一劑姜一片水煎以木香五分另研調服

二陳合四苓湯　治濕痰小便不利而痛者

陳皮　半夏　茯苓　猪苓　澤瀉　白术　茯苓　甘草○
右剉一劑生姜煎服

椒梅湯　治虫痛時痛時止面白唇紅者

烏梅　川椒　梹榔　枳實　木香　香附另研　砂仁　川楝

肉桂　厚朴　乾姜　甘草○右剉一劑，生姜一片，水煎服

溫中湯　治虚痛，以手按之，腹軟痛止者

良姜　官桂　砂仁　木香另研　香附　厚朴　陳皮　益智仁

當歸　甘草　玄胡索　茴香○右剉一劑，姜一片，水煎服

枳實大黄湯　治實痛腹滿硬，手不敢按者，并治食積痰熱痛

大便不通者

枳實　大黄　梹榔　厚朴各二錢　木香五分，另研　甘草三分○右剉一劑，水煎服○如因酒所傷，以致腹痛者，用神妙列仙散

調氣散　治氣滯於内，胸膈虚痞，胸中刺痛

木香　陳皮　紫蘇各五分　青皮麸炒　香附各一錢　檳榔七分　半夏八分
乳香　沒藥　甘草各三分　○右咀片，水二鍾，姜三片，煎服。

通草湯　治腹痛，小便不利。

當歸　桂枝　通草各一錢　白芍二錢　細辛八分　甘草炙五分　枳殻麸炒一錢半
○右水一鍾半，姜三片，棗二枚，煎一鍾，温服。

一捻金　治一切心腹絞痛，四肢逆冷，急欲打沙者，其效如神。

五靈脂　小茴香炒　乾姜炒　香附子炒去毛　當歸酒浸焙乾，以上各五錢
陳皮去白一兩　良姜炒八錢半　官桂去皮五錢　甘草炙三錢　○右共為末，每服三錢，熱酒調下，一捻時被蓋，微汗即愈，忌生冷之物。

附腹痛單方　凡心腹疼痛，用乳香、沒藥各等分，為細末，每空心

温酒送下三錢或老樺樹赤心的鋸屑一兩乳沒各一錢為末米糊為丸滾水送下如絞腸紗腹痛用明礬五錢為末井水調服如男女因房事腹臍下痛用大附子黄連各一兩炆水服

一方治腹痛甚者用老葱頭去皮鬚細研入芝麻油調之灌下喉即醒

一方治蛔虫攻心腹痛用薏苡仁根一斤切細以水七升煮取三升食盡服之虫死盡出或以苦練根煎服或乾漆炒盡為末酒服

方治肚痛用塩一撮滚水調下即止

脇痛

脇下疼痛。乃是肝火盛。木氣實。痰與死血相伴。鬱積于胸脇。流注於左而左痛。流注于右而右痛。人或有忿怒憂思之氣。素含于中。發而上冲。被濕痰死血阻滯不得宣行。所以作痛。亦有火鬱于胸脇。而作痛者。又當以開鬱降火之法治。之不可混同一例

脇痛主方

半夏　茯苓　陳皮　白蒼术　川芎　青皮　龍膽草

柴胡　黄芩　甘草　生姜煎服○右脇痛加枳殻。○左脇痛加枳實○火鬱者。加黄連枝子。香附。○痰流注者。倍加半夏南星○瘀血作痛者。加歸尾生地赤芍桃仁紅花。或乳香没藥煎服○性急多怒之人。時常腹脇作痛。加炒白芍煎服。甚者以煎

藥送下、當歸龍薈丸、方見耳類〇肥白人氣虛發寒熱而脇下痛、用參芪補氣、柴胡黄芩退熱、木香青皮調氣〇瘦弱人寒熱脇痛、多怒者必有瘀血、宜桃仁紅花柴胡青皮芍藥川芎香附歸尾之類、或加大黄以行之〇氣弱人脇下痛、脉細緊或弦、多從怒氣勞役得者、宜八物湯、用生地黄、加木香青皮、煎服、或加桂〇發寒熱脇痛、似覺有積塊、必是飲食太飽勞力所致、必用龍薈丸治之、方見耳門〇若咳嗽脇痛者、二陳湯加南星青皮香附青黛姜汁、或用四物湯、加青皮芍藥、以踈肝氣〇若肝火脇痛、又脇下有食積一條扛起、皆並用黄連六兩吴茱萸一兩、湯泡為末、蒸餅糊丸、如菉豆大、每淡醋湯送下三十、

柴胡瀉肝湯　治鬱傷肝脇痛在左者

柴胡一錢二分　青皮一錢麸炒　黃連八分炒　當歸一錢二分酒洗　芍藥一錢　甘草五分　山枝子炒　龍膽草八分酒炒各　○右水煎服○如左脇疼痛不可忍者用枳實炒川芎各五錢粉甘草二錢五分為末每二錢姜棗湯送下

推氣散　治右脇痛脹滿不食者

枳殼　桂心各一兩　甘草一錢半炙　片子姜黄一兩　○右為末每服二錢姜棗湯或酒調下

控涎散　治兩脇走痛有痰積者

甘遂去心　川大戟去皮　白芥子痰在脇下非白芥不能達　○右等分為末糊丸如

梧桐大每服五十丸至百丸食後臨卧淡姜湯下

加味桃仁承氣湯　治積血日久胸脇疼痛

桃仁九粒去皮尖　厚朴各一錢半　枳實炒　欝金　香附　青皮　桔梗

丹皮各五分　黄連　枝子炒　梹榔各七分　生地五分　甘草四分　紅花八分

右水一鍾半姜一片煎一鍾食遠服

附脇痛单方　用黄連姜汁炒為末粥糊丸溫酒下或小茴炒一兩枳壳麸炒五錢為末每塩湯調下二錢或姜虫炒桂枝各五錢甘草炙三錢為末米湯下

腰痛

腰乃腎之外候。腎虛者多，或有瘀血，有濕熱，有痰氣，有挫閃，但腎虛者宜補腎生精。瘀血者宜破血行氣。濕熱者，宜燥濕降火。痰氣者宜豁痰行氣。挫閃者，行氣和血。下之可也

腰痛主方

當歸六分 川芎八分 白芍酒炒八分 黃栢酒炒六分 知母酒炒六分 杜仲酒炒斷絲一錢 陳皮一錢 沉香二分另研和藥 乾姜微炒五分 牛膝酒洗六分 甘草炙五分 ○右剉劑，姜棗煎服。○如腰疼不已，脈浮而濇，腎氣虛，加枸杞子二錢，五味子七個，淮生地一錢，天門冬八分。○腰疼日輕夜重，脈芤濇者，瘀血也，宜加桃仁粉、紅花、蘇木各一錢，沒藥八分。○腰疼遇天陰或久坐而發，脈見緩者，濕也，宜加防已八分，蒼朮米泔浸

一錢防風三分木瓜八分〇腰間重痛脉滑者痰也加南星泡半夏泡各一錢

當歸活血湯　治寒濕氣血凝滯腰痛

當歸酒洗　杜仲姜汁炒去絲各五錢　赤芍藥　白芷　威靈仙各三錢　肉桂一錢　〇右用水酒各一鍾煎至一鍾空心服加羌活二錢防風一錢亦好〇如腎氣虛弱爲風濕所乘流注腰膝攣痛不能屈伸者亦宜此方〇如寒濕腰痛見熱則減遇寒則增宜用五積散加茱萸杜仲

腎著湯　治腎虛傷濕身重腰冷如坐水中不渴小便自利

乾姜泡　茯苓各四兩　甘草炙　白术各二兩　〇右㕮咀每服五錢水煎

空心服

燥濕清熱湯　治濕熱腰痛、動止滯重、不能轉動、遇天明或久坐則發者、

當歸酒洗　杜仲鹽酒製炒去絲　黃栢酒製炒　蒼朮米泔水浸炒　川芎　故帋炒各一錢　白朮一錢○右㕮片、水煎空心服、一方無當歸故芷、

豁痰飲　治痰積腰痛脈滑者、

半夏薑製一錢半　南星薑製一錢半　茯苓八分　黃栢炒　陳皮各一錢　甘草五分　蒼朮米泔製各一錢○右剉水煎空心服、

逐瘀飲　治瘀血腰痛、日輕夜重脈澁者、

川芎七分　芍藥一錢　桃仁九枚　當歸酒洗一錢五分　紅花酒洗八分　杜仲鹽酒製炒去絲一錢

香附一錢〇右剉水煎空心服、

復元通氣散　治剉閃腰痛者

廣陳皮　小茴香　南木香　大甘草　川山甲蛤粉炒各一兩

玄胡索　白牽牛炒各一兩〇右為末每服一錢熱酒調服〇又方用生姜一斤取真汁四兩水膠一兩同煎成膏厚攤貼腰眼內極効、

滋腎補陰丸　治腎虛腰痛動止軟弱脉弦大而虛疼不已者

當歸　芍藥　黃芪　杜仲酥炙去絲　知母酒炒　黃栢酒炒　故芷炒　枸杞

龜板酥炙　五味各一兩〇右為末煉蜜丸同猪脊髓和丸如梧桐子大每服[illegible]九十丸空心鹽湯下、

青娥丸　治腎虛腰膝足痛，滋腎益陰，壯陽，久服奇効

破故芷川者佳洗淨酒浸少時隔紙炒香四兩　杜仲四兩去粗皮薑汁炒去絲　胡桃肉湯泡去皮八兩

川萆薢真者四兩一兩鹽水浸一兩米泔水浸一兩童便浸一兩無灰酒浸各浸一宿晒乾　知母蜜炒四兩

黃栢蜜炒四兩　牡牛膝去蘆酒洗淨四兩　○右為末，春夏用糯米糊，秋冬煉蜜，將胡桃肉搗爛為膏，和匀，擣千餘下，丸如梧桐子大，每服七八十丸，空心鹽酒或鹽湯下，以乾物壓之。

杜仲散　治腎虛腰痛

巴戟去心　杜仲炒去絲　肉蓯蓉去鱗　大茴香炒　破故紙酒炒　青鹽煅已上各五錢

○共為細末，每服一錢，放猪腰子內，以豆腐包濕，放灰火煨熟，空心熱酒嚼下，一服即愈。○閃肭作痛者，用風門左金丹三十

丸，空心熱酒下即愈。○風湿作痛，以致遍身肢體甚痛者，宜用當歸拈痛湯，一劑而愈。

秘傳藥酒　專治虛損腰腿疼痛，不可忍者。

海桐米泔水浸洗　牛膝去梗水洗　薏苡仁水洗各二兩　地骨皮水洗　五加皮米泔水洗　川芎水浸洗　羌活水洗　白术米泔水浸二日　蒼术米泔水浸洗各三兩　當歸酒洗二兩五錢　甘草去皮五錢　生地黄酒洗八兩

○右剉碎，入絹袋内，用好黄酒二十斤，于磁瓶内浸七日，方將藥酒温熱服之。上部痛，食後飲；下部痛，空心飲。

附腰痛單方　用杜仲三錢，鹽酒製炒為末，以猪腰子一個，薄切五七片，以鹽椒醃去腥水，摻藥末在内，包以荷葉，外加湿紙再

包灰火煨熱酒下

又方先服發散藥一貼後用新鷄一隻去雜洗淨將杜仲二兩生姜一兩入雞腹内線縫煮爛去藥滓吃雞肉酒此二方治腎虚腰疼屢試有驗

疝氣

疝脉弦急或細或動牢急者生弱急者死

疝氣者疝本肝經宜通勿塞與腎經絶干或無形無聲或有形如瓜有聲似蛙是疝氣痛也始初濕熱在經鬱久後感寒氣外束不得疎散所以作痛不可執作寒論須用寒熱相兼治之可也

疝氣主方

吳萸　木香各七錢　茴香酒炒　玄胡索　蒼术米泔浸　香附　當歸

川烏炮去皮臍半　山枝炒　益智仁各一錢　砂仁七分　甘草三分○右剉劑、姜三片、燈心一團水煎、磨木香調服○如脹悶痛、加乳香、枳實○有瘀血脹痛、加桃仁、川芎、去益智、山枝○腎氣注上心痛悶欲絕者、加沉香、枳實、去益智、山枝

青皮散　治小腸氣痛不可忍者、

青皮去瓤二兩　烏藥搗碎酒浸一宿炒　高良姜　小茴香各一兩○右搗細末每服二錢、熱酒下

二姜飲　治疝氣膀胱腫脹疼痛、

良姜一錢五分　乾姜炮一錢　小茴二錢　青皮一錢五分　烏藥炮一錢　甘草炙一錢

升麻五分　○右剉劑加姜三片水煎服

三味祛疝散　治疝氣久而不愈發作無時心腹冷痛腸鳴氣走身寒自汗大腸滑泄

附子炒去皮臍　玄胡索各一兩　木香不見火五錢　○右為粗末每服四錢加姜七片水一盞煎至七分溫服

神妙丸　治疝氣小腸氣膀胱氣盤腸氣木腎氣偏墜氣

硫黃溶化傾入水中撈起研細末三分　荔枝核一錢五分砍碎炒黃色　川芎鹽水浸撈起切片五分

木香一錢　吳茱萸鹽酒炒一錢　大茴香一錢半　沉香　乳香　橘核各一錢

○右為末酒糊為丸每服五十空心米湯下酒亦可

天真丸　治偏墜寒疝如神

沉香　巴戟酒浸去心　茴香塩炒去塩　萆薢酒浸炒　葫蘆巴炒　破故紙酒浸炒

杜仲姜汁炒　黑丑塩炒去塩　琥珀各一兩　桂心五錢〇右為末用原浸藥酒煮糊為丸如桐子大每服五十丸加至八十丸止空心温酒送下

附疝氣單方　凡遇諸疝用雄猪腰一對不見水去膜切片用大小茴香各二兩俱炒為粗末與腰子拌匀再以前猪尿胞入藥在內扎緊用好酒三碗入砂鍋懸煮至半碗取胞切碎連藥焙乾為末將煮藥剩酒打麵糊為丸如梧桐子大每空心好酒送下七十丸

一方治遠年近日小腸疝氣臍下撮痛外腎偏墜囊間濕痒抓成

瘡癬。用澤瀉去毛土二兩為末酒煮麵糊為丸，如梧桐子大，每服五十丸，鹽湯酒任下、

一方治血疝，用苦練七個炮為末，空心溫酒下、

脚氣　附足跟轉筋及左右手痛

脚氣之症。各有分別，如腫者名濕脚氣。濕者筋脉弛長而軟。或浮腫，或生臁瘡之類。謂之濕脚氣，宜利濕踈風。不腫者名乾脚氣。乾即熱也。筋脉踡縮攣痛。枯細不腫。謂之乾脚氣，宜潤血清燥。若脉浮無汗。走注為風勝。宜汗。脉遲拘急。掣痛為寒勝。宜溫。脉細腫痛重痛為濕勝。宜滲。脉數燥渴便實為熱勝。宜下。因麵蔬

方。未有不効。

脚氣主方

蒼术米泔浸炒　白术土炒　知母盐水炒　黄栢盐水炒　條芩酒炒　檳榔　木通
羌活各八分　當歸八分　芍藥　生地　木瓜　獨活各一錢　防杞八分
牛膝八分　甘草三分　○有寒加紫蘇、○發熱加黄連炒八分、○痛多
加木香另磨　山梔炒六分、○腫多加大腹皮黒豆湯洗炙六分、
滑石研一錢　半夏湯泡八分、○如温熱重者加澤瀉香附枳殻

五味絶勝飲　治脚氣屢驗、

麻黄三兩去根醋卽炒　黄姜蠶炒三兩　乳香　没藥各五錢　丁香一錢　○右各
為末和勻、每服一兩好酒調下即取醉汗出至脚為度、候汗乾

即愈後再用桃柳槐梅桑五樣軟枝煎湯先飲好酒三碗乘熱再洗以脚住痛爲妙

獨活寄生湯　治腎氣虛弱中濕而脚膝偏枯冷痺

獨活　桑寄生　牛膝　杜仲　秦艽　桂心　細辛　川芎　白芍　熟地黄　茯苓　當歸　人參　軟防風　甘草○右剉生姜三片煎服外用金鳳花栢子仁朴硝木瓜煎湯洗浴每日三次

清燥湯　治脚氣發熱紅腫

黄芪蜜炙七分半　黄連五分　蒼术米泔浸五分　五味子四粒　白术　橘紅各二分半　人參一分半　麥門冬去心二分　當歸酒洗一分　生地一分　神麯炒一分　白茯去皮一分半

澤瀉二分半　豬苓二分　黄栢二分酒炒　柴胡去芦五分　升麻一分半　甘草炙一分〇

右剉劑，水二鍾，煎至一盞，去渣，空心稍熱服。

萎賓湯　治風痰流脚膝腫痛

全蝎去頭足炒一錢　姜蚕土炒直者　陳皮去白　瓜蔞仁去油　軟石膏　黄連炒各一錢

蓬术醋炒　半夏姜製各七分　桔梗炒　青皮去穰各八分　甘草三分　神麯炒八分

枳實炒八分〇右剉劑，水二鍾，姜三片，煎一鍾，空心熱服。

治手脚瘋氣如神

當歸　威靈仙　海風藤要真者　生地　牛膝　杜仲炒去絲各五錢

枸杞子　漢防杞各四錢　蒼术　芍藥　川芎各三錢　五加皮六錢

人參五錢　木瓜五錢，如手風則木瓜不用〇用好酒十五觔，將前藥用絹袋盛

之煮三炷香將泥封固埋土三日後服之

治鶴膝風方　主膝頸痛研子骨腫痛者

真蘄艾每一次用半觔煎水乘熱蒸洗〻一次即消一日洗數次盡消

治鶴膝風方

年久石灰　芙蓉葉　生姜　菖蒲各四兩○右為末打成一塊分作膏藥一般貼在患處三次即安

治鶴膝風骨節腫痛兩腿不能動者

防風　熟地　白术　人參　川芎　黄芪　香附　羌活

牛膝　杜仲　當歸　甘草○右水二鍾空心服

附脚氣單方　治脚氣風湿腫痛不拘久近用生姜搗爛鋪患處艾灸之、如熱疼又取起又灸、以愈為度、

一方治孕婦脚痛腫用橘柑葉煎水洗之、

一方治脚軟用商陸根、切如小豆大、煮令熟、更入菉豆同爛煮為飲、每日以此煮服、以愈為度、

一方治腎虚脚軟用杜仲一兩切片酒炒酒水共盞半、煎服、

一方治足跟痛及轉筋皆屬血熱、但跟痛宜四物湯加黄柏知母、川牛膝、轉筋宜四物湯、加酒芩紅花煎服、筋動于足大指上至大腿近腰結了、此奉養厚因風寒而作、再加蒼术南星、

出汗

出汗之證為病雖一。其源不同。自汗者乃陽虛氣虛有濕也。陽氣虛則不能保護肌表。故醒時津津然而汗出矣。治宜實表燥濕盜汗者乃陰虛血虛有火也。陰血虛則不能榮養于中。故睡時溱溱然而汗出矣。治宜滋陰降火。又有無病而常自汗出。與病後多汗。皆屬表虛。衛氣不固。榮血泄漏也。治宜益氣養血。若汗出髮潤。汗出如油。汗凝如珠。其難治明矣。

自汗主方　治氣虛自汗脈微而緩或大而虛微者宜之或兼夢遺者亦宜之。

黃芪蜜炙 白朮土炒 知母蜜炒 酸棗仁微炒 栢子仁微炒 牡礪煆 白茯各一錢 熟地一錢 麻黃根八分 龍骨煆研末五分 人參五分 ○右剉劑煎服、○若覺陰虛火盛者、加玄參一錢 ○若兼傷風、衛氣不與營氣和而自汗者、加桂枝三分 外以雌雞猪肝羊胃作羹、牛羊脯酒服皆有益於汗、

盜汗主方 治陰虛盜汗、脉細而數、或弦濇、虛微者宜之、兼夢遺者亦宜之、

當歸身 熟地黃 白芍藥煨 黃栢蜜炒 白朮土炒 栢子仁炒各一錢 牡礪粉一錢 白茯神一錢 黃連酒炒五分 甘草炙五分 麥門冬去心一錢 浮小麥微炒一撮 ○右剉劑煎服、○若盜汗甚、亦加麻黃根五分

龍骨五分、或单以黑豆浮麥各一把煎服

黄芪白术湯　治自汗陽虚

黄芪一錢半　人參一錢　白术麸炒一錢一分　當歸八分　甘草炙五分　○右用浮小麥一撮、水一鍾半、煎七分、食遠服、忌五辛熱物。○若自汗時常而出者、加熟黄芪、白芍、棗仁、煅牡蠣各一錢、陳皮五分、烏梅一個

當歸六黄湯　治盜汗陰虚作熱

當歸　生地黄　熟地黄各一錢　黄連炒　黄柏炒　黄芩炒各八分

黄芪一錢半　牡蠣煅五分　○右用水二鍾、煎一鍾、臨卧通口服。○若患盜汗虚極、每夜濕被數重、六脉沉伏、加人參七分、黄芪三倍、再以童便煮附子三分、一二服必愈、愈後用八物湯加黄柏、知

母、調理

黄芪湯　治因喜怒驚恐房室虚勞、以致陰陽偏虚、或發厥自汗、或盗汗不止、

黄芪（蜜炒一錢）白苓（八分）熟地黄（一錢五分）天門冬（去心一錢）麻黄根（八分）防風（一錢）龍骨（煅八分）五味子（二十粒）當歸身　浮小麥（各一錢）甘草（炙五分）○右剉劑水煎服、

牡蠣散　治體虚常常自汗、驚惕不寧者、

牡蠣（煅末一兩）黄芪（蜜炙）麻黄根（各一兩）白术（土炒五錢）甘草（炙二錢半）浮小麥（百粒）○右為粗末、每服五錢、滚白湯臨卧温服、

清肺湯　治嗽病有汗者、

山梔（酒炒） 貝母（去心） 天門冬（去心） 甘草（各八分） 黄芩（酒炒二錢） 麥門冬（去心一錢）

黄芪（蜜炙一錢）○右剉劑水煎服

漏風湯　治飲食則汗如洗

牡礪（童便煆一錢） 白术（一錢半炒） 防風（二錢半）○水一鍾半煎一鍾食後服

白术散　治自汗盜汗通用效力

白术四兩以浮麥半斤同用水五碗煮乾炒黄去麥不用將白术為末聽用每服三錢浮麥湯送下不拘時神效○此症惟虚汗髮潤如油氣喘汗珠下流目中無神者不治

附汗症單方　凡自汗盜汗服藥不便可用五倍子為細末以唾調填臍內絹帛縛定立効如别處無汗獨心孔一片有汗宜養

心血。用艾煎湯調茯苓末一錢服之。如陰囊出汗，用密陀僧研令極細，加蛤粉撲患處。如遍身汗出不止，乘露採新桑葉烘干為末，每服二錢，米湯下。

惡寒發熱

夫惡寒發熱，或後寒而後熱者。有外感內傷。火鬱虛勞癰疾瘡瘍等症之分。若外感風寒者。以邪氣在表，法當散之。邪裏半表者。和解之。火鬱者則發之。癰病寒熱者。初則解之。久則截之。瘡瘍寒熱者。則以外科法治之。惟虛勞內傷，時寒時熱者，非陽虛則陰弱也。何則？陽氣虛則陰往從之。以陰乘陽分，故惡寒也。陰氣虛則陽必乘之以陽乘陰分故發熱也此陰陽自相戕賊為病亦非邪之所為雖有寒熱無乃陰虛陽弱所發之標惟治其本則標自箴矣若欲妄治以溫勝寒則陰火有妨以寒攻熱則脾胃愈弱虛虛實實咎將誰歸。

惡寒發熱主方

尋常外感惡寒頭痛羌活沖和湯微汗即止方見傷寒內傷陰虛惡寒自汗全不任風寒者宜人參甘草白朮桂枝黃芪之類或加附子○若晝夜惡寒甚者單用人參黃芪桂枝附子峻補其陽○若久病陽氣鬱陷惡寒者宜用升麻乾葛人參附子白芷草蔻蒼朮甘草葱煎服○若扶痰惡寒者宜用苦參赤小豆

各一錢為末薑汁調服探吐、〻後以川芎、南星蒼朮黄芩糊丸白湯下冬月去芩加姜汁為丸〇若素病虚熱忽覺惡寒須臾戰慄如喪神守乃火炎痰鬱抑遏清道不能固密腠理四物湯加黄芩黄連黄栢或合二陳湯〇若久熱肺洒淅惡寒者治宜甘草酒芩桔梗山枝麥門冬五味子之類〇若惡寒糞燥者當歸川芎地黄芍藥大黄下之〇若久病過服熱藥惡寒者先探吐痰後治宜防風通聖散加生地當歸〇若酒熱内鬱惡寒者宜用黄芪一兩葛根五錢煎服大汗而愈〇若陰虚微惡寒而發熱者治宜四物湯加陳皮半夏白茯苓知母黄栢熱骨皮〇若陽明症發熱發於未申時其脉大而長實宜大承氣湯主之

方見大門 ○若陰虛症發熱發於子午後其脉浮細而數四物湯加知母黄栢地骨皮牡丹皮 ○若血分積熱發熱於下半日其脉沉實而數當歸白芍地黄柴芩甘草主之 ○若氣分積熱發熱于上半日柴胡飲子白虎湯主之 方見傷寒 ○若內傷勞役發熱脉虛而弱倦怠無力不惡寒乃胃中真陽下陷內生虛熱補中益氣湯主之 方見內傷門 ○若內傷色慾陰虛發熱便硬能食者治宜當歸川芎地黄芍藥知母黄栢全胡柴胡貝母杏仁或滋陰降火湯 方見火門 ○若內傷思慮血虛發熱及神昏悅惚眼燒者歸脾湯主之 方見健忘門 ○若凡飢飽勞役傷胃陽虛口中無味晝熱夜輕者俱宜補中益氣湯甚加附子 方

見內傷門〇若凡房勞思恐傷腎陰虛口中有味夜熱晝輕者俱宜四物湯加知母黃栢黃芩甚者加童便龜板〇若陰陽兩虛晝夜發熱煩渴不止者治宜當歸一錢黃芪五錢煎服〇若因飲酒發熱用青黛瓜蔞入姜汁每用數匙入口中三日而愈

黃芪建中湯　治內傷表分衛虛惡寒者。

黃芪　肉桂　芍藥　當歸　甘草　〇姜棗飴糖煎服、

火鬱湯　治內傷生冷鬱遏陽氣及脾胃虛伏火只手足心熱肌膚不甚熱自汗不食者。

升麻　葛根　柴胡　白芍各一兩　防風　甘草炙各五　〇右剉每服五錢入蓮鬚葱白三寸煎稍熱不拘時服。

地參散　治骨蒸肌熱、一切虛煩、

地骨皮　防風去芦各一兩　人參　鷄蘇　甘草各二錢半　〇右剉每服一兩生姜三片、淡竹葉五片水二盞去滓、通口服不拘時候、

人參地骨皮散　治臟中積冷、榮中熱、脉浮陰不足陽有餘之症、

茯苓去皮五錢　知母　石膏　地骨皮　人參　柴胡去蘆　生地　黄芪各一兩五錢　〇右剉每服一兩姜三片水二盞煎一盞去滓、通口不拘時服、

防風當歸飲子　治煩渴發熱、虛煩蒸病、

柴胡　人參　茯苓　甘草各一兩　滑石三兩　大黄九蒸九曬　當歸各五　芍藥　防風各半兩　〇右剉每服一兩水二盞生姜三片煎至一

盞去渣、通口服、不拘時、如有痰加半夏、泄者去大黄、

附惡寒發熱單方

一方治挾痰濕惡寒、苦參赤小豆末各一錢、韭汁調服探吐、

一方治因酒發熱者、宜青黛瓜蔞仁、入姜汁、每日服数時効、

内科全書卷之七終

太醫院手授經驗百効内科全書卷之八

金谿龔居中應圓父編輯
潭陽劉孔敦若樸父叅訂

癆瘵

男女二十前後，色慾過度，損傷精血，必生陰虚火動之疾，或發熱盜汗，咳嗽吐痰，甚則帶血，日輕夜重，飲食無味，倦怠無力，肌肉消瘦，毛髮枯槁，此為癆瘵之疾也。輕者期以歲月，重者期以彌年。服凉藥則薄胃口，服熱藥則消爍肌膚，此病之難治也。必清心寡欲，薄滋味，戒房事，日日服藥，庶得延生，不然則難矣。調養

之法滋陰降火有熱清熱有痰化痰有嗽理肺有汗止汗隨症施治丹溪之法最善葛可久十藥神書為良擇而取之得其旨矣

癆瘵主方

川芎一錢 當歸一錢三分 白芍藥一錢三分 黄栢蜜水浸火炙七分 陳皮去白七分 白术炒一錢二分 乾姜炒紫色三分 天門冬去皮心一錢 知母一錢蜜水拌匀炒 甘草炙五分 生地黄五分酒洗 熟地黄一錢 ○右用生姜三片水一鍾半煎八分空心服加減於後○欬嗽盛加桑白皮蜜炒馬兜苓各七分五味子十粒○痰盛加半夏姜製貝母瓜蔞仁各一錢○盜汗多加牡蠣酸棗仁各七分浮小麥一錢○潮熱盛加沙參桑白皮地

骨皮各七分〇夜夢遺精加龍骨牡礪山茱萸各七分〇赤白濁加白茯苓一錢黃連三分〇衄血欬血出於肺也加桑白皮一錢黃芩山梔各五分炒〇涎血痰血出於脾也加桑白皮貝母黃連栝蔞仁各七分〇嘔血吐血出於胃也加山枝仁炒黃連乾葛蒲黃炒各一錢韭汁半盞薑汁少許〇咯血吐血出於腎也加桔梗玄參側栢葉炒各一錢〇如先血症或吐衄盛大者宜先治血治法輕少者凉血止血盛大者先消瘀血次止之凉之蓋血来多必有瘀於胸膈者不先消化之則止之凉之必不應也葛可久方宜次第檢用內唯獨參湯止可施於大吐血後昏倦脉微細氣虛者氣雖虛而復有火可加天門冬三四錢

蓋此病屬火大便多燥然須節調飲食勿令泄瀉若胃氣復壞泄瀉稀溏則前項寒凉之藥又難安矣急宜調理脾胃用白术茯苓陳皮半夏神麯麥芽甘草等藥候胃氣復然後用前本病藥攻後可常服補陰丸及鶴可久白鳳膏等藥

清熱化痰湯　治虛劳咳嗽發熱吐血

當歸　川芎　白芍　地黄各一錢　陳皮　厚朴　蒼术各五分

甘草五分　半夏四分　茯苓四分　黄芪蜜炒三分　枝子酒炒　白术各二分　黄芩酒炒三分

黄連酒炒　黄栢蜜炙　柴胡　五味子　杏仁麸炒　桑白皮炒一分　天門冬去心一分

○右作一劑加姜三片棗二枚煎出加童便一盞臨晚食遠服

○如痰清加苡薏仁○腫加枳壳厚朴○飲食不進加神麯麥

芽

滋陰降火湯　治虛勞發熱飲食少進

當歸　芍藥　川芎　生地黄　熟地黄　陳皮　天門冬去心

半夏　甘草　茯苓　麥門冬去心　知母　白朮　牡礪　黄栢

五味子各七分○右剉劑姜三片煎服○飲食少加番白陳皮神

麯麥芽山查肉各五分

保和固真湯　治虛勞病

生地黄酒洗　地骨皮水洗　白芍藥各一錢　當歸酒洗　川芎　全胡　紫蘇

天門冬去心酒洗　麥門冬去心酒洗　北柴胡　阿膠麩炒七分　厚黄栢酒炒六分

鮮知母炒六分　半夏泔洗七次姜汁制　陳皮　茯苓各五分　馬兜苓去膈四分

瓜蔞仁（三分）　五味子（十粒）　甘草（二分）○右剉劑姜三片煎服○發熱加童便一小盞

清金湯　治一切勞嗽

桑白皮　薏苡仁　陳皮　半夏　阿膠（麸炒）　百合　貝母　欵冬花（夏布包）　白茯苓　甘草（炙）　粟殼（去筋頂蓋蜜炒黃色）　杏仁（去皮尖麸炒）　紫蘇（各一錢）　人參（五分）○右剉一劑加姜三片烏梅一個去核棗一枚水煎服

柴前烏梅連散　治骨蒸勞熱、三服而除

柴胡　前胡　烏梅　胡黃連（各等分）○右每服四錢加猪膽汁猪脊髓一條韭白童便煎服

地仙散　凡人年四十以下患勞怯且不必補只先退潮熱調理可愈此方退潮熱如神方外有接天梯之術宜先用此方

地骨皮二錢五分　防風一錢五分　薄荷葉一錢五分　甘草稍炙一錢　烏梅七分半　○右用水煎三次午後頓服

消化丸　治熱嗽痰甚壅盛

青蒙石煅　白礬飛過　牙皂去皮弦　南星　半夏　茯苓　廣陳皮各二兩　枳殻　枳實各一兩半　薄荷　黄芩各一兩　沉香一錢　○右姜汁打神麯糊為丸每服百丸飴糖伴服洩嚼太平丸二藥相攻嗽必除根矣

黄芪鱉甲散　治虛勞客熱肌肉消瘦四肢煩熱心悸盜汗減食

多渴咳嗽有血

鱉甲(浸去裙醋煮) 天門冬(去心各五兩) 知母(焙) 黄芪 赤芍(各三兩半) 秦艽
地骨皮 白茯苓 柴胡(去芦各三兩三錢) 桑白皮(二兩半) 生乾地黄(酒焙三兩)
半夏(黄) 甘草(炙) 紫菀(各二兩半) 人参(六分肺熱忌用) 肉桂 苦梗(各一兩六錢五分)
○右剉每服五錢水一盞煎七分食後溫服

秦艽鱉甲散　治氣血劳傷四肢倦怠面黄肌瘦骨節煩疼潮熱盜汗咳嗽痰唾者

荆芥　貝母(去心)　天仙藤　前胡(去芦)　秦艽(去芦)　青皮(去白)　柴胡(去芦)
白芷　甘草(炙)　廣陳皮　鱉甲(醋浸炙各一兩)　白乾葛(二兩)　肉桂(去皮半兩)
羌活(半兩)
○右為末每服二錢加三錢水二盞姜三片煎至八分

熱服、

癆症仙方　專治五勞七傷吐血咳嗽子午生潮

黄芩　胡黄連　漢防杞　知母　羌活　獨活　生地黄

歸尾　熟地黄　牛蒡子　貝母　杜仲　扁栢　桑白皮

枸杞　天門冬　麥門冬〇右爲散白木槿花如無花以根代之茅根煎服

轉手斷根仙方

紫河車一個焙用新瓦須初胎者佳焙干宜童男者　白茯苓二兩　桑白皮粉一兩　荆芥三錢

家葛粉五錢〇用猪肺一具不可落水將肺涿混皮同用新瓶一個上用粗碗蓋定炆至熟爛取出焙乾入前藥再加核桃肉二

兩若冷汗加熟蒸椒末一錢茯神五分貝母一錢右為細末煉
蜜為丸如梧實子大每三五十丸白湯送下

地膚子湯　治癆瘵五心煩潮熱小便不通疼痛有濁腰脹

當歸　白芍　瞿麥　地膚子　木通　黃柏炒　知母炒各一錢
赤茯一錢　甘草五分○右剉劑水二鍾燈心五十竹葉三十煎一鍾
空心服

玄參枝子湯　治癆喘急身腿發班乃因癆多動火氣正凝滯則
為喘發班此藥主之

當歸　生地　麥門冬炒　白朮炒　黃柏炒　知母炒　黃芩　白芍
川芎　陳皮　地骨皮各一錢　甘草四分　山枝子炒黑　玄參各一錢二分○

右剉劑水二鍾姜一片煎一鍾食遠服、

十二味柴胡湯　治瘧疾發戰如瘧先熱後寒飲食少進皆氣血虛極發戰々則動火前熱後寒乃氣中有熱在前也此藥主之

柴胡　白朮炒　白茯　紫蘇　當歸各一錢　黄栢　知母各鹽水炒各八分　玄參五分　茯神猪心血炒一錢　天門冬去心一錢　甘草炙三分　○右剉劑水二鍾姜一片棗一枚煎一鍾食遠服

十一味附子湯　治瘧疾發寒如瘧先寒後熱氣血衰極此藥主之

當歸　黄栢炒　知母炒　山藥　白芍　熟地　陳皮　白朮各一錢　肉桂五分　川芎五分　熟附子三片　○右剉劑水二鍾姜三片棗二枚煎

一鍾空心服

人参茯神湯　治癆瘵痰喘急不知人事自汗如水不止乃是血虛火動之故此藥主之

人参　黄芪炙　白术炒　白茯　枝子炒　青黛　黄芩炒　遠志去心　茯神猪心血炒　天花粉各一錢　甘草炙三分　○右剉劑水二鍾姜三片煎一鍾温服

附癆瘵单方　凡遇癆瘵服自己小便最好童便尤可每以黑棗過口更妙

一方治癆瘵用核桃肉各四兩泡去皮杏仁四兩泡去皮芝蔴四兩炒過皮人参四錢為末共搗成膏以煉蜜一斤和匀盛磁罐

内每服二錢焼酒下、
一方治癆病吐膿血取烏鴉洗凈、入瓜蔞瓤一個𠕋礬少許于鴉腹中煮熟四物食之、
一方治虗勞氣衝心膈塊癧滿起用雄黄大蒜各一兩為丸如彈子大每服一丸熱酒送下、

虗損

虗損者陰陽俱虗之謂也。日輕夜重。口中無味陽虗之症也。午後發熱。夜半則止口中有味。陰虗之症也陽虗者。責在胃。飢飽傷胃則陽道虗。而以補氣為主陰虗者。責在腎。房勞傷腎則陰氣

虛而以補血為主若氣血俱虛日夜不安發熱煩燥又當以補
氣血為主也

虛損主方　附陰痿

黃柏去皮鹽酒炒　知母去皮鹽酒炒　龜板去弦酥炙各兩淨　北五味子去梗一兩
懷慶熟地黃酒蒸九次乾晒五兩　枸杞子去梗三兩　瑣陽酥炙二兩　白芍藥酒炒
天門冬去心各二兩　乾姜炒黑色三錢冬月五錢　○右為細末煉蜜為丸如梧
桐子大每服八九十丸空心炒鹽湯送下冬月溫酒不飲酒者
清米湯下○理脾胃加山藥白朮白茯苓各二兩陳皮一兩○
固精加牡蠣煅童便淬七錢山茱萸肉二兩白朮七錢○壯燰
腳腰膝加虎脛骨酥炙漢防已酒洗牛膝去蘆酒洗各一兩○

夢遺精滑加牡礪童便煅七次白术各一兩山茱萸肉椿根白皮炒各七錢○赤白濁加炒枝仁炒黄連各五錢白术白苓各二兩半○軟弱無力者加牛膝酒洗二兩虎脛骨酥炙二兩防已酒浸洗木瓜各五錢○疝氣加蒼术塩酒炒一兩半黄連薑汁炒炒梔仁各六錢川芎一兩吴茱萸炒青皮各五錢○眼目昏暗加當歸川芎菊花各一兩酒炒黄連柴胡烏犀各五錢蔓荆子防風各三錢○左尺虚右尺微命門火衰陽事不舉加黑附子小便泡去皮肉桂各七錢沉香五錢○脾胃虚弱畏寒易泄加白术一兩陳皮一兩乾姜炒七錢

人參飲　人遇勞倦辛苦過多即服此方免生内傷發熱之病生

於補氣之

黄芪蜜炙人参各一錢半甘草七分炙陳皮去白一錢白术一錢二分麥門冬去心一錢五味子二十粒打碎○右用生姜二片大棗二枚水一鍾半煎八分食前服勞倦甚加熟附子四分

當歸飲　人遇勞心思慮損傷精神頭眩目昏心虚氣短驚悸煩熱即服此方補血爲主

當歸身　人参各一錢半麥門冬　白芍藥酒炒酸棗仁炒各一錢山枝五分白茯神去皮木一錢　五味子十五粒生地黄姜汁洗廣陳皮　炙甘草川芎各五分○右用姜二片棗一枚水一鍾半煎八分食遠服

四君子湯　治一切脾胃虚弱飲食减少諸虚不足無問内傷外

感病之新久，不論諸病，服藥無效，宜用此劑以補之，脾胃漸充，
諸病皆愈。
人參二錢　白朮三錢　白茯苓一錢　炙甘草五分　○右水鍾半、姜五片、棗一
枚，煎七分，食遠服。○血虛加當歸、川芎。○氣虛表不固，加黃芪、
桂枝。○有痰加陳皮、半夏。○心虛加茯神、酸棗仁、益智仁。○嘔
吐加砂仁、藿香。○泄瀉加山藥、白扁豆。○虛寒久瀉者加肉豆
蔻、乾姜。○咳嗽加麥門冬、五味子。○胸腹脹滿加枳實、白豆蔻。
○有潮熱加軟柴胡。○身體腫滿加大腹皮、厚朴。○胸腹疼加
吳茱萸、廣木香。○大便秘結加枳殼、桃仁、檳榔。○小便不利加
澤瀉、木通。○遍身酸疼加羌活、紫蘇。○走氣痛加玄胡索、木香。

○小兒痘疹不出，加升麻、葛根。○女人腹疼，加香附、玄胡索。

十全大補湯　治一切虛損如神。

人參去芦　白朮炒　白茯去皮　黃芪蜜炒　當歸酒洗　熟地　白芍各一錢　川芎　肉桂去皮　甘草去皮尖各五分　○右剉劑，水二鍾，大棗一枚，生姜一錢，煎至一鍾，去渣溫服。

補中益氣湯　治一切元氣不足，中虛之症，或肥或瘦，身體沉重，四肢倦懶，心煩不安，皆可服之。

黃芪炙一錢　人參　陳皮　白朮炒　當歸各五分　五味子七分　白芍四分　甘草炙　升麻　柴胡各三分　○右剉劑，水一鍾半，姜一片，煎一鍾，食遠溫服。

十四味建中湯　治羸弱少力面色黧黑

當歸　白芍炒　白术炒　麥門冬去心　人参　黄芪蜜炙各五分　甘草炙二分

川芎　肉桂去皮　大附子炮　熟半夏各三分　肉蓯蓉去鱗　大熟地各七分

白茯五分　生姜一錢　○右剉劑大棗一枚水一鍾半煎一鍾去渣空心温服

固真飲子　治中年以上之人陰陽兩虛血氣不足諸虛百損等症

人参　乾山藥　當歸身　黄芪　黄栢炒各一錢　熟地黄一錢五分

白术　澤瀉　陳皮　白茯各八分　杜仲炒　甘草炙各七分　補骨脂

山茱萸肉各五分　五味子十粒　○右㕮咀一服水二鍾半砂鍋内或

銀器煎至八分，食前溫服。此藥最能益氣，補氣血，和脾胃，固腎水，添精，壯觔骨，消痰降火，清氣治痰，平和無偏僻，久服桼老壯氣血，妙不盡述。

六味地黃丸　治腎氣虛損，形體憔悴，寢汗潮熱，發熱，五臟齊損，瘦弱虛煩，骨蒸痿弱，下血，亦治腎消泄瀉，亦白濁，俱効。

山藥薑汁炒四兩　山茱萸去核淨肉四兩　白茯苓去皮　澤瀉去毛　牡丹皮去木各三兩　懷慶熟地黃酒蒸八兩

〇右為末，煉蜜為丸，如梧桐子大，每服八九十丸，空心白湯下。加附子製、桂心各一兩，名八味丸，治下部虛寒。

人參固本丸　清金補水，養血滋陰

天門冬去心　麥門冬去心　生地黄　熟地黄俱懷慶者各二兩四味熬膏晒乾取淨末四兩
人參一兩去芦　○右為末，煉蜜為丸，如梧桐子大，每服八九十丸，空
心白湯送下。按古方四味酒煮搗膏，人參末和丸，不能用蜜，且
渣滓滯隔，胃弱痰火人用多作痞悶，今易此法甚効。再加知母、
黄栢、枸杞子各一兩，五味子五錢，尤妙。

固本腎氣丸

治人多因酒色脾腎所傷。

人參一兩　麥門冬去心　天門冬去心　懷熟地酒煮　懷生地酒洗各三兩　澤瀉一兩白者
白茯苓　山茱萸淨肉　牡丹皮酒洗　枸杞子各二兩　懷山藥四兩炒　○右
為末，煉蜜為丸，梧桐子大，空心淡塩湯呑百丸。

加味坎離丸

能生津益血，升水降火，清心明目，益壽方。取天一

生水地二生火之意，藥輕而功用大，久服而取効速，王道之藥無出于此，上盛而下虛之人服之極効。

川芎大而白者洗淨小的不用　當歸全用好酒浸三日洗淨晒乾二　白芍藥好酒浸一日切片晒乾　甘州枸杞子去梗　女貞實即冬有子冬至日採蜜水拌九蒸九晒淨各四兩二　甘菊花去梗葉淨三兩野的不用　懷慶熟地黃八兩一半和砂仁一兩以絹袋盛之放礶底用酒二碗煮乾去砂仁不用一半用白茯苓二兩研末如前用酒一碗煮乾去茯苓不用　知母肥大者八兩四製與黃栢同二　川黃栢去粗皮八兩二兩酒浸二兩鹽水浸二兩人乳浸二兩蜜浸各一晝夜晒乾炒茶褐色○

右九味修製如法，合和一處鋪開，日晒夜露二晝夜，取天地之精、日月之華，再為細末，煉蜜為丸，如梧桐子大，每服八九十丸，空心滾水打炒鹽湯送下

安神定志丸　清心肺補脾腎安神定志消痰去熱臺閣勤政勞心燈窗讀書刻苦皆宜服之奇効

人參一兩五錢　白茯苓去皮　白茯神去心　遠志去心　白术炒　酸棗仁去殼炒　菖蒲去毛忌鐵　麥門冬去心各一兩　辰砂二錢五分草伏水飛過另研為衣　牛黄一錢另研

○右為末圓眼肉四兩熬膏和煉蜜三四兩為丸如梧桐子大硃砂為衣每服三十丸清米湯下不拘時日三服

滋腎丸　平補氣血滋陰降火少年氣血素弱人服極効女人亦宜

川芎一兩　當歸身酒浸烘乾二兩　白芍藥酒炒　懷熟地黄　川牛膝去蘆酒洗　白术土炒　白茯苓去皮　甘州枸杞去梗　人參去芦各二兩　知母去皮蜜水拌炒二兩　黄柏童便浸炒二兩　赤白何首烏黑豆蒸七次各四兩　甘草炙一兩

○右為末煉蜜

為丸如梧桐子大每服九十丸空心盐湯送下

大補陰丸　温補下元滋陰降火酒色人年五十以上服之極効

川黄栢净四两一两盐酒浸炒一两蜜水浸炒一两童便炒一两醋浸炒俱要炒褐色勿令焦　瑣陽一两

女真實即冬青子冬至日採蜜水九蒸九晒四两　牛膽槐子净八两臘月装入牛膽至仲春取出聽用

鹿角膠二两　鹿角霜四两　龜板膠二两　龜板霜四两　熟地黄四两　乾姜炒遍三两

虎脛骨一两酥炙　知母四两四製同黄栢一樣製　北五味子去梗一两　山茱萸去核二两

雄猪脊髓一條○右為末煉蜜一斤先將龜鹿膠化開和為丸梧桐子大每服九十丸空心煨盐湯送下一方有烏藥巢四两

班龍百補丸　此藥不寒不熱性温平寔為補養聖藥

鹿角霜十两　鹿角膠　白茯苓　乾山藥炒　人參　川牛膝酒洗

懷生地酒炒 芡實粉 鮮知母鹽水炒 黃芪酒炒 黃蘗夏月加各四兩 五味二兩
川當歸酒洗 茸 枸杞 川杜仲姜汁拌炒去系各三兩 ○右煉蜜和、膠丸如
梧桐子大、空心鹽湯下、百餘丸

保真丸 補心神、固腎精、堅筋骨、潤肌膚、澤容顏、烏鬚髮、久服亦
能續嗣延年、功難盡述

牛膝十兩用黑豆三升鋪甑內九蒸九晒九露黑豆一蒸一易如數完竹刀切片聽用 兎絲子三兩酒浸去完
生地黃十二兩酒洗用一半拌砂仁去皮白茯苓末各五錢蒸一晝夜熟透鎚用 柏子仁八兩湯泡七次去油
補骨脂四兩用核桃肉二兩研碎拌勻按實磁器內一日炒乾用 何首烏二十兩忌鐵器同牛膝蒸之
白茯苓用牛乳二碗浸透晒乾 白茯神人乳二碗浸透晒乾 天門冬去心 麥門冬去心
枸杞子去蒂 當歸酒洗各六兩 人參三兩去芦 杜仲炒去絲 山藥各四兩 ○右爲

末煉蜜為丸如梧桐子大每服七十丸如陽氣弱而精不固者加山茱萸四两鎖陽四两肉蓯蓉四两如健忘者加九節菖蒲三两遠志三两如思慮過度損心太甚而不能寐者加炒熟棗仁三两為度

山精丸　健脾除濕去火消痰神効

蒼朮（二斤茅山者先用米泔水浸三日用竹刀刮去粗皮陰乾）枸杞（一斤去梗）地骨皮（去木土一斤）桑椹（紫熟者一斗取自然汁去渣將蒼朮浸入汁内令透取出晒乾又浸又晒如此者九次用水臼搗為細末）○右並晒為末與蒼朮末和勻煉蜜為丸彈子大每服二丸百沸湯下。按此方強脾益腎老少極効

十精丸　補血明目多用極効

甘菊花家園者去梗葉二兩　石斛去根　五加皮去木洗　栢子仁去殼炒　人參去蘆

兔絲子去砂酒煮搗餅晒乾　白朮土炒　肉蓯蓉去心膜　川巴戟去心　鹿角膠各二兩

○右為末將鹿角膠酒化開加煉蜜為丸如梧桐子大每服九十九空心滚白湯送下

壯陽固精丸　治精氣衰于下陽虛于上精絕陽痿之症

人參　熟附子　川芎各一兩　破故芷四兩炒　黃芪酒洗二兩　小茴香炒

山藥炒各四兩　官桂二兩　兔絲子八兩酒煮搗為餅　天巴戟二兩去心　瑣陽二兩火炕

川杜仲三兩薑汁炒去絲　○右為末煉蜜為丸如梧桐子大空心酒吞百丸

揩損黑錫丹　治一切上盛下虛火上水下陰陽不交或頭目眩

運無常上重下輕頭犬頭重心慌神亂睡卧不安

黑錫丹　磁石各一兩　天巴戟　附子　破故芷　木香　桂心　黑沉香　川練子　肉豆蔻各一錢　小茴香二錢　○右爲末酒糊爲九如梧桐子大每服五十九塩姜湯送下

八寶丹　平調氣血滋補五臟

何首烏赤白各一斤竹刀刮去粗皮米泔水浸一夕用黑豆一斗每次三升三合以水泡漲每豆一層在底何首烏一層在上重丶鋪畢用砂鍋柳木甑蒸之以豆熟爲度揀去豆晒乾又蒸如此九次將何首烏晒乾爲末聽用之　赤茯苓用竹刀刮去粗皮木槌打碎爲末用盆盛水將藥傾入盆内其筋膜浮水上者去之沈盆底者留用如此三次濕團爲塊乾用黑牛乳五碗放砂鍋内慢火煮之候乳盡入茯苓内爲度仍晒研爲細末净用一斤　甘枸杞晒乾爲末净用八兩　川牛膝去芦酒浸一宿待何首烏蒸至七次再將牛膝同鋪豆上蒸二次研爲細末净八兩　白茯苓製如赤苓

法用人乳煮候煮乳尽晒乾為末淨用一斤川當歸酒浸一宿晒乾為末淨用八兩破故芷用黑芝麻如数同炒芝麻熟為度去芝麻將故芷研為細末淨四兩兎絲子去沙土淨酒浸生芽搗為餅晒乾為末淨用八兩懷慶山藥姜汁炒為末淨用四兩一方有杜仲去粗皮姜汁炒斷絲為末淨用八兩○右藥不犯鐵器，各為末秤足，和匀，煉蜜為丸，先丸如彈子大一百五十丸，每日三丸，空心酒浸下一丸，午前姜湯浸下一丸，晚下鹽湯浸下一丸，餘藥丸如梧桐子大，每服七八十丸，空心鹽湯或酒送下，此藥烏鬚黑髮，延年益壽，專治陰虛陽弱，無子者服半年，即令有子，神效，忌黃白蘿蔔牛肉。

十珍膏，補養血氣，調理脾胃，清肺滋腎，尋常預服調補及大病後調補要藥。

人参去芦八兩白术紫白者淨一斤北五味子去梗四兩川歸身酒洗淨去頭尾烘乾淨用八兩
黄芪去芦稍麥門冬去心淨枸杞子去梗各八兩懷熟地黄肥大沉水不枯者
懷生地黄肥大沉水不枯者各十兩天門冬去心八兩淨○右藥切片製淨，入銅
鍋內，用水浸高於藥二寸，文武火熬至藥面上無水，以新布絞
取清汁另放，將渣入臼內搗如泥，下鍋內，仍用水高二寸，再熬，
候藥面上水乾，又絞取清汁，將渣又搗又熬，如此三次，以渣無
味為度，去渣不用，將前後三次藥汁再入鍋內，文火熬如稀糊
樣，下煉蜜八兩，再熬二三沸，收起，隔宿必有清水浮上，亦宜去
之，其膏放井水缸內出火毒三日，每服半盞，滚白湯空心食遠
時調服，一日二次，極有奇效。

仙早朝糕　專補脾胃虛弱，膨悶泄瀉，不思飲食，服之神効。

白术炒四兩　白茯苓去皮二兩　陳皮去白二兩　山藥姜汁炒　蓮肉去皮心各四兩

芡實去殼淨　薏苡仁炒各四兩　人參去芦二兩　桔梗炒乾一兩　○右為末，白粳米五升半，糯米二升，共七升半，同粉共藥和匀，用蜜三斤，如無蜜，沙糖四斤代之，拌匀，如做糕法，入籠中畫片蒸熟，焙乾，瓷罐封貯，飢時取三五片食之，白湯漱口，小兒用加山查肉四兩，麥芽麪四兩，去人參，按此方不拘男女大小，皆可用，出外甚便，

仙靈酒　此方壯陽固筋，健骨補精髓，廣嗣延年。中年之人及老人氣血不足者，宜服之。

仙靈脾　金櫻膏各四兩　川牛膝　大川芎　巴天戟去心　厚官桂

小茴香炒 補骨脂炒 川杜仲姜炒各一兩 黑沉香五錢 兎絲子製二兩 當歸身二兩 ○右用細花燒酒二十觔、乙壜、上藥為粗末、絹袋盛懸胎煮三炷香、放土地上、三宿、作十小瓶、以泥封口、時服必有奇効、久服有通仙之巧、

中進焉　能治一切虛損、上中下之三消、內有取坎填離、枯樹接枝之妙、

大附子一兩三四錢重者用 細辛三錢 當歸五錢 白芷三錢 葱頭七根 木通二錢半 防風二錢 甘草二錢 人参三錢 黄芪五錢 乳香三錢半 ○其附子用童便浸七宿、取起、將前藥同附子一處、入磁罐內、加陰陽水二三碗煮大半日取起、削去皮臍、臨用之時、切如銅錢厚片、用簪脚刺七

箇眼用絲縧包之放臍上用童女對藥錢以口炁呵之進炁一次用壯實女子三四人方可不然用方不到則非呵炁乃吹炁也訣云吹則生風寒戰來呵為煖氣入三台倘室女不便即少壯婦人不食葱蒜者亦可用也一藥錢用三五次即另换新藥錢不用舊藥錢恐力弱不能助炁耳

口訣云

住命機　歸魂竅　採先天　長生道　覓真鉛　二八妙
審潮源　探玄兆　霎時間　先天到　進天日　身不康
出漕溪　竅對竅　入吾廷　立見効　賞中秋　日日與
逍陰曹　無老貌　密密行　休語言　七十二　傾天道

金丹說

曰凡人未生前、無相無形、太虛一躰、光明朗照、焉有生死、蓋緣因妄有生、因生有滅、因妄想中立因緣、性得乾父之真精、陽中之陰、坤母之真血、陰中之陽、以真神真意靈氣交感、金水相停、一鑄成功、先生左腎為精區、既生右腎為命門、精區屬水、命門屬火、水為玄、火為牝、此水火之中、是為橐籥、即炁往來之根、又名先天祖炁、先從祖炁根源、後生百脉四肢、一炁鴻濛、隨母呼吸、自一月而至十月、五行相全、天地數足、如天船轉柁之象、因的一聲、任督分位、先天元神自虛無中來、二聲落地、剪斷臍帶、囫囫不已、此後吞津食乳、日復一日、漸生知覺、喜怒哀樂、百般變幻盡屬五行故有生死人至十六歲爲兎藥物以合二八一斤天機自然知覺乾躰自破乾中一點走入坤宫以成離卦女子十四歲天癸至受乾中一點坤卦變成坎卦故乾坤先人之象坎離後天之象真人還丹先築基煉已次取坎填離後一得永得子進陽火午退陰符朝迎暮蒙如龍養珠一日功完脫胎神化默朝

上帝纔是大英雄得志之秋也噫此篇玄機無處訴懷有天邊明月知

這點便是靈光他能通天徹地活活潑潑

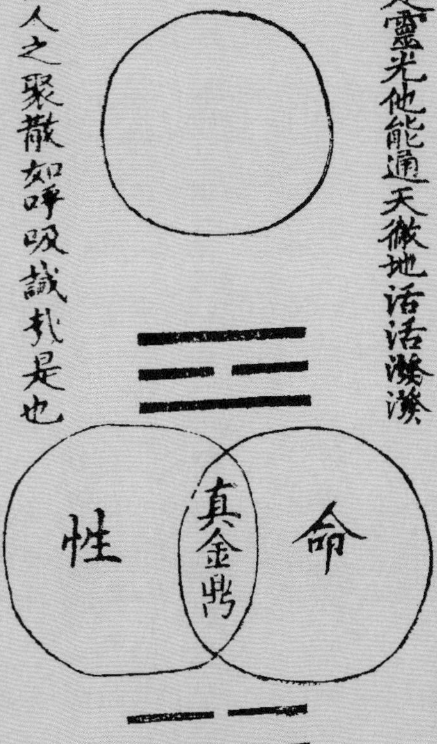

即一口炁人之聚散如呼吸識我是也

附虛損单方　併附陰瘵効方

一方治虛損以枸杞子三升打碎、好酒十壺浸、七日任意飲之、或用兎絲子酒浸煮為丸服、

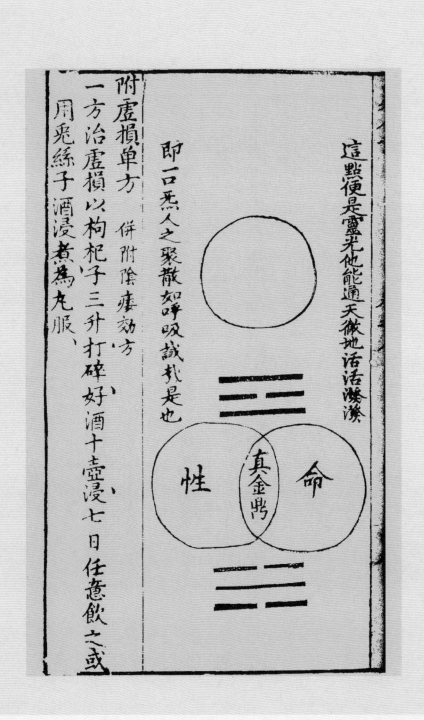

凡陽事不舉人多以為命門火衰精氣虛冷不知內有鬱火致痿者多矣治宜以清熱之劑堅腎之藥使鬱火散而原氣生自然復舊用四物合涼膈加山藥枸杞知母黄栢各一撮煎服自効

養老

男年八八喜尺旺女年七七喜寸旺若脉濡氣虛脉濇血虛細濡緩多壽若際洪多病甚則帶歇

老人無非血液衰也當知兩腎中間白膜之內一點動氣大如筋頭鼓舞變化火闔週身薰蒸三焦消化水穀外禦六淫內當萬慮晝夜無停至年老精血俱耗平居七竅反常啼號無淚哭如雨流鼻不嚏而出涕耳無聲而蟬鳴喫食口乾寐則涎溢溲不利而自遺便不通而或瀉晝則對人瞌睡夜則獨卧惺惺此老

人之病也。亦有陽虛陰虛氣虛血虛。痰症火症之分。治宜因類

養老主方

懷熟地黄酒蒸四兩　山茱萸去核淨二兩　山藥姜汁炒一兩　牡丹皮去木一兩五錢　益智仁去殼鹽水炒一兩古方澤瀉　五味子去梗一兩　麥門冬去心一兩○右為末煉蜜為丸如梧桐子大每服七八十丸空心鹽湯下○如老人陰虛筋骨痿弱無力面無光澤或顋憔食少痰多或嗽或喘或便溺數澁陽痿足膝無力形體瘦弱因腎氣久虛憔悴寢汗發熱作渴依本方○夏月不用鹽○腰痛加鹿茸當歸木瓜續斷各一兩○消渴去茯神倍用麥門冬五味子○老人下元冷胞轉不得小便膨急切痛四五日困篤垂死者用澤瀉二兩去益智

仁○諸淋數起不通倍用茯苓澤瀉益智減半○脚氣痛連腰膝加牛膝木瓜各一兩○夜多小便依本方茯苓減半○虛壅牙齒疼痛浮而不能嚼物并耳聵及鳴並去麥門冬加附子炮桂心淨各一兩○耳聾或作波濤鐘鼓之聲用全蝎四十九枚炒微黃色為末每服三錢溫酒送下一百九空心服

三子養親湯　老人形衰苦於痰喘欬嗽氣急胸滿艱食不可妄投蕩滌峻利之藥反耗真氣是有三人求治其親靜中精思以成此方隨試隨効又謂三子者出自老圃性度和平芬暢善佐飲食善脾胃使人親有勿藥之喜故仁者取焉

紫蘇子主氣喘欬嗽用紫色真正年久者佳　蘿蔔子主痞悶兼理氣用白種者　白芥子消痰下氣寬中

白者佳紫色不用○右各洗淨去砂土晒乾紙上微炒細研看何經病多以所主為君餘次之每劑不過三錢用生絹或細布小袋盛之煎湯可隨甘旨飲饌亦不拘時勿煎太過令味苦辣口若大便素實入熟蜜一時冬寒加姜一片尤妙

調老飲　治老人奉養太過飲食傷脾時或瀉痢

白朮　白芍酒浸炒如後重腹痛用生的　甘草炙　當歸　陳皮　枳殼

黃芩　黃連　茯苓○右作一劑水煎不拘時服

養老散　養胃順氣化痰健脾定喘止嗽老年人併孀婦無有喘鬱者甚宜但中氣弱者不宜服之

陳皮　青皮　枳殼　柴胡　白朮　當歸　芍藥　桑白皮

杏仁 人參 天門冬 蘇子 茴香 白芥子 麥門冬 香附 三稜 蘿蔔子 莪术 大黃酒炒 青木香 天花粉 山查 厚朴姜炒 甘草 神麯 知母 貝母 麥芽 瓜蔞仁 阿膠 枳實 渴加烏梅○右爲末以天麥二冬各擣汁慢火熬煎少注白蜜再熬收磁器內每服取一二匙入滚白水内調散服之

補腎旺氣丹 能肥體健身固精旺氣黑髮烏鬚延年種子

懷熟地八兩 山茱萸去核淨四兩 白茯苓三兩 巨勝子四兩 韭菜子四兩微炒存性 肉桂一兩 枸杞子去核三兩 冬青子四兩 楮實子仁三兩 升麻五錢 五加皮三兩 何首烏六兩如乾者米泔水浸竹刀刮去皮黑豆拌蒸鮮者止用六兩一個 沙苑蒺藜四兩如腎樣者

旱蓮膏四两熬法取旱蓮草數十斤擣汁砂鍋内熬成沙糖樣磁碟盛晒干 續斷 蓮蕋各二两
人参一两 當歸三两 兎絲子去沙土淨四两酒浸煮三日夜令透熟搗為薄片晒乾 楮實子三两
淨去皮酒浸浮者不用 覆盆子四两去蒂東流水浸一夕淨乾四两 ○右俱忌鐵器共為末
煉蜜為丸如梧桐子大每服六七十丸或百丸空心塩湯或溫
酒送下

還元丹 養脾補腎最妙老人尤宜常服脾泄腎泄俱効
山藥姜汁炒 白茯苓去皮 小茴香 蓮肉去皮心 砂仁炒 薏苡仁炒
家神麯 粉草各半斤二味共炒一時不可焦 ○右為末用黃牛胎犢一條一
斤以下者佳熬膏入糯米粉四两和成硬糊樣為丸如彈子大
每服大人二丸小兒一丸饑時飲湯嚼下

經驗何首烏丸　專治老人衰弱血氣不足遺尿失禁鬚髮斑白濕熱相駁腰背疼痛齒疫脚軟行步艱難眼目昏花此藥皆可治之久服輕身延年耐久添精補髓益氣強筋修合務要精製無不應効

何首烏六兩用黑豆水浸煮七次晒乾再煮又晒如前七次　黄栢四兩一兩酒炒一兩乳汁炒一兩童便炒一兩青鹽水炒　松子仁去殼淨一半去油一半不去油　栢子仁去殼　肉蓯蓉酒洗晒乾　牛膝酒洗去芦　兔絲子酒煮爛碾為細末　天門冬去心焙乾　麥門冬去心焙乾　白茯苓去皮　白芍藥　小茴香酒炒　白术淨不用油者去梗　坢州枸杞子酒洗焙乾　熟地黄酒洗焙乾各二兩　當歸酒洗炒乾　生地黄酒洗焙乾各二兩　人參去芦　黄芪蜜炙各一兩二錢之○右為細末加核桃仁去殼并仁上粗皮研如泥和煉蜜為丸如梧桐子

大每服五十丸空心酒米飲任下半月半効一月全効

四製黃栢丸　此藥與前藥相兼服

用黃栢去粗皮一斤四兩酒炒四兩童便炒四兩乳汁炒四兩青塩水炒共合為一處每日用乳汁浸晒乾後用乳浸晒無度待臭味甚作無𠘨至連秤得二斤則內有乾乳一斤矣然後為細末煉蜜為丸如梧桐子大每服五七十丸至百丸空心酒下或淡塩湯下

一秤金　能為老年人塡精益腎潤燥生津

[illegible][illegible]子五錢　沉香二錢　大茴香三錢　五加皮三錢　枸杞子三兩　破故芷新庄炒

熟地黃　槐子各三兩　○右藥共一斤胡桃肉一斤白糖半斤共

爲末煉蜜爲丸如彈子大每服二丸空心鹽湯送下、

病延壽丹　年高老人但覺小水短少即是病進宜服此方、

人參　白朮　牛膝　白芍藥　白茯苓　陳皮　山查去核各一錢

當歸　小甘草各五分　○右用薑二片空心服○春加川芎七分

○夏秋加黄芩麥門冬各五錢○冬加乾薑二分倍當歸服至

小水長止藥如短少又服此丹溪養母方也爲人子者不可不

知此或用糊丸如梧桐子大每服七八十丸空心食遠清米湯

下

任太史秘傳延壽方

鹿角霜一斤　覆盆子日干半斤　兎絲子半斤　餘甘子去核淨肉日干二兩　○右爲末

取鹿角膠半斤用無灰好酒化開入前末攪匀和為丸如梧桐子大每早空心酒下五十丸○取鹿角霜法用鹿角不拘多少截做一二寸長于長流水内泡洗七日夜盡去塵垢取一大罈罈用猪毛泥固外晒乾將角入内以桑白皮鋪底盖面每十斤用黄蠟四两好酒四大壺同裝罈内仍用水淹合以桑柴用文武火煮三晝夜徐徐添熱水第三日取出角晒乾為末即霜也將煮角之水再慢火熬成稀膠收磁器内陰乾即膠也、

烏鬚養老丹　此藥滋陰養血固精神強筋骨明目止風淚黑髮烏鬚功效甚大此方傳之包五友者友見寵于世宗時百有餘歲強健于少年此其服食方也、

旱蓮草一斤六月六日採起揉至七月選壯大者用之陰乾去根忌鐵器　熟地黃四兩選懷生地壯大者四兩五錢用酒煮黑如漆色搗爛和前三味揉勻　草決明子半斤搗姜汁同炒去姜用不用姜炒生用亦可　何首烏四兩如常法以黑豆用柳木甑九蒸九晒　人參一兩　當歸酒洗四兩　枸杞子去蒂一兩　○右六味同為末先將地黃搗爛和勻再入煉蜜為丸如梧桐子大每服五六十丸空心臨卧時皆可服或塩水或酒皆可、

仙方點白還玄丹　秘傳神方拔白換黑、

生地黃取汁　桑椹子取汁　旱蓮子取汁三味各用汁一盞共放鐵鍋內熬之乾碾為末用一兩　沒石子煨五錢　母丁香　真黑鉛炒五錢　○右四味共研為細末以新小磁罐貯之塞口勿令泄氣候後開拔白日期用小鑷子拔去白鬚即以墨筆點記然後用鮮姜汁調前藥少許點孔中六

七日後再出黑永不白、

拔白日期

正月甲子日　二月初八日　三月十三日　四月十六日

五月廿五日　六月十四十九日　七月廿八日　八月十九日

九月十六日　十月初十十三日　十一月初七十二日　十二月初七日

補脾羹　治老人脾虛或大病後胃口虛弱怯食、用糯米五升浸一晝夜周時淋乾入鍋内慢火炒令香燥不可焦外用花椒炒出汗去目及閉口者淨二兩薏苡仁一斤蓮肉一斤去皮心各炒黄熟共和為末再用白糖二斤和匀磁罐密貯每日清晨用一白盞沸湯調服善能補胃進食、

牛髓膏　老人常食補腎濡疲、

用熟牛脟骨內髓四兩核桃仁去皮二兩右二味和擂成膏空心食之入些々塩、

猪肚羹　老人常服能補脾胃不足虛羸之力、

豶猪肚一具洗淨人參五錢乾姜一錢泡葱白五莖去鬚葉川花椒一錢炒出汗去目閉口者糯米五合○右藥研為末以米合和相得入猪肚內縫合勿令泄氣以水五升用砂鍋內慢火煮令極爛空心服之次飲酒三五盃、

猪腰子粥　老人常食能治耳聾及補腎臟氣憊、

猪腰子二對約八兩葱白四莖去鬚切碎人參五分防風五分粳米八合薤白少許

右五味和米煮粥入鹽空心食之、

羊肉粥　老人常服補虚損羸瘦助元陽壯筋骨

羊肉去骨二斤　人參去芦一两　黄芪生用一两　茯苓去皮一两　大棗去核五枚　糯米三合

右先將羊肉去皮脂取精肉四两細切豆大餘一斤十二两并藥四味用水五大碗煎取汁三碗絞去查入米煮粥再下前細切生羊肉同煮熟入五味調和空心食之、

羊脊髓粥　老人常食能補脾胃氣弱虚損不下食者、

用大羊脊髓一條透肥者擣碎用青粱米四合淘淨以水五升煮取汁一升下米煮作粥入五味和匀空心食之常用極有補

益

蓮肉粥　老人常食能補脾胃養心腎
用蓮肉三兩去皮心淨糯米三合和勻作二次煮粥空心食之
薏苡仁粥　老人常服補脾胃疎風濕壯筋骨、
用薏苡仁四兩粳米三合照常煮粥不拘時服、
雞頭實粥　老人常食益精强腎聰耳明目、
用雞頭實不拘多少去殼淨粉三合粳米三合照常煮粥空心食之、
固本酒　老人常服補脾清肺養心益腎大補陰血、
人參一兩　甘州枸杞子　天門冬去心　麥門冬去心　懷慶生地黃各一兩
懷慶熟地黃一兩〇右好燒酒十二斤浸春秋半月夏七冬二十

一日密封固瓶口待浸日完取出絞去渣每日空心食遠各飲二盞其渣再用白酒十斤煮熟去渣每日隨意用之、

菊花酒　能爲老人清心明目養血疎風、

家菊花五斤生地黄懷慶者五斤地骨皮去木土淨五斤○右三味擣碎一處用水一石煮取淨汁五斗次用糯米五斗炊飲細麵麴五斤拌令勻入甕內密封三七日候熟澄清去渣另用小瓶盛貯每服二三盃不拘時候、

菖蒲酒　老人常服通血脉調榮衛聰耳明目壯旺氣力益壽延年、

用五月五日六月六日七月七日取菖蒲不拘多少擣爛取清

汁五斗糯米、五斗蒸熟、入細酒麯五斤、南方只用三斤槌碎拌勻、如造酒法、下缸密盖三七日榨起新罎盛泥封固每次温服二三杯極妙、

紫蘇子酒　老人常服調中益臟下氣補虛潤心肺消痰順氣用紫蘇子三升炒香研細清酒三斗罎貯將蘇子納入酒中密封浸一七濾去渣每日隨意飲三五盃、

求嗣

求嗣之理非玄微只婦人要調經男子要神足男子陽精微薄雖遇血海虛靜。流而不能直射子宮多不成胎。盖因平時嗜慾不

節施泄太多所致宜補精元兼用静工存養無令妄動俟陽精充實依時而合一舉而成矣女人陰血衰弱雖投真精不能攝入子宫雖交而不孕雖孕而不育是以男女配合必當其年未笄之女陰氣未完慾盛之婦所生多女性行和者經調易投性行妬者月水不匀太肥脂滿子宫不能受精太瘦子宫無血精不能聚俱不宜乎不可不知且男精女血皆兼氣血陰陽總屬腎與命門精血充盛别無雜病宜交會得時乃成胎孕凡經盡一日至三日新血未盛精勝其血男胎成矣四日至六日新血漸長血勝其精女胎成矣六日至十日鮮有成者縱成亦皆女胎欲求子者全在經盡三日以裏於夜半子時及平日調經補

腎至如服藥求嗣陰陽必貴得宜若見命門脉微細似絕陽事痿弱法當補陽若見命門脉洪大鼓擊陽事堅舉是為相火妄動法當滋陰若或腎脉浮大芤緊遺精尿血法當補陰若帶洪數兼以瀉火若見腎脉微甚欲絕別無相火為病法當陰陽雙補依法調之庶為妥當

求嗣全方

清河參　麥門冬　生地黄　熟地黄　厚杜仲　天門冬

甘枸杞　巴戟天　厚黄栢　白茯神　白茯苓　杭白芍各四兩

川牛膝　大當歸　黑桑椹　芡實肉　圓眼肉　鹿角膠各五兩

白术不油者　沙苑蒺藜各五兩　○右製為末，用雄鹿血和蜜丸如梧

桐子大每空心温湯鹽湯任下

壯陽種子方

人參（一錢五分）當歸（一錢）○右二味碾為細末用雄猪腰一個切為二半去血與筋净將腰子内花為細紋用前藥摻入合為一個以豆腐皮一個水湿包裹外加湿草帋又包放灰火内稍遠用炭火炙之候熟侵晨用酒數盃食之每三日用一次共用四次為妙尋常用之更妙

長春廣嗣丹　此方專治男子勞損羸瘦中年陽事不舉精神短少未至五旬鬚髮早白步履艱難婦人下元虛冷久不孕育者

枸杞子（甘州者去蒂）柏子仁　五加皮（各三兩）旱蓮膏（四兩熬法在後）人參（一兩）

何首烏（六兩如拇者米泔水浸竹刀刮去皮黑豆拌蒸鮮者止用六兩一個）沙苑蒺藜（四兩如羊腎樣者）
兎絲子（去沙土淨四兩酒浸煮三日夜令透熟搗為薄片晒乾）肉桂（一兩）升麻（五錢）續斷（二兩）
蓮蕋（二兩）當歸（三兩）覆盆子（四兩去蒂東流水浸一宿淨乾四兩）楮實子（三兩淨去皮末酒浸浮者不用）
○右藥俱忌鉄器共為末煉蜜為丸如梧桐子大每服六七十丸或百丸空心鹽湯或溫酒送下○熬旱蓮草膏法取旱蓮不拘多少或百十觔搗汁用砂鍋熬成沙糖樣磁碟盛晒乾

還少丹　治陽脫痿弱精冷而薄或來慢不能直射子宮命脉微細無子者

牛膝肉（酒浸三日）石菖蒲（桑枝同蒸）巴戟肉（枸杞子湯浸軟再酒浸一時同后菊花焙黃）小茴香
五味子（蜜蒸一日）白茯神（水飛去浮濁）楮實子（水浸去浮者用酒蒸一日）肉蓯蓉（酒蒸去甲）

枸杞子酒洗 熟地黄酒蒸 厚杜仲鹽酒炒斷絲 山茱萸去核 肥遠志甘草水煮去骨 淮山藥 家菊花〇右各等分去各製藥共為末煉蜜和棗肉為丸如梧桐子大每三五十空心鹽湯温酒任下、

巨勝子丸 治命門脉虚欲脱陽痿不舉無子者

懐熟地四兩 懐生地四兩 巨勝子 何首烏 牛膝肉 天門冬去心 枸杞子 兎絲子 肉蓯蓉 白茯苓 栢子仁 合故芷 五味子 酸棗仁 淮山藥 巴戟天 川續斷 楮實子 覆盆子 天雄各一兩 韮菜子 川花椒 芡實肉 蓮花蕋 胡芦巴各五錢 木香二錢半〇右各製為末煉蜜為丸如梧桐子大每空心温酒下七十九虚甚者百九、

壯陽丹　治男子陰痿久久致無子者
熟地黄四兩 巴戟天去心 破故芷炒各三兩 桑螵蛸真的焙 陽起石煅制水飛各研酥半兩 仙靈脾一兩 已上六味合陰之数研末煉蜜丸如梧桐子大每三十丸空心只一服酒下

補陰丸　治因誤服壯陽辛燥之藥鼓動命門之火煎熬北海之水以致邪火妄動真水漸涸失其養生之道去死不遠矣
黄蘗鹽水炒四兩 知母酒洗四兩 熟地黄酒蒸焙六兩 天門冬焙勿犯鐵各三兩 ○右各取末和勻煉蜜丸如梧桐子大每服五十丸空心食前百沸湯下

螽斯丸　治男子陽道不壯陰痿不起或陰起而不堅不振或交

接之時其精泄流而不射散而不聚冷而不熱者

當歸　牛膝　杜仲薑汁炒　巴戟　續斷　肉蓯蓉　兎絲子酒蒸

枸杞子　茱萸去核　山藥　芡實　栢子仁各一兩　破故芷黑麻油炒

熟地黃二兩　益智去殼　五味子各半兩　○已上十六味各製研末秤定

和匀煉蜜丸如梧桐子大每服五十丸空心酒下

延齡育子丸　治南人少年斵喪中年無子婦人血虛不能孕育

者

天門冬去心　麥門冬去心　懷生地肥大沉水者　懷熟地肥大沉水者　枸杞去梗

川巴戟去心　兎絲子酒浸酒蒸搗成餅曬乾　人參去芦　川牛膝去芦酒洗净　鹿角霜

白茯苓去皮心人乳浸曬　白茯神去皮心人乳浸曬　白朮陳土炒　栢子仁炒去殼净

鹿角膠真者 山藥姜汁炒 山茱萸去核淨 肉蓯蓉去內心膜 蓮花蕊開者不用 沙苑蒺藜炒各五兩 酸棗仁炒淨 遠志去芦甘草燈心湯泡去心淨 北五味子去梗各二兩 石斛去根二兩 ○右藥二十四味合二十四氣一百単八兩合一年氣候之成數為生生不息之妙各製淨為末將鹿膠以酒化開和煉蜜為丸如梧桐子大每男人服九十九女人服八十九空心溏白湯下忌煎炙葱蒜蘿蔔接此方南人服効

秘傳六神丸 治北人斷喪無子婦人血虛不能孕育者

蓮蕊鬚未開者佳漸採漸晒勿令器淨用四兩 生芡實大者五百个去殼 覆盆子淨二兩 龍骨煆五錢 沙苑蒺藜炒四兩要真者五兩 山茱萸鮮紅者去核淨肉二兩 ○右先將蒺藜搗碎水熬膏濾去渣其渣仍晒乾和衆藥為末煉蜜和蒺

黎膏為丸如梧桐子大每服九十丸空心煨鹽湯下按此方非人服効但宜夫婦齊服〻盡即孕累經奇驗

三子二香丸　治老年無子陽事痿弱者

肉蓯蓉酒浸　菟絲子酒炆　蛇床子　五味子　蓮花蕊　廣木香　淮山藥　黑沉香　遠志　益智各一兩○右為細末煉蜜為丸如梧實大每服三十九丸空心酒湯送下久服房事勝常必致孕育

大補丸　能養血氣滋腎水固元陽添精髓壯腰膝潤膚體育心神及種中年無子者

甘州枸杞子擇去枝蒂酒拌蒸四兩　沙苑蒺藜酒洗蜜酒拌蒸三兩　山藥人乳拌晒三次二兩

當歸身酒洗三兩　人參去芦一兩　黄芪蜜炙二兩　山茱萸水洗去核童便拌晒　龜板酒洗酥炙
白茯苓去皮漂去筋膜人乳拌晒三次　牡丹皮去心酒洗　懷生地黄酒洗　懷熟地黄酒洗
天門冬水洗去心　麥門冬水洗去心　杜仲去粗皮姜汁炒斷系各二兩　補骨脂酒浸蒸二兩
黄蘗以秋石入酒炒褐色一兩五錢　知母用秋石入酒炒褐色一兩五錢　肉蓯蓉酒洗酥炙一兩五錢
牛膝去芦酒洗同黑豆蒸二時去豆二兩　菟絲子水淘去炒酒浸蒸搗成餅焙乾二兩　鹿角膠四兩
虎脛骨酒浸酥炙二兩　瑣陽酒浸酥炙一兩二錢　○右各為細末，先以鹿角膠用
無灰好酒鎔開，和煉蜜為丸，如梧桐子大，每服三錢，空腹微鹽
湯送下。

龜鹿二仙膠　治男婦真元虛損，久不孕育，或多女少男。
鹿角用新鮮麋鹿殺角解的，不用馬鹿角，不用去角腦梢骨二寸絕斷，劈開净，用二斤　龜板去弦洗净五斤，捶碎

○右二味袋盛於長流水内浸三日，用鉛壜一隻，如無鉛壜底下放鉛一大塊亦可，將角并板放入壜内，用水浸高三五寸，黄蠟三兩封口，放大鍋内，桑柴火煮七晝夜，煮時壜内，一日添熱水一次，勿令沸起鍋内，一日夜添水五次，候角酥取出洗濾淨去渣，即鹿角霜、龜板霜也。將清汁另放，外用人參十五兩，枸杞子三十兩，用銅鍋以水三十六碗，熬至藥面上無水，以新布絞取清汁，將渣石臼木槌搗細，用水二十四碗，又是如前，又濾又搗又熬，如此三次，以渣無味為度，將前龜鹿汁并參杞汁和入鍋内，文火熬至滴水成珠不散，乃成膠也。候至初十日起，日晒夜露至十七日，七日夜滿，採日精月華之氣，如本月陰雨缺幾

日下月補晒如數放陰凉處風乾每服初一錢五分十日加五
分加至三錢止空心酒化下此方專生無子全要精專常服方
能延年育子

益陽廣嗣丹　男服

山茱萸水浸去核　天門冬水浸去心皮　麥門冬水浸去心净各五兩　黄芪去皮蜜炙二兩
補骨脂酒浸水洗炒黄八兩　枸杞三兩　兎絲子揀净酒浸二夕晒乾二兩　大當歸酒洗全用二兩
蛇床子水洗净微炒三兩　覆盆子微炒三兩　淮山藥洗净一兩　川巴戟酒浸去心四兩
熟地黄酒浸搗如泥三兩　白龍骨火煅七次童便塩酒浸淬布包懸井底三日三兩　黄犬腎蜜炙
焙乾三副　清河参一兩五錢　家韮子酒洗净三兩炒　真鎖陽酒洗酥炙二兩　不油白术水洗
去白微炒一兩　厚朴去皮酥炙一兩五錢　廣陳皮水洗去白微炒一兩　紫河車一具初生方胎者佳

將米泔水洗用銀針挑去紫血待淨入水罈內好酒二斤封固重陽煮煉搗如泥〇右為極細末入煉蜜木臼內搗極勻，丸如梧桐子大，每服六十丸，漸加至百丸止，空心鹽湯下，出外減半服之。

補陰廣嗣丹　女服

山茱萸酒浸去核五兩　香附子去毛四製五兩　川芎酒洗三兩　益母草三兩　條芩酒炒二兩　熟地黃酒洗搗極爛三兩　白芍藥去皮酒炒黃五兩　蛇床子水洗淨微炒　玄胡索微炒　覆盆子微炒　陳皮去白各二兩　大當歸酒洗去芦全用三兩　茅山蒼朮米泔浸一夕三兩　宿砂仁去殼一兩半　丹參水洗二兩　〇右用白綠毛烏骨雄雞一隻，預先喂養一月，不令與雌雞同處，臨合將線緝死，不出血，乾去毛，剖開去腸內污物件，并膝內宿食、肫內黃皮，用酒洗淨，一應事件、仍裝入雞肚內、不令見水置罎內、入酒二斤封固重湯煮爛取出刮下净肉搗如泥仍将鷄骨酥油和原汁或酒炙酥為末入藥末拌勻同雞肉地黄入醋煮米糊拌勻木臼內搗極細丸如梧桐子大每服四五十丸漸加至八九十丸空心清米飲下○如月信先期而至者加黄芩地骨皮黄連各一兩五錢清米飲下○如月信後期而至者加黄芪一兩人參白朮各一兩五錢溫酒淡塩湯任下○如下白帶者加蒼朮白朮柴胡升麻白芷各一兩五錢淡姜湯送下、

附種子单方　凡遇侍妾等輩多鬱不暢、経水不調、久不能孕、必須開鬱用、[illegible]子去毛每斤入陳艾四兩于砂鍋內以陳醋煮

之乾則旋，以煮[illegible]為度，去艾，將香附焙乾為末，醋麵糊為丸如梧桐子大，每服百丸，白湯送下。○凡遇婦人曾生育後年久不復生者，用白土牛膝根、檑樹根二味，俱要忌鐵器，將木棰去取各一兩，用白毛烏肉小雄雞一隻，重一斤半為止，線繩縊死，去毛，篾刀劃開，取去腸屎，將前藥及心肝腎腔俱入在雞肚內，瓦鑵盛之，入陳好酒炆熟，取黃土埋倒，瓦灌去火氣，停二三日後，每早將藥酒與雞同食，酒隨人量飲，但有寒在身者宜先服煖散一貼。○凡遇男子陰痿無子，用雄雞肝一具，鯉魚胆一枚，陰乾百日，為末，雀卵和為丸，每服一丸，如吃素者，只用五味子一斤，為末，酒服百日效，忌猪魚蒜醋。

八卷終　大尾